Ivo Da Silva
@cœurnichons

LE F*CKING GUIDE DU LOVE

F1RST
ÉDITIONS

À Ricardo, Catherine, Sylvaine et tous ceux
qui me soutiennent et croient en moi.

Cet ouvrage a été proposé par Fraich Touch.

ISBN : 978-2-412-09168-5
Dépôt légal : Janvier 2024
Imprimé en France

Directrice éditoriale : Marie-Anne Jost-Kotik
Responsable éditoriale : Aline Sibony
Éditrice : Anne Foubert
Illustrations : PanpanCucul @panpan-cucul
Mise en pages : Istria

Éditions First, un département d'Édi8
92, avenue de France
75013 Paris
France
Tél : 01 44 16 09 00
Email : firstinfo@efirst.com
Site Internet : www.editionsfirst.fr

Dédicace

À toutes les personnes qui ont à cœur d'aimer les corps et qui n'ont pas peur de parler de cul en chœur et encore.

Préface

Quand Ivo Da Silva m'a proposé de rédiger la préface de son *F*cking guide du love*, je ne vous cache pas que j'ai mouillé ma culotte. D'abord, parce que j'adore Cœurnichons, je trouve que c'est un journaliste hors pair qui aborde le thème de la sexualité avec beaucoup de bienveillance. Mais aussi et surtout parce que je milite depuis plusieurs années pour qu'on arrête enfin de faire de la sexualité un tabou et que les seuls contenus que l'on propose aux jeunes pour se faire une idée sur le sujet ce soit le porno, sans contrôle et sans avant-propos.

Ah oui, moi, c'est Emilie Delaunay, mais vous me connaissez peut-être sous le pseudonyme de Liza Del Sierra. J'ai été actrice X de 2005 à 2012. Aujourd'hui, je suis productrice, réalisatrice et infirmière. Et je suis aussi mère de deux enfants. Vous ne me croirez peut-être pas, mais j'ai une sexualité personnelle qu'on pourrait qualifier de tout à fait classique, très différente de l'image projetée dans mes scènes.

On aspire, je crois, toutes et tous à la même chose : le plaisir et surtout le respect. Dans ma vie intime, les mecs s'attendent très souvent à ce qu'à la maison ce soit le Cirque du Soleil et ce n'est pas le cas, surtout après deux enfants (mais non je rigole, c'est l'éclate, mais ça demande plus d'organisation). Assez parlé de moi.

Parlons de ce livre que je trouve fabuleux ! Il est pour moi essentiel au développement de celles et ceux qui souhaitent découvrir la sexualité autrement qu'à travers l'école, qui s'en tient à une description biologique des faits, et le porno, dont beaucoup oublient qu'il s'agit de cinéma. Chaque mois, ce sont 2,3 millions de mineurs qui fréquentent des sites porno. Ce qui est encore plus inquiétant, c'est que l'âge d'exposition moyen des mineurs au contenu pornographique est de... 11 ans. Pire encore, 42 % des garçons exposés au porno pensent que les filles apprécient les agressions physiques dans leurs relations sexuelles.

L'accès débridé au porno est générateur de représentations biaisées de la sexualité et des corps. Et ce n'est pas toujours facile de s'y repérer et de naviguer dans les méandres de l'amour et du cul quand on n'a pas la grille de lecture.

L'éducation est la clé. C'est pourquoi je suis convaincue que ce dictionnaire est à mettre entre toutes les mains, celles des grands et des plus jeunes. Ce livre est pour moi une voie directe vers le plaisir, il est une première étape pour partager ensemble et s'ouvrir à d'autres expériences. C'est notre curiosité et l'écoute qui doivent nous guider dans la connaissance de l'autre et pour cela, quoi de mieux que des mots à dévorer seul ou en couple ?

Parce que les mots ont le pouvoir de façonner nos perceptions et nos expériences, en explorant le langage de l'amour et de la sexualité, nous pouvons nous enrichir de nouvelles perspectives, de nouvelles façons de communiquer, et de nouvelles manières de connecter avec nos partenaires. Le partage donc, mais le consentement aussi, sont éveil à soi. Alors foncez et surprenez-vous. Que vous soyez célibataire, en couple, ou simplement curieux, ce dictionnaire vous offre un voyage fascinant à travers un monde de mots et d'émotions. Il est aussi un éveil au langage du sexe, cru comme on l'aime parfois, mais aussi celui de l'amour, tendre comme on l'aime toujours.

C'est donc sans crainte que je vous laisse entre les mains d'Ivo, sans mauvais jeux de mots aucun, qui sera le guide que j'aurais aimé avoir il y a 20 ans lorsque je découvrais ma propre sexualité et aussi l'amour avec un grand A. Vous lirez des mots pour décrire les sentiments que vous ressentez, les gestes que vous partagez, et les relations que vous bâtissez. Avec profondeur.

Je vous souhaite beaucoup de plaisir.

À bientôt,

Émilie Delaunay (Liza del Sierra)

Mise en bouche

Ah, bonjour.

C'est vous ?

Enchanté. Je m'appelle Ivo da Silva. Je suis auteur et chroniqueur radio. J'ai d'abord étudié la réalisation cinéma, puis la communication et le journalisme. Je suis lève-tard, hypersensible et haut potentiel émotionnel (paraît que c'est à la mode), casse-couilles quotidien, fraîchement tatoué, anxieux et prétentieux, obsessionnel et parano, sous antidépresseur, pas riche, mais ça viendra, aussi brillant que vos fronts gras, lisboète ayant grandi au pays des moules (c'était prédestiné), bisexuel, binoclard à la dentition jaunie par la clope et le café, esprit moyen dans un corps pas terrible, un tiers chauve (vaut mieux un tiers qu'aucun cheveu tu n'auras), mangeur de muesli, buveur de gin tonic à mes heures perdues et jamais retrouvées (l'alcool, ce n'est pas de l'eau), amateur de télé-poubelle (même si je dis à tout le monde que je regarde Arte) et surtout fiston de la meilleure des mamans, sa recette de pain perdu au vin de Porto saupoudré de cannelle est un réel délice. Mais ma mère n'est pas qu'une excellente cuisinière, c'est aussi une guerrière. Alors, oui, je sais ce que vous vous dites, ce paragraphe est à l'image de mon célibat : beaucoup trop long.

On ne va pas se mentir, on me connaît davantage sur les réseaux sociaux sous le doux pseudo de Cœurnichons... un surnom qui caresse les oreilles comme le fait le souffle des baisers d'un amant à l'aube, après une longue nuit blanchie par la lumière et l'éclat de nos ébats ébahis. Ah oui, je suis poète aussi... Pouët pouët ! Bref, ce petit pseudonyme plein de mignonnerie est l'heureuse alliance de deux mots qui me sont chers : le cœur et les nichons... Tout ce qu'on aime.

Sachez que c'est un immense honneur de vous rencontrer.

Je serai votre guide tout au long de ce parcours initiatique et spirituel qui vous permettra de mieux appréhender le monde et de propager, tout autour de vous, le bonheur le plus pur. Un bonheur divin fait de bonté, de merveilles et de douceur. Un bonheur qui n'aura aucune limite, aucune frontière. Un bonheur éternel.

Non, je déconne. Rassurez-vous.

Ce livre va juste parler de cul... Du cul, du cul, du cul ! Ah, et d'amour, aussi. Un peu, beaucoup, passionnément, à la folie. Car quoi de plus important que l'Amour avec un grand A comme dans « Aaaaaaah qu'est-ce qu'on est serré au fond de cette boîte ! Chantent les sardines, chantent les sardines ! »

Pardon, j'ai la fâcheuse manie de me laisser submerger par les œuvres de grands poètes contemporains tels que Patrick Sébastien ou Frankiki Vincent.

Le F*cking Guide *du love* ne fera en réalité pas de vous de meilleures personnes (vos parents ont échoué, et moi je ne suis ni assistant social ni psychologue). Je ne vous promets pas non plus que, en refermant ce livre, vous serez plus heureux que vous l'êtes aujourd'hui. Le bonheur ne se trouve pas dans ce bouquin, désolé, mais bien dans mon lit... Et vous vous doutez bien que je ne peux pas être partout... Ni partouze d'ailleurs. LOL, qu'est-ce qu'on s'marre. #HashtagRigolade

La bonne nouvelle, c'est que, après avoir dévoré ce chef-d'œuvre de littérature (prochainement prix Goncourt, on y croit), vous serez sans doute plus cultivés, davantage ouverts d'esprit et, si les miracles existent, peut-être même un peu moins bêtes. Un exploit, n'est-ce pas ?

On est d'accord.

Les présentations sont faites et se sont bien passées. J'ai, comme à mon habitude, fait preuve d'une bienveillance sans faille à votre égard. Vous êtes désormais sous le charme de ma plume acérée tel un couteau à beurre (demi-sel, le beurre, pas doux, par pitié). Et je sens déjà votre corps impatient se déhancher au rythme de mes mots : à gauche, à droite, en haut, en bas... « Ces soirées-là ! Han-han han-han. On drague, on branche, toi-même tu sais pourquoi... » Les années 2000, une décennie de trésors musicaux.

Vous trouverez ici de nombreuses définitions de mots (parfois) méconnus liés à la sexualité ou à l'amour, le tout avec une pointe d'humour qui, je l'espère, vous réjouira. Il y aura également pléthore de conseils, d'illustrations et de descriptions anatomiques, ainsi que quelques citations « rigolhot » qui font le sel de mon compte Instagram et qui seront malicieusement cachées dans ces textes.

Cœurnichons est déjà suivi par 380 000 coquines et coquins qui parlent de sexe à longueur de journée et qui veulent toutes et tous me pécho... mais bon sang ! Quand vont-ils enfin comprendre que je ne suis pas un homme facile ? Derrière ce pénis de fer se cache en réalité un cœur tout mou, en barbe à papa goût fraise Tagada©, en coton bio, peut-être même en soie, qui recherche qu'on le flatte avant qu'on le fouette, qui attend qu'on lui fasse la cour avant de lui faire l'amour… Réveillez-vous, bordel de bites mal sucées ! Trouvez les mots justes qui me feront plus vibrer que mon vibro et, à ce moment-là, on pourra peut-être envisager, après s'être tapé dans l'œil, de se taper dans le fond.

Allez, trêve de bavardage, on parlera de notre romance platonique-nique-nique plus tard. Il est grand temps de vous laisser plonger dans ce livre sensuel, ludique, éducatif et pédagogique, qui a pour objectif de nous faire découvrir davantage notre corps, le corps de l'autre et (pourquoi pas) le corps de l'autre dans le nôtre… Tout un programme.

Plongez donc dans ce merveilleux monde peuplé de Fées Lation et de Prinfesses en tout genre. Un immense jardin extraordinaire où les fontaines hydratent les bouches assoiffées et gourmandes, où l'on se frotte contre les troncs d'arbre plus durs que des rocs, où l'on sautille joyeusement de fleur en fleur, prêts à butiner ou à se faire butiner par un gros dard qui ne donne jamais le bourdon, où l'on papillonne avec déraison, où l'on court nu comme un ver en récitant des vers « poétriques » et où l'on se roule dans l'herbe pour mieux se salir, le cœur léger et les couilles pleines.

Bienvenue dans ce fabuleux jardin nommé l'Éden.

Mais, ici, ne vous méprenez pas : Adam fait la vaisselle et Ève tond la pelouse. Si, si, je vous promets. Le mouvement *Me Too* est passé par là, et tant mieux. Nous allons donc nous intéresser aux femmes, aux hommes et aux non-binaires, car, dans mon cœur, il y a de la place pour tout le monde (et dans mon cul aussi, d'ailleurs, hi, hi). Bon, rappelez-moi d'arrêter l'humour.

Bonne lecture, bon apprentissage et – pourquoi pas ? – après : #BonneBourre

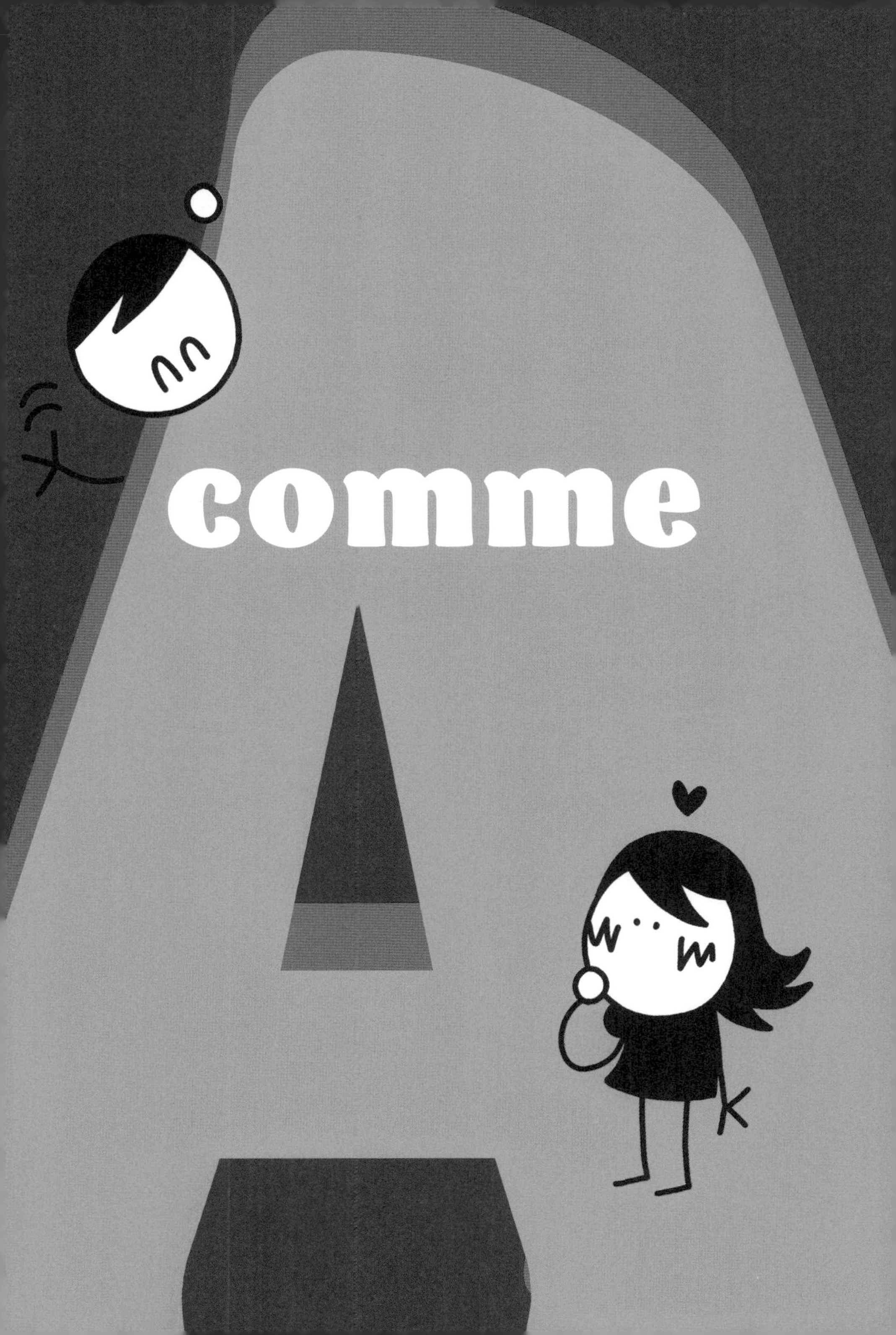
comme
A

Abstinence

Commencer cet abécédaire par ce terrible mot me fait froid dans le dos, mais c'est la dure loi de l'ordre alphabétique. Allez, on va bien s'amuser, je vous le promets.

L'abstinence sexuelle est le fait de ne pas avoir de rapports charnels pendant une période plus ou moins prolongée. Jusqu'ici, tout va bien. Le problème surgit quand on ne choisit pas d'être abstinent et qu'on le subit pour différentes raisons (coucou, c'est ma vie).

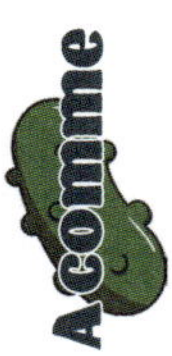

Les trois types d'abstinence

- **l'abstinence temporaire :** *elle concerne les personnes qui n'ont pas de rapports avant l'âge adulte, avant le mariage, avant d'avoir trouvé un partenaire stable à leurs yeux ou encore si l'abstinence est utilisée à des fins de contraception (comme lors d'une période fertile) ;*
- **l'abstinence momentanée :** *elle peut être due à une grossesse, une maladie de son partenaire ou de soi-même, une baisse de libido, le décès du partenaire ou – ce qui m'est souvent arrivé – un chagrin après une rupture sentimentale... Quoi, moi ? Me sentir triste ? Ha, ha, ha, non, je suis un bonhomme. Hum ;*
- **l'abstinence définitive :** *elle concerne beaucoup moins de personnes que les deux précédentes et peut être la résultante de pratiques religieuses ou bien d'une agression sexuelle traumatisante.*

L'abstinence peut entraîner des conséquences plus ou moins graves en fonction de son origine et de sa durée ainsi que de nos situations personnelle, psychologique et sentimentale.

Les conséquences chez les couples

D'abord, il est important de préciser **qu'un couple ne va pas forcément mal s'il a des périodes d'abstinence momentanées.** C'est d'ailleurs assez normal d'en avoir puisque l'abstinence est en étroite corrélation avec la fatigue, le manque de temps, la tristesse ou l'anxiété. Là où elle devient problématique est lorsqu'elle n'est pas acceptée par sa ou son partenaire, ou par plusieurs partenaires si vous êtes en trouple, ou en quad (oui, ça s'appelle comme ça), ou en quintouple (je l'ai inventé), ou en polyamour ou... tout ce que vous voulez, bon sang, ça devient compliqué d'essayer d'inclure tout le monde. #MaisJeVousAimeQuandMême

Elle engendrera alors de la frustration, très grande chez certains, ainsi qu'un agacement difficilement gérable.

Mais, bonne nouvelle ! Le sexe, c'est comme le vélo : si on n'en fait pas pendant quelques années, il suffit de remonter dessus pour sentir à nouveau ce doux parfum de liberté. Enfin, presque. Notons que si l'abstinence dans un couple s'étend sur une longue durée, cela pourrait provoquer des difficultés à relancer la machine... Et par *machine*, j'entends bien sûr votre désir et non pas vos parties génitales. Car pour tout vous dire, vos ex m'ont déjà confié que cette machine-là était un peu rouillée chez vous... Bim ! Gratuit, vous dites ? Tout à fait, oui.

Les conséquences potentielles de l'abstinence

- **augmentation du stress :** *faire crac-crac permet de diminuer le stress, donc on peut imaginer que ne pas le faire l'augmenterait. Selon une étude de 2005 réalisée par le site Medical Daily, le manque de rapports réguliers empêcherait la réduction de la pression sanguine. Et c'est cette même pression qui augmente lors de situations stressantes ;*
- **déprime et mauvais sommeil :** *se priver de sexe limite par conséquent la libération de prolactine, de mélatonine et d'ocytocine, qui sont des hormones favorisant la qualité du sommeil et le bien-être ;*
- **troubles érectiles :** *si vous êtes dotés d'un pénis, sachez qu'une étude publiée en 2008 par la revue* American Journal of Medicine *attestait d'une baisse de 50 % du risque de troubles de l'érection chez les personnes qui faisaient régulièrement l'amour ;*
- **l'adultère :** *quand votre partenaire a peu de libido (contrairement à vous qui avez le feu au cul, je le sais, je vous connais), il se peut que vous ayez envie d'aller voir ailleurs. Et c'est assez naturel ;*
- **la rupture :** *quand l'abstinence nous rend trop malheureux et qu'on a tout essayé, il vaut parfois mieux partir ;*
- **le viol conjugal :** *quand on force notre partenaire à avoir des rapports pour assouvir nos pulsions sexuelles, ça s'appelle un viol. Alors, on arrête les conneries, s'il vous plaît.*

Mais attention : l'abstinence a deux visages (comme votre belle-mère), car, dans certains cas, elle peut être très utile afin de relancer de façon efficace le désir dans votre couple. L'attente et la frustration subtilement dosées peuvent en effet ajouter du piment à la relation et faire redémarrer la machine.

Les conséquences chez les célibataires

Une abstinence prolongée et non désirée peut engendrer chez les célibataires les mêmes soucis que chez les personnes en couple (à l'exception de la rupture amoureuse parce que je connais très peu de gens qui ont rompu avec eux-mêmes).

Notons qu'il existe des personnes solos ou en couple qui vivent très bien leur abstinence, qu'elle soit désirée ou non. Et je les envie terriblement.

LA VIE DE CŒURNICHONS...

À l'heure où j'écris ce livre, je suis célibataire depuis plus de trois ans. Ouch. Bien qu'il y ait des périodes où je laisse mon corps papillonner sur le corps d'autres, il m'arrive pendant de longs mois de ne toucher personne. Et cette abstinence crée une grande frustration qui se traduit par un manque de confiance en moi, en mon physique et en mon pouvoir de séduction. Ne pas me sentir désirable pendant une longue durée affecte profondément mon moral. Il m'est même arrivé de coucher avec des gens qui me plaisaient moyennement, dans le seul but de me sentir désiré. Il n'y a pas de honte, on fait ce qu'on peut quand on est désespéré.

After care

D'abord, l'*after care* n'a rien à voir avec une pommade Sephora à 349 euros qu'on appliquerait sur le visage en *morning routine*, en espérant corps et âme que cela atténue les signes de l'âge... Vos rides sont belles, Mesdames... Messieurs aussi, d'ailleurs.

Pour les personnes qui ne parlent pas anglais (à peu près tous les Français, quoi), l'*after care* signifie littéralement prendre soin après. *Après, d'accord... mais après quoi ?* Bah après le cul, pardi ! *Et prendre soin de quoi ? De son cul, aussi ?* Non, loupé. De son corps et de son cœur. *Ah ouais, waouh. Ça donne envie.* #OuiJeParleSouventToutSeul

Que l'on soit en couple, libertin ou exclusif, en trouple, en polyamour ou même que l'on enchaîne les plans fesses sans lendemain, l'*after care* est un concept cher aux yeux de beaucoup d'entre nous. Et pour cause ! C'est le moment privilégié où l'on prend soin l'un de l'autre après avoir eu un rapport sexuel. Un instant suspendu dans le temps qui permet également de faire diminuer la tension, de ralentir le cœur et de redescendre de son petit nuage d'extase.

À l'origine, le terme *after care* vient des pratiques BDSM. Ces parties de jambes en l'air sont spécialement intenses et mènent parfois à une vulnérabilité physique ou émotionnelle, et il faut, par conséquent, trouver le moyen de calmer les choses.

Pour être transparent avec vous, il m'arrive parfois, après un acte sexuel, de me sentir seul ou vidé (je ne parle pas de mes testicools) et même quelquefois dégoûté. Rien de grave. L'*after care*, peu importe la forme qu'il prend, me fait heureusement beaucoup de bien.

Quelques gestes d'*after care* :

- *enlacer l'autre de vos grands bras tendres ;*
- *l'embrasser sur le front, sur la bouche, sur le nombril, sur la main, sur la joue... sur ce que vous voulez ! Je ne vais pas lister toutes les parties du corps quand même. L'encre, ça coûte cher, vous savez ? ;*
- *rassurer la personne : « J'ai adoré », « Tu fais ça si bien », « C'était incroyable », « Je t'aime », « Merci », « Je ne supporte plus ta mère », ah non... surtout pas ça ;*
- *écouter votre partenaire s'il ou elle a des choses à dire, du genre : « J'ai aimé quand tu as fait ça », « Je n'ai pas aimé quand tu as fait ci », « La prochaine fois, on pourrait essayer autrement », « Je t'ai déjà raconté la fois où j'ai surpris mes parents en train de niquer dans la voiture de papy ? » ;*
- *vous pouvez aussi ne rien dire et simplement profiter de la présence de l'autre. Pour une fois que vous fermez votre gueule, croyez-le : c'est appréciable ;*
- *prendre une douche ou un bain, à deux ou seul, pour vous détendre, mais aussi par hygiène parce que bon... le sperme dans les poils ça sèche puis ça se transforme en champignons. #BonAppétit*
- *et enfin, s'endormir aux côtés de votre conquête, serrés l'un contre l'autre, le cœur palpitant de bonheur... C'est beau.*

Prendre soin de l'autre, ce n'est pas uniquement après. Le soin doit toujours prendre également la forme du *before care*, préparer l'autre à être dans de bonnes dispositions, dans un bon *mood*, pour avoir du sexe avec vous. Si vous sentez que la personne n'en a pas réellement envie malgré vos compliments ou votre désir : rangez votre gourdin ou votre abricot et n'insistez pas. N'insistez JAMAIS. Et s'il vous arrive d'insister par frustration : admettez que ce n'est pas bien et excusez-vous. C'est la moindre des choses, non ? Sinon je débarque, je vous montre mon énorme cornichon et vous ferez tout de suite moins les malins.

Il y a également celles et ceux qui n'osent ou ne veulent pas pratiquer la calinothérapie après un rapport avec un plan cul, sans doute par peur de paraître attaché ou que l'autre s'attache un peu trop. **Rappelons que ce n'est pas parce que quelqu'un souhaite de la tendresse qu'il va forcément tomber amoureux.** En fait, l'*after care* est à l'image de la sexualité et des relations : complexe et diversifié.

AUCUNE INJONCTION !

si vous n'aimez pas l'*after care*, que vous préférez vous isoler après l'acte et que votre partenaire aussi, alors tant mieux. Il n'y a aucune injonction à pratiquer ces gestes. Il arrive néanmoins qu'un des deux partenaires attende des câlins, de l'attention et des bisous après le rapport, alors que l'autre, non. Il faudrait donc réussir à trouver un juste milieu pour contenter les deux lovers.

A comme

Agoraphilie

Comme vous êtes très cultivés (LOL), vous vous doutez bien que l'agoraphilie a un rapport avec l'extérieur. Bravo ! Vous voulez une gommette ?

Le terme est en effet une combinaison des mots grecs *agora*, qui signifie « lieu public » ou « assemblée », et *philia*, qui signifie « amour » ou « attraction ». **En matière de sexologie, l'agoraphilie est donc le fait d'aimer faire l'amour dans un lieu public au sens large du terme : sur la plage, dans des parcs, en forêt, dans les cabines d'essayage, dans un avion et j'en passe, des pires et des meilleurs.**

Exhibitionnisme ?

Cette passion du sexe en étant entouré est étroitement liée à l'exhibitionnisme. Ceux qui le pratiquent aiment soit l'idée d'être vus pendant l'acte, soit le frisson créé par le risque d'être pris la main dans le paquet (sans pour autant vouloir à tout prix être vus).

Beaucoup d'agoraphiles font donc attention de ne jamais être repérés, contrairement à un couple que j'ai croisé il y a quelques mois dans un train allant de Liège à Bruxelles : dans un wagon bondé de chez bondé, des amoureux ont commencé par s'embrasser langoureusement. Ce sont d'ailleurs leurs atroces bruits de bouche qui ont attiré mon attention, alors que j'écoutais tranquillement l'intégrale de Céline Dion sur Spotify. « J'ai compris tous les mots, j'ai bien compris merci. »

Au départ, je me suis naïvement réjoui, ému par tant d'amour et de passion. C'était avant de me rendre compte que le mec avait mis sa main sous la jupe de sa meuf et avait commencé à la doigter… Oui, vous avez bien lu. J'étais stupéfait, partagé entre l'excitation et le dégoût. Elle a commencé à gémir discrètement, puis Monsieur Sans-Gêne a sorti le bout de son pénis de son pantalon. Très joli bout, d'ailleurs. Mais ce n'est pas le sujet. Ils ont rapidement remarqué que je les regardais et ont commencé à me fixer longuement, le regard lubrique, pendant qu'ils se roulaient des galoches intergalactiques. Sans une once de vergogne, sans doute excités par le fait que je les observasse. Honnêtement, je ne savais vraiment plus où me mettre… même si, dans un autre contexte, je me serais sans doute mis en elle. Hi, hi. Ou en lui, d'ailleurs.

C'est alors qu'un autre homme, plus courageux que moi, s'est levé et les a sermonnés. Autour de nous se trouvaient des enfants qui, je l'espère, n'ont pas vu ce qui se passait… L'innocence est un trésor qu'il faut préserver le plus longtemps possible. Le couple s'est immédiatement arrêté, mais ne s'est pas même excusé. J'ai pensé à porter plainte, mais je ne l'ai pas fait. J'étais pressé. Et je le regrette.

Qu'en dit la loi ?

L'exhibition sexuelle imposée à la vue d'autrui dans un lieu accessible aux regards du public est punie en France d'un an d'emprisonnement et de 15 000 euros d'amende. Je ne juge pas les personnes qui sont excitées par l'idée de faire quelque chose. Une idée reste une idée et n'implique que celui qui l'a. En revanche, je m'oppose bien sûr à ceux qui passent à l'action. Dans ce cas-ci, sous l'œil innocent d'enfants et le non-consentement de tous les passagers du wagon. #TrèsBeauBout #MaisFaisÇaChezToi

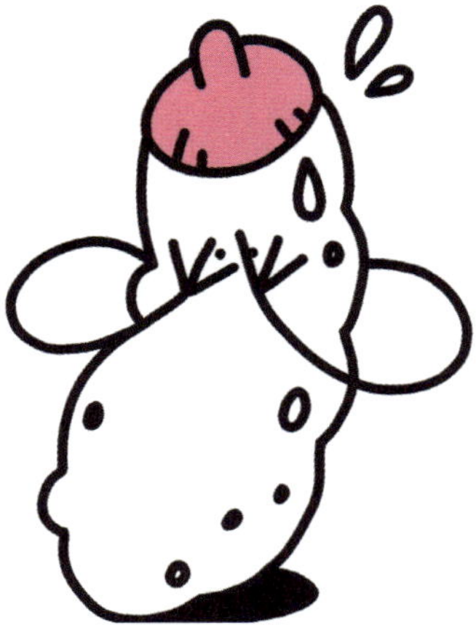

Allié

Je vais vous confier mes appréhensions et mes motivations lors de l'écriture de ce livre. D'abord, mon ambition a toujours été la même et est assez simple à comprendre : je souhaite parler de sexe de façon décomplexée et participer, à ma petite échelle, à la déconstruction de certains tabous.

C'est plutôt noble, n'est-ce pas ? Oui. Mais s'il y a bien une thématique qui divise autant qu'elle peut rassembler, c'est la sexualité… Et c'est tout à fait légitime. Alors, oui, *breaking news* : je suis un homme cisgenre. Et, oui, alerte info : je suis blanc. Est-ce que cela m'empêche d'aborder toutes les thématiques *sexo-love* ? Eh bien, oui et, en fait, non.

Oui, car, bien entendu, je n'ai pas vécu toutes les situations possibles et imaginables, de par mon identité de genre, mon orientation sexuelle et mon expérience. Toutes différentes, sans doute, des vôtres ou de celles de vos voisins.

Et non, car j'estime néanmoins que l'on peut très bien aborder ces sujets à condition de s'informer rigoureusement, de s'entourer de personnes qui les connaissent dans leur chair et de le faire avec bienveillance. Tout cela s'apparente à la méthodologie journalistique avec laquelle j'élabore ce livre.

Et, selon moi, c'est cela être un allié.

Prenons par exemple le féminisme. C'est une notion qui paraît complexe puisqu'on ne parvient pas à trouver une définition qui serait indiscutable de ce qu'est « être féministe ». Chacun a son curseur, ses limites, sa version, sa sensibilité à la cause. Pourtant, la base du féminisme est claire. C'est à mon sens et simplement la lutte pour l'égalité des droits et des chances accordés aux femmes, aux hommes, aux non-binaires. C'est remettre au centre, en avant, en lumière, les problématiques dites féminines trop longtemps mises au placard par le patriarcat.

Et souvent, nous sommes d'accord sur le fond… mais nettement moins sur la forme et les moyens à mettre en place afin de faire évoluer le monde. Rien de grave, c'est ce qui fait la richesse de nos débats (et parfois même de nos ébats). Car dans la vie, il y a des hauts et des bas, des débats et des ébats sans haut ni bas. Grrr, on en revient toujours au sexe avec moi.

Dans ce livre que vous avez déjà commencé à lire, vous trouverez autant de thèmes qui touchent les personnes à pénis que les personnes à vulve, afin d'inclure le plus de personnes possible. J'ai par ailleurs été accompagné de Jessica Nakab qui est docteure en pharmacie et qui a relu l'entièreté de ce livre (merci à elle), afin d'y apporter un regard féminin et d'éviter les approximations.

C'est donc cela, être un allié. #OuiJeRadote

Et on doit être un allié pour de nombreuses causes, pour de nombreux combats, qu'ils fassent ou non partie de notre expérience personnelle : la lutte pour les droits des femmes, pour les droits des LGBTQIA+, pour les droits des personnes trans et j'en passe volontairement bon nombre.

Un allié respecte les autres, ce qu'ils ont choisi et ce qu'ils n'ont pas choisi. Un allié tente de se déconstruire, de ne pas perpétuer les clichés, de défaire les tabous. Et un allié ne mégenre personne. Mégenrer est le fait d'attribuer à une personne un genre dans lequel la personne ne se reconnaît pas.

Mais je ne vais pas vous mentir, je redoute déjà une chose (autant que je la chéris) : ce livre aura ses détracteurs et détractrices. Il ne ravira pas tout le monde (et c'est plutôt sain) car **il n'y a pas qu'une vérité en matière d'amour et sexe : il y en a des milliers. Non, des millions. Que dis-je ?! Des milliards... autant qu'il y a d'individus.** Et ça, c'est particulièrement beau, intéressant et enrichissant.

Je souhaite être au plus proche de mon intention première : celle de vous faire sourire en abordant la sexualité. Rien de plus, rien de moins. En tentant, toujours, de ne froisser personne et d'être le plus inclusif possible, sans pour autant être exhaustif, tout en démolissant certains tabous encore bien ancrés dans nos vies. Une grande ambition, difficilement réalisable, mais très réjouissante.

Je répète : c'est donc cela, être un allié.

#OuiBahC'EstBonOnACompris

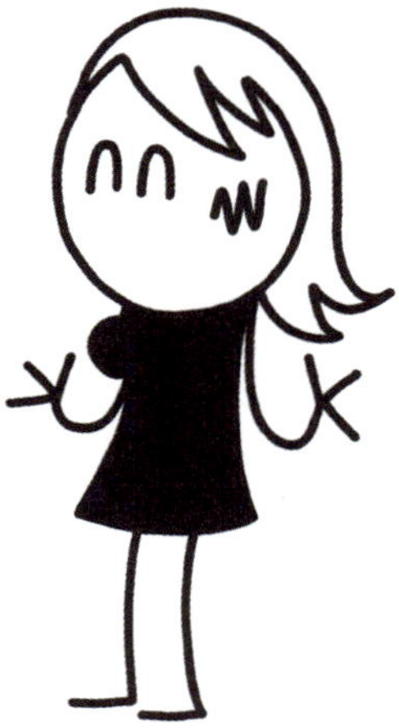

Allosexualité

L'allosexualité n'a strictement aucun rapport avec le fait de se masturber en écoutant la voix sensuelle d'un homme ou d'une femme au téléphone. Elle n'a rien à voir non plus avec Nabilla et son célèbre « Non, mais allô, quoi, t'as des cheveux et t'as pas de shampoing ? »

Selon le site Linternaute.fr, une personne est définie comme allosexuelle lorsque sa préférence sexuelle et/ou affective est autre que l'hétérosexualité *stricto sensu* (oui, je parle latin, j'ai décidément toutes les qualités). Cela englobe par conséquent tous les individus qui ont une autre orientation sexo que « la norme », telle que la bisexualité ou l'homosexualité. Les personnes trans sont souvent considérées comme allosexuelles également.

Le néologisme « allosexuel » est apparu, tout comme son synonyme « altersexuel », dans le but de franciser le mot *queer*, car celui-ci a longtemps été utilisé pour insulter les hommes homos jusqu'aux années 1980.

Amour

Je ne vous apprends rien si je vous dis que l'amour est complexe, pluriel, imprévisible, parfois injuste et souvent déroutant. Qu'on ressent de l'amour pour celui ou celle qui partage notre vie, pour nos parents, nos frères, nos amis, nos animaux de compagnie, nos idoles et j'en passe. Comme chante Francis Cabrel : « L'amour est partout où tu regardes, dans les moindres recoins de l'espace, dans le moindre rêve où tu t'attardes. »

Selon le psychologue américain Robert Sternberg, **l'amour a la forme d'un triangle** (oui, comme le pubis, hi, hi), composé de trois ingrédients qui sont les dimensions de ce triangle (et varient en intensité) :

- ♥ **l'intimité :** *c'est la dimension affective de la relation, incluant les sentiments de partage, de communication, de chaleur, de convivialité, de générosité, de compassion et, bien entendu, de confiance. C'est grâce à l'intimité qu'on se sent lié à l'autre. L'intimité peut se traduire par des gestes affectueux, de tendres paroles et le fait d'être* *empathique et complice vis-à-vis de son partenaire ;*

- **la passion :** *c'est l'attirance et la stimulation physiologique. C'est le fait de penser à son partenaire et de vouloir « fusionner » avec lui, qu'il s'agisse de sexualité ou d'une quelconque autre manière. C'est le feu qui brûle en nous. La passion s'intensifie souvent au début de la relation puis tend à se stabiliser au fil du temps qui passe ;*
- **l'engagement :** *c'est la volonté de faire durer le couple. C'est le lien cognitif. L'engagement implique deux choses : une prévisibilité dans la relation (le fait de réussir à se projeter), ainsi qu'une sécurité affective (un des cinq besoins humains dans la pyramide de Maslow). Chaque couple décide de l'engagement dont il a besoin, qu'il souhaite se marier ou non. Il est par ailleurs courant qu'il ne reste que des engagements lorsqu'il n'y a plus d'intimité ni de passion : les enfants, un crédit immobilier, des animaux...*

Selon Sternberg, il existerait donc **sept formes d'amour caractérisant chaque couple.** Notons tout de même que chaque relation évolue et peut passer d'un amour à l'autre :

- **l'amitié :** *c'est quand il n'y a que l'intimité, comme on l'a avec un ami. Le fait de se raconter et d'écouter l'autre se confier, d'être proche de quelqu'un sans engagement et sans passion physique ;*
- **la complicité :** *c'est quand on ajoute à l'intimité la dimension d'engagement, mais qu'il n'y a pas (ou plus) de passion. L'amour-complicité est souvent présent chez les couples qui durent longtemps, quand la flamme de la passion s'est quelque peu éteinte ;*
- **l'amour vide :** *c'est quand il n'y a ni intimité ni passion : uniquement l'engagement. C'est le cas des mariages arrangés ;*
- **l'amour admiratif :** *aussi appelé l'amour niais, c'est quand il y a de la passion et de l'engagement, mais peu ou pas d'intimité. C'est quand l'engagement est motivé uniquement par la passion, le feu dans le slibard, et pas par une dimension affective. Lorsqu'on ne connaît pas réellement l'autre ;*
- **l'amour entiché :** *c'est quand il n'y a que de la passion. On croit aimer, mais, en réalité, on désire. (Voir Foudre [coup de].)*
- **l'amour romantique :** *c'est l'amour formé par l'intimité et la passion, mais sans garantie d'engagement. C'est très souvent celui qu'on ressent au début d'une relation ;*
- **l'amour consommé (ou accompli) :** et là, bingo ! C'est l'amour composé des trois ingrédients : l'intimité, la passion et l'engagement.

Selon Sternberg, c'est la relation idéale et saine. Elle est difficile à trouver (sans blague, je galère de fou) et encore plus difficile à maintenir sur la durée (sans blague, je galère de ouf).

L'AVIS DE CŒURNICHONS

Il existe d'autres modèles de l'amour théorisés par des psychologues et scientifiques. Mais les poètes aussi ont leur définition de l'amour, souvent plus lyrique et sensible.

Voici la mienne : L'amour, ça se dit. Ça se prouve. Et, heureusement, ça se pratique : à deux, à trois, à douze, qu'importe si l'on est seul ou en partouze. Car l'amour, ça se fait. Et ça se sait. Et ça sue. De tous les côtés. Ça déchire un cœur, ça déchire un corps. Ça se recoud. Ça déborde. Ça fluctue. Ça frise, grise, électrise et paralyse. Ça se cache, ça se fâche. Car pour vivre heureux, vivons fâchés. Ça se réconcilie. Ça se mue, ça se perd, ça se retrouve. Au coin d'une rue, au coin d'un lit, au coin de lèvres qui se sourient. L'amour, il n'y a que ça de vrai. Alors, aimons-nous, rendons nos nuits blanches et nos jours frais. Je vous souhaite d'ailleurs que l'amour guette, à toute heure de la vie, vos jolies foufounettes et zigounettes.

Oui, bon, d'accord, ce n'est pas du Verlaine ou du Rimbaud, mais je ne doute pas un instant que ça vous donne envie de m'épouser et de fonder une famille dès la semaine prochaine. Si c'est un garçon, on l'appellera Rocco et, si c'est une fille, ce sera Clara. Vous n'aurez pas le choix. Ceux qui ont les références gagnent des nudes de ma mère. #EtDeMonPère #PasDeSexisme

Anal

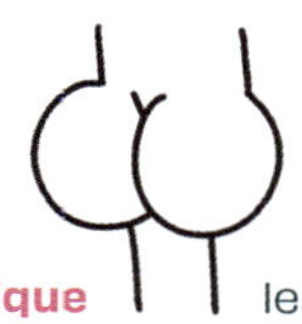

Le sexe anal est une pratique appréciée par certaines personnes, détestée par d'autres, et qui reste toutefois taboue… Pourquoi ? On a pourtant toutes et tous un anus ! Et s'il peut servir à autre chose qu'à faire popo, pourquoi s'en priver ?

Selon une enquête réalisée en 2018 par l'Observatoire européen de la sexualité féminine et l'Ifop, les Françaises seraient très curieuses de la sodomie. **Une femme sur deux aurait déjà pratiqué au moins une fois la sodomie (sur elles, pas sur leur partenaire). Ce n'est pas rien.** Par ailleurs, 29 % déclarent avoir déjà reçu au moins une fois un anulingus et 29 % d'entre elles ont également affirmé que leur partenaire a déjà éjaculé dans leur anus.

La sodomie masculine

Le coït anal n'est bien entendu pas réservé qu'aux femmes. Il semblerait que la sodomie masculine se démocratise. Toujours selon cette enquête, 22 % des femmes auraient déjà introduit un doigt dans l'anus de leur conjoint. #ÀLaRechercheDeLaProstate. 17 % déclarent leur avoir déjà léché l'anus et 12 % confient y avoir déjà introduit un objet.

L'orgasme prostatique est parfois considéré comme l'un des plus puissants, je comprends donc pourquoi certains ne souhaitent pas faire l'impasse dessus. Je rappelle que la sodomie masculine n'est pas réservée qu'aux homosexuels… Il faut s'enlever cela de la tête et se mettre autre chose ailleurs.

À proprement parler…

Une des raisons principales pour lesquelles on peut être réticent à l'idée de franchir le cap est l'hygiène. Il existe deux règles à respecter afin de rendre le coït anal agréable : il est préférable d'aller aux toilettes avant, puis de laver la région anale.

Un lavement du rectum peut également être envisagé, mais ce n'est parfois pas nécessaire. Le gastro-entérologue Thierry Higuero nous explique : « Il y a des personnes qui ont un tube digestif qui fonctionne d'une telle façon qu'elles vident extrêmement bien leur rectum quand elles vont à la selle et après il n'y a rien du tout. Dans ce cas, le lavement est inutile. » Si vous ne faites pas partie de ce club de chanceux, alors il existe deux façons de faire :

- ♥ **soit un petit lavement :** *il suffit de mettre de l'eau du robinet à température ambiante dans une poire à lavement (qu'on peut acheter en pharmacie, entre autres). On le fait deux ou trois fois et quand c'est clair, c'est que vous êtes prêts ;*
- ♥ **soit un grand lavement :** *il existe des adaptateurs que l'on met sur le pommeau de douche et qui sont vendus sur la toile. Ceux-ci permettent de laver le rectum et le côlon avec de l'eau et sans pression (en vérifiant la température de l'eau avant).*

ATTENTION

Il est toutefois déconseillé d'avoir trop souvent recours aux lavements, car l'hydrothérapie du côlon n'est pas sans risque. Les muqueuses anale et intestinale sont sensibles et trop de lavements pourraient provoquer des irritations, des infections et – dans les cas les plus graves et rares – des perforations de l'intestin. Je vous conseille de bien vous renseigner avant de commencer à pratiquer les lavements. #SeFaireDuBienSansSeFaireDuMal

Effets secondaires et mise en garde

Si quand vous vous faites pénétrer par un doigt, un objet ou un pénis, vous ne bandez plus : pas de panique. C'est une réaction normale et cela ne veut pas dire que vous ne prendrez pas de plaisir pendant la sodomie.

Pensez à bien lubrifier votre anus, ainsi que ce que vous y introduisez, et allez-y doucement. Il est préférable de commencer par des baisers, des caresses et du sexe oral, car cela vous mettra dans de meilleures conditions pour pratiquer la sodomie. Arrêtez le rapport si vous ou votre partenaire avez mal et ne prenez pas de plaisir... Ce n'est pas le but.

Sortez couvert, bon sang ! Oui, c'est un ordre. Et ça m'excite de vous donner des ordres, c'est mon côté dominateur. Le VIH et les autres IST existent toujours et sont, entre autres, transmissibles par un rapport anal.

Notons aussi que, même si votre anus est très propre lors du rapport, il est probable qu'il y réside des bactéries dues aux excréments et que **mettre son pénis dans les fesses puis le mettre dans le vagin est le meilleur moyen de se choper une infection.** Si vous souhaitez passer par la porte de derrière, puis revenir à la porte de devant, **nettoyez correctement votre pénis, doigt ou sex-toy avec de l'eau et un savon doux.**

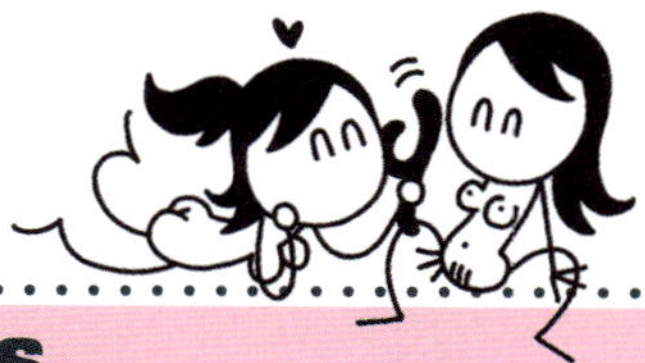

LA VIE DE CŒURNICHONS

Je ne vais pas vous lister toutes les fois où j'ai retourné quelqu'un, mais la première fois était incroyable. Je venais de me faire quitter par une super nana et ai décidé de coucher avec son meilleur ami (j'ai honte, vraiment). J'étais jeune et débile. Bref. Ce soir-là, son meilleur pote est donc venu chez moi et, après de longs baisers et beaucoup de tendresse, je l'ai sodomisé. Mais cela n'a duré que vingt secondes #PasGrave. Sans même toucher son pénis, le mec a éjaculé et – selon ce qu'il m'a dit – a même eu un orgasme... Waouh. J'ai halluciné ! Je me suis alors dit que mon pénis était héroïque et qu'il ferait de grandes choses à l'avenir... Cette première fois restera donc à tout jamais dans les « anales ». #MDR #JeMeKiffe #CœurnichonsPrésident

Ananga Ranga

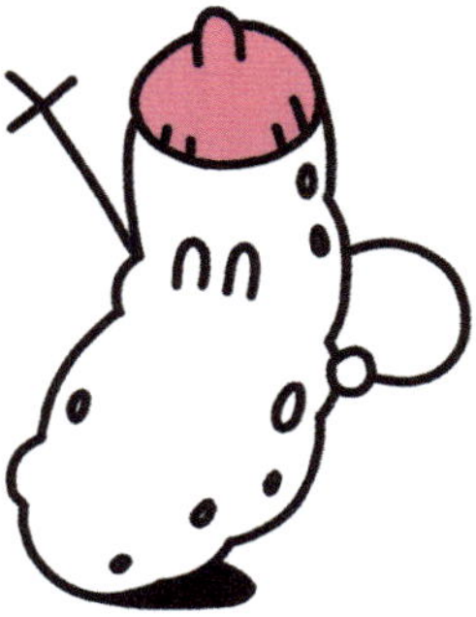

Vous connaissez sans doute le *Kāma-sūtra* (dont on parlera plus tard), mais peu d'entre nous savent qui est son arrière-petit-cousin. L'*Ananga Ranga* est un recueil rédigé par l'Indien Kalyana Malla au xve ou xvie siècle et qui avait pour objectif de prodiguer des conseils aux femmes afin de pimenter leur vie sexuelle avec leur homme.

La grande différence entre le *Kāma-sūtra* et l'*Ananga Ranga* est que le premier se focalise sur le plaisir des amants, tandis que le second est davantage **destiné à vaincre l'ennui au sein d'une relation entre personnes mariées.** Ce traité hindou de l'amour conjugal a donc inspiré de nombreux guides sexuels au fil des siècles. L'auteur souhaitait ainsi offrir aux couples (dits légitimes) ses recommandations sexuelles et amoureuses, afin que les mariés ne viennent pas à se séparer. L'*Ananga Ranga* prône une sexualité bienveillante, sans tabous, faite d'amour charnel et d'honnêteté. C'est un recueil poétique et spirituel qui mêle le plaisir et la sagesse.

De nombreuses techniques y sont mentionnées afin d'éviter tout sentiment de satiété. Ça vous ouvre l'appétit ? Allez, voici une des positions qu'on peut y retrouver :

La position du soleil et de la lune

L'homme est assis dans la position du lotus, la femme se met sur ses genoux. L'homme la pénètre en tenant ses jambes, tandis que celle-ci se penche en arrière jusqu'à attraper les deux pieds de son conjoint.

Cette méthode permettrait de mieux faire circuler l'énergie sexuelle entre les partenaires. Mais, soyons francs, elle n'est peut-être pas réalisable par tout un chacun. Il faudrait être sacrément souple, voire acrobate, et pas mal musclé pour tenir comme ça plus de deux secondes et demie, sans se casser en mille morceaux.

Notons tout de même que l'*Ananga Ranga* ne plaira sans doute pas aux personnes polyamoureuses ou en couple libre puisqu'il prône de A à Z le sexe exclusif. Ne vous attendez pas non plus à un livre graveleux (comme celui que vous tenez entre les mains), puisque ce traité hindou de l'amour est doux comme un agneau… ou presque.

On peut y lire d'étranges analyses qui vont en froisser plus d'un, comme une classification des humains en plusieurs catégories (selon leur tempérament, la taille de leur sexe et même leurs moments les plus propices à faire l'amour). #Chelou

EXTRAIT

« Il est bon de savoir que si le mari et la femme vivent ensemble en accord parfait, comme une seule âme dans un seul corps, ils seront heureux dans ce monde et dans le monde à venir. [...] La principale cause de la séparation des époux [...], c'est l'absence de plaisirs variés et la monotonie qui suit la possession. »

On y retrouve également des recettes aphrodisiaques, des moyens de contraception et autres philtres d'amour que je vous déconseille fortement de réaliser chez vous. L'*Ananga Ranga* a été rédigé il a plus de six cents ans et n'est par définition pas à la pointe de la médecine et des techniques d'aujourd'hui.

L'auteur souhaitait que l'*Ananga Ranga* soit « cher aux hommes et aux femmes, aussi longtemps que [...] dureront la Terre, la Lune et le Soleil ». C'est beau, hein ? Un peu gnangnan, d'accord, mais beau. Ça change des textes de Cœurnichons.

Andropause

Alors que les femmes et autres personnes à vulve doivent composer avec la ménopause et l'arrêt progressif de la production d'œstrogènes, les hommes et personnes à pénis rencontrent (parfois) une baisse de production et de biodisponibilité de testostérone : l'andropause, qu'on appelle également déficit androgénique lié à l'âge.

Elle peut survenir dès l'âge de 45 ans, bien que la majorité des hommes qui consultent le fassent vers 65 ans. Une andropause précoce peut avoir lieu vers l'âge de 20 ans. Selon l'Association française d'urologie, elle concerne 10 à 20 % des hommes âgés de plus de 50 ans et cela peut aller jusqu'à 50 % des hommes de plus de 70 ans. **L'andropause n'est donc pas systématique et n'est pas non plus toujours accompagnée de symptômes.**

Quand elle n'est pas asymptomatique, l'andropause

peut engendrer plusieurs de ces symptômes :

- *une diminution du tonus créant une fatigue ;*
- *une fragilité osseuse ;*
- *des troubles du sommeil ;*
- *une perte de la masse musculaire ;*
- *des douleurs articulaires ou musculaires ;*
- *une prise de poids ;*
- *une nervosité et irritabilité ;*
- *une sudation importante (en dehors des activités physiques).*

Certains hommes sont plus sujets à connaître l'andropause que d'autres du fait des pathologies suivantes : l'obésité, l'hypertension artérielle ou la prise de certains médicaments, ainsi que les addictions telles que le tabac et l'alcool. Les traitements de la prostate et ceux qui empêchent la perte de cheveux peuvent accélérer l'apparition de l'andropause.

Avoir une bonne hygiène de vie (sommeil, alimentation, sport) est un bon moyen de prévention, et il ne faut pas hésiter à en parler à un professionnel de santé.

L'andropause peut être à l'origine de certains troubles sexuels tels que des problèmes érectiles : la qualité et la fréquence des érections peuvent donc être impactées. Mais *calmos amigos*, ce n'est pas parce que vous avez des problèmes d'érection à 20 ou 30 ans que la cause en est l'andropause. L'irritabilité ou la fatigue peuvent également influer sur l'envie de faire crac-crac boum-boum.

L'andropause ne rend pas l'homme infertile. Celui-ci restera fertile jusqu'à son dernier souffle, même si la production et la qualité de ses spermatozoïdes baissent à mesure qu'il vieillit.

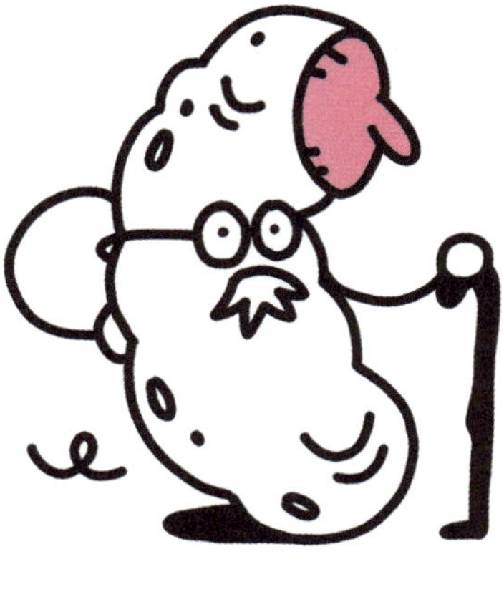

Aphrodisiaque

Le mot « aphrodisiaque » fait référence à Aphrodite, la déesse grecque de l'amour, du plaisir, de la beauté et de la procréation. Ce terme est utilisé afin de qualifier une substance propre à exciter le désir sexuel. Un bon exemple : mes citations sur Instagram.

Il existe de nombreux produits chimiques ou naturels qui peuvent faciliter ce désir. Par exemple, le ginseng est utilisé en Asie depuis des millénaires en médecine traditionnelle pour ses vertus aphrodisiaques : il favorise les érections en dilatant les vaisseaux sanguins présents dans l'appareil génital.

Voici donc une liste (non exhaustive) des aliments aux propriétés aphrodisiaques pour que votre désir soit au top de sa forme :

- **le cacao et le chocolat :** *pour une sécrétion d'endorphines ;*
- **le céleri, la truffe, le tribule terrestre, l'asperge et l'huître :** *pour une production l'androstérone et/ou testostérone ;*
- **l'ail :** *pour l'irrigation des organes génitaux ;*
- **le safran :** *pour une action stimulante ;*
- **le gingembre :** *pour une action revitalisante et stimulante ;*
- **le clou de girofle :** *pour une atténuation de la fatigue mentale et physique ;*
- **le thym :** *pour une meilleure circulation sanguine ;*
- *et le meilleur des aphrodisiaques (qui combine tous les effets des précédents) :* **les citations de Cœurnichons sur Instagram.** *Non, je n'en démordrai pas.*

Je reste tout de même dubitatif quant aux effets pseudo-aphrodisiaques de certains aliments. D'abord, parce que j'ai essayé et que je n'ai pas eu l'impression d'avoir davantage de libido ou un zizi plus dur… Mais peut-être que cela ne fonctionne que si l'on en prend de façon régulière ? Et si oui, à quel dosage ? Pour tout vous dire, il est d'ailleurs difficile de trouver des infos précises à ce sujet… Y aurait-il un lobby puissant autour des aphrodisiaques ? Une mafia de dealers de céleri qui ne voudrait pas qu'on fasse la lumière sur leurs pratiques trompeuses ? Qui sait ? Et tant qu'on y est : la Terre est-elle vraiment ronde ? Est-ce qu'on a réellement marché sur la Lune ? Le monde est-il gouverné par des reptiliens ? Et surtout : est-ce que je suis vraiment célibataire ? Peut-être n'est-ce qu'une illusion .. *Ah ! Hein ? Oui ! Quoi ? Waouh, boum !* Aïe, vraiment *? Dur ! OK... Je leur dis.* Je viens d'avoir une discussion avec moi-même et je suis au regret de vous dire qu'il semblerait, contre toute attente, que je sois réellement célibataire. C'est un coup dur (et je ne parle pas de ma bite).

Applications de rencontres

Tinder, Happn, Fruitz, OkCupid, Bumble, Grindr, Badoo, Meetic, Pure, Gabie, AdopteUnMec, Once, GrosCoquinouDu33Cherche69, MaBiteDansTonQ, PrendsMoiSurTaTable, FaisMoiDuSale, MaMainSurTonBoule, TesBoobsLOL, MesTesticoolsMDR... Les applications de rencontres se sont multipliées en l'espace d'une vingtaine d'années. Mais je vous rassure, certains des noms listés ci-dessus sortent tout droit de mon imagination de gros pervers à la queue frétillante et à l'anus pétillant. #Dégueulasse

Bien que de nombreux couples aient été formés grâce à ces applis et sites, ceux-ci gardent toujours une réputation quelque peu sulfureuse... À juste titre ?

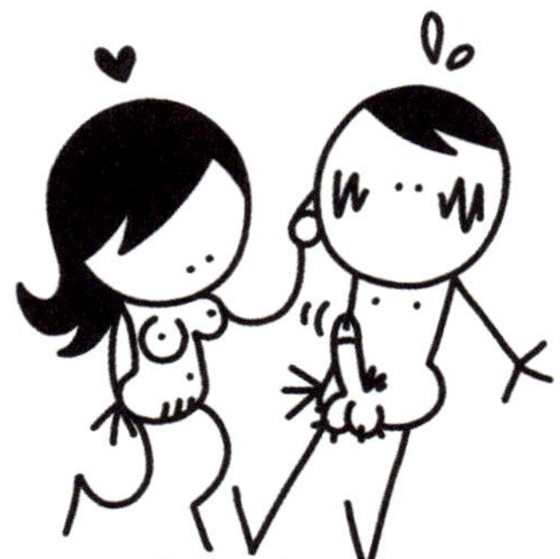

Allez, je vous dis tout parce que je suis payé pour ça, même si je préférerais me dorer la pilule en terrasse quand je me prélasse, en matant discrètement sous mes sunglasses des ass qui passent. #BoobaN'AQu'ABienSeTenir

Le principe d'hypercritérisation

On ne va pas y aller par quatre chemins, vous commencez à me connaître : le principe de base (ou de baise) de ces applis, à l'exception de certaines qui favorisent le *slow dating* en proposant peu de profils, c'est de faire son petit marché. En espérant faire des rencontres le plus vite possible. **On choisit ses prétendants comme on choisirait un melon :** pourvu que la queue bouge encore et sente bon. On swipe à gauche, à droite, en haut ou en bas, c'est selon, sur des critères artificiels. Le physique, la taille, l'âge, la qualité des photos. On swipe frénétiquement, pour certains, en espérant qu'un profil se démarquera parmi des milliers. On swipe, parfois sans même lire la description du mec ou de la meuf. Pas cool ? Non.

Mais les applis de rencontres sont simplement le reflet de notre société consumériste où l'on surconsomme vite, vite, vite, car on a peu de temps... Enfin, car on pense avoir peu de temps. L'espérance de vie ne cesse de croître, donc je vous propose qu'on se détende un peu le slip kangourou, d'accord ? Merci.

Selon une enquête réalisée par le quotidien régional *Ouest France* en 2022, près de 74 % des sondés se considèrent davantage sélectifs en matière de critères sur les applis que dans la vie hors ligne... Ouch. Cette hypercritérisation est souvent accompagnée d'une hypersélectivité, ce qui signifie que certains usagers disqualifient une personne dès qu'un des éléments de son profil ne correspond pas (ou pas assez) à ses critères idéaux. Or, on le sait, dans « la vraie vie », on compose avec ce qui nous déplaît.

Moi, je préfère les jolies mains aux ongles non rongés, d'accord. Mais si je tombe *in love* de quelqu'un, un collègue, une voisine ou autre, qui ronge ses ongles, je ferai avec. Sauf que, sur les applis, on n'a pas le temps de tomber amoureux lorsque l'on swipe. Donc ce mec-là, ou cette meuf, qui se ronge les ongles et que j'ai zappé·e sur Tinder, qui dit que ce n'était en réalité pas l'homme ou la femme de ma vie ? Arf. #JePleure

La qualité des profils

Créer un compte sur une de ces applis se fait en quelques clics : une simple photo et une connexion à un profil Facebook ou à une adresse mail suffisent. Cela conduit donc à une qualité de profils médiocres, car souvent incomplets. Toujours selon *Ouest France*, seulement 59 % des profils masculins proposeraient une description (ah ouais, chaud) et un tiers d'entre eux auraient rédigé une description ou biographie de plus d'une phrase (bravo, les gars, bravo). Cela dit, moi, je passe ma vie à réécrire ou à supprimer mes descriptions, puisque j'ai l'impression que tout le monde s'en branle la nouille sauce soja.

Est-ce que ça marche ? C'est une question que l'on me pose souvent et à laquelle j'ai toujours beaucoup de mal à répondre. Tout dépend du point de vue que l'on adopte. Selon un sondage réalisé fin 2021 par l'Ifop, 22 % des Français et Françaises ayant trouvé un partenaire depuis la fin du premier confinement (en mai 2022) l'ont rencontré sur une application de *dating*. 22 %, c'est le double de ce qu'avait observé l'institut de sondages avant la Covid-19... Ouais, on dit la et pas le Covid-19. On dit d'ailleurs une et pas un Gameboy. Et on dit une chip et pas un chip. Désolé, pas désolé.

Il semblerait qu'avant la crise du coronavirus, seulement 11 % des rencontres étaient dues aux applis de rencontres. Alors, si vous estimez que ces résultats suffisent à dire que Tinder et compagnie permettent de trouver l'amour, très bien.

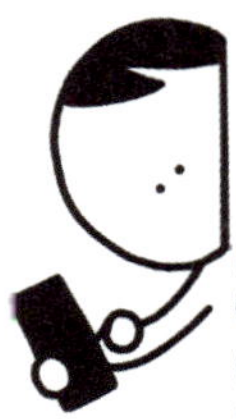

Je tiens toutefois à nuancer mon propos. Je suis sur ces applis depuis une douzaine d'années. C'est beaucoup. Est-ce que j'y ai déjà trouvé l'amour ? Eh bien... oui. Et plusieurs fois même ! Je suis d'ailleurs resté quelques années avec une de ces personnes. Comme quoi, tout est possible. À l'heure actuelle, je compte trois rencontres qui ont mené à une situation de couple grâce aux applis. Trois en douze ans, voilà... Bon, pas ouf. Mais sans elles, je n'aurais peut-être pas eu la chance de rencontrer ces trois personnes. Hum, cela dit, vu les centaines d'heures passées dessus, j'aurais peut-être pu en rencontrer d'autres ailleurs...

En résumé, **je pense que ces applications constituent un moyen de se faire des connaissances, des amis, des plans cul et même des amoureux, mais ne sont pas forcément destinées à tout le monde.**

Pour les introvertis ?

Si, comme moi, vous êtes introvertis (je sais, c'est surprenant) et que vous n'aimez pas sortir faire la *party all night long* boum boum dans les oreilles, ces applis de *dating* peuvent être très bénéfiques. Contrairement aux apparences (et à ce que je raconte h24 sur les réseaux) : je ne suis pas de ces séducteurs innés qui, en un simple regard et en un discret sourire, font tomber toutes les femmes et les hommes à leurs pieds. Je laisse ça à Bastos et aux autres influenceurs mouilleurs-de-culottes.

Moi, je suis plutôt maladroit et j'ai du mal à aller voir quelqu'un quand il ou elle me plaît. Pas toujours évident de parvenir à draguer dans la vie hors ligne, d'autant que mon activité d'indépendant m'isole quelque peu... #OuinOuin Je n'ai pas de collègues et je ne sors que pour m'injecter une dose quotidienne de kawa costaricain dans le sang.

L'avantage de ces applications de rencontres est donc d'établir un premier lien tout en restant chez soi, pas lavé depuis trois jours, la goutte au nez et les pieds qui puent. Et ça, c'est cool. D'ailleurs, je réponds très souvent aux messages privés quand je suis aux toilettes... Ne mentez pas, vous le faites aussi. #Plouf

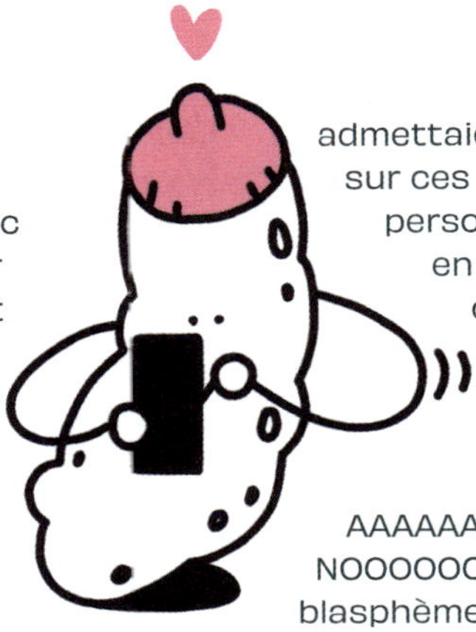

Pour un flirt, avec toi...

Contrairement à ce que certaines applis ont tenté de nous faire croire (le marketing, tout ça, tout ça) : leur usage n'est pas massif, la majorité des personnes n'y est pas inscrite en ce moment. Alors, certes, toujours selon l'Ifop, en 2021, 30 % des Français et Françaises confient en avoir déjà fait l'expérience au cours de leur vie, contre seulement 16 % en 2011. Un joli bond, mais pas de quoi généraliser en disant que les rencontres se font majoritairement *via* ces app. C'est non.

J'ai cru tomber de ma chaise onéreuse en bois massif imaginée par Philippe Starck (faux, Ikea bonjour) en lisant une autre donnée récoltée par l'Ifop.

Selon l'institut de sondage, en juin 2021, 58 % des sondés admettaient avoir recherché sur ces plateformes « une personne avec qui flirter en ligne, mais sans chercher à se rencontrer en vrai ».

AAAAAAAAAAAAAAAAAAAAAH. NOOOOOOOON. Sacrilège, blasphème. Cela explique donc pourquoi je me suis tant de fois fait ghoster et que certains n'ont jamais voulu me rencontrer...

Il existerait donc un nombre non négligeable d'usagers qui ne souhaitent que du virtuel et, personnellement, cela me terrifie. Je ne juge évidemment pas, chacun noue des liens comme il le souhaite, mais comprenez que j'utilise ces applis en espérant rencontrer le *big love in real life* et pas juste un flirt virtuel qui chatouillerait ma libido pendant que je me gratouille l'asticot.

La lassitude

Ces applis rencontrent un problème majeur : de nombreux utilisateurs se lassent au bout d'un temps et finissent par les désinstaller (avant de revenir, peut-être). Cela s'appelle la *dating fatigue*. Toujours selon *Ouest France*, 88 % des sondés ont déclaré avoir déjà désinstallé toutes leurs applis de rencontres pour deux raisons : 31 %, car ils avaient rencontré quelqu'un (en ligne ou hors ligne) et 69 % (mon nombre préféré), car ils se sont lassés, après y avoir passé trop de temps ou y avoir vécu une expérience désagréable.

Les réseaux sociaux

Il semblerait que les jeunes (dont je ne fais plus partie, foutue trentaine !) se tourneraient davantage vers les réseaux sociaux pour y trouver l'amour. Ceux-ci seraient perçus comme « plus authentiques » du fait, sans doute, du nombre d'infos personnelles qui y sont partagées.

Selon l'Ifop, en 2021, 17 % des rencontres se seraient faites sur d'autres plateformes que les app de *dating* (réseaux sociaux, forums, plateformes de streaming...).

Je tiens tout de même à rappeler qu'Instagram, TikTok, Facebook, Twitter... ne sont pas des applications de rencontres. Si vous voyiez la quantité de mes abonnées qui reçoivent des messages privés de mecs qui ont une dalle de chacal, alors qu'elles n'utilisent pas (pour la majorité) ces réseaux afin de trouver l'amour ou un plan d'un soir... Ça suffit, bande de sous-fifres ! Les réseaux sociaux servent en premier lieu à partager des photos floues de nos repas dégueus, de nos neveux pas aussi beaux qu'on le pense et de nos fesses mollasses pleines de sable sur la plage.

Se démarquer

Je ressens une pression à devoir à tout prix me démarquer sur ces applis, du fait qu'on est des millions d'utilisateurs à travers le monde. Je n'ai par ailleurs pas le physique de Jason Momoa ou de Timothée Chalamet, alors comment parvenir à attirer l'attention en seulement deux secondes ?

J'ai tenté de mettre en première image une photo de moi, souriant, avec un gode-ventouse collé sur mon front... Cela n'a pas marché. Dommage, c'était pourtant rigolo. Un autre cliché où je faisais semblant de rouler une pelle à mon miroir, pas mieux, gros flop. Ou encore un selfie où on me voyait concentré en train de signer des autographes (ce n'est pas une blague). Désillusion. Rien n'y fait. Peut-être que je suis un poil trop original pour ce monde ? Probablement. Alors, comment faire ?

J'ai tenté quelques bios un peu osées aussi :

- ♥ *j'aime autant le cœur que les nichons donc, si tu veux du love, viens donc goûter à mon cornichon ;*
- ♥ *je cherche l'Amour avec un grand A et un beau Q, mais si tu ne m'aimes pas, je me contenterai de ton cul.*

Bon, c'était un peu trivial, je vous l'accorde. Dans un élan d'espoir et génie, j'ai récemment rédigé ce qui, à mes yeux, semblait être la description parfaite :

- *Je ne suis pas le plus beau, je ne suis pas le plus riche, pas le plus intelligent, pas le plus charismatique, pas le plus sympa, pas le meilleur au lit, pas le plus généreux et pas non plus le plus sexy... Mais au moins, moi, j'ai une grosse bite... Ah, bah zut, ça non plus en fait.*

L'humour sur ces applications est à double tranchant : quand certains vont adorer et swiper vers la droite même si le physique ne leur plaît pas à 100 %, d'autres n'y seront pas sensibles et swiperont vers la gauche, bien que la personne les attire physiquement. Il vaut donc mieux être canon et ne pas faire trop d'humour qu'être laid comme moi et en faire... Pfff, que c'est injuste, la planète est décidément dirigée par les Illuminati, les chats et les gens beaux... C'est un scandale !

Les premiers mots

Il y a une sorte de contrat tacite qui voudrait que la première personne qui a swipé vers la droite doive envoyer le premier message... Bullshit ! Je hais toutes ces « règles » qu'on se crée pour éviter de faire le premier pas.

Quand quelqu'un me plaît, je ne me pose aucune question : je fonce en espérant la défonce. Lolilol. Mais attention, je vous conseille d'éviter le fameux « *Coucou sa va ?* » ou le non moins célèbre « *Tu fais koi ?* » Déjà parce que les fautes d'orthographe, ça déplaît à beaucoup de personnes (même si je pense qu'il faut arrêter de blâmer ceux qui en font, bordel, ils ne sont pas moins intelligents que les autres). Et ensuite, parce qu'il y a un autre contrat tacite (décidément) qui voudrait qu'on aborde notre *match* en étant o-ri-gi-nal. Mais bon sang, je n'en peux plus de devoir me conformer à toutes ces attentes. Personnellement, je commence par un classique, mais efficace « *Salut + prénom, comment se passe ta journée ?* » et puis j'avise. En général, il est recommandé de rebondir sur ce que son profil a à vous offrir en réagissant au lieu où a été prise une photo, à ses passions ou à son métier. Le fait de personnaliser ce premier contact lui donnera l'impression qu'il est un être unique qui mérite d'être respecté. #JeVomis #TropDeBienveillance

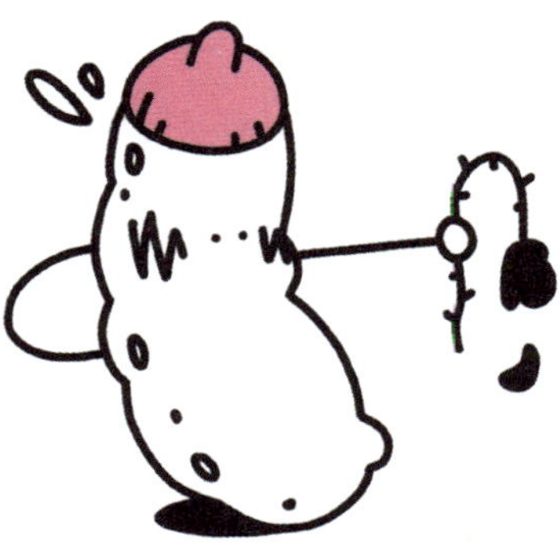

L'AVIS DE CŒURNICHONS

Ne vous mettez pas trop la pression quant au choix des premiers mots. Si la personne en face ne répond pas ou n'a finalement pas l'air intéressée : ce n'est pas votre faute ni la faute de vos fôtes d'ortografe pas si graves.

Les profils qui ~~baisent~~plaisent

Il semblerait, selon certaines études, qu'il y ait quelques éléments qui rendent les profils plus attrayants que d'autres, comme le fait de mettre en description une citafion de Cœurnichons... C'est faux, mais mon ego adore quand vous le faites. #Continuez

En mode Écolove. En 2019, Tinder a révélé les mots les plus utilisés en bio sur son appli et les plus appréciés par les swipers : *changement*, *engagement*, *bio* et *cause*, bien devant le mot *voyage*. Il semblerait donc que la protection du climat est plus qu'importante pour beaucoup de personnes, en particulier chez les plus jeunes (Génération Z, nés entre le milieu des années 1990 et le début des années 2010). Une enquête de la banque ING International la même année indiquait d'ailleurs que pour 71 % des sondés (sur un échantillon de 15 000 personnes), la protection de l'environnement devrait être la priorité.

Mia-miaou. Sachez que poster une photo avec son animal de compagnie a la cote sur les applis de rencontres et cette tendance a même un nom : le *catfishing* et le *dogfishing*. C'est une astuce qui permettrait donc d'augmenter le nombre de *matchs*. Une façon simple de montrer aux potentiels partenaires que vous êtes quelqu'un de tendre et qui ressent un amour incommensurable pour sa petite bébête à poipoils. Cela fonctionne évidemment avec plusieurs animaux tels que le hamster, le cochon d'Inde, le cheval, le lapin, le chinchilla et d'autres. Évitez tout de même d'afficher en photo vos plus fidèles compagnons : vos morpions. Pas sûr que ça séduise.

L'atout bébé (ou le babystalking). Une photo avec un bébé ou un enfant peut plaire, mais est à double tranchant : si la personne pense que c'est le vôtre, elle ne parviendra peut-être pas à se projeter en beau-papa ou belle-maman. Cela dit, si c'est le vôtre et que vous avez envie de le montrer pour donner le ton, vous avez bien raison. Il n'y a pas de mal, ce n'est pas une tare. Pensez tout de même à flouter le visage de votre bébécœur parce qu'il n'a rien demandé et, surtout, parce qu'on ne sait jamais sur qui on peut tomber.

Sous toutes les moutures. Il est conseillé d'avoir au moins une photo de soi en étant seul. Je recommande d'en mettre plusieurs sous différents profils (et pas uniquement des selfies devant le miroir). Postez des photos de vous en train de faire du sport, de travailler, de vous amuser en soirée, de jardiner, de chanter, ce que vous voulez. Montrer vos centres d'intérêt est un bon moyen de personnaliser votre compte. Si vous partagez une image de vos potes et vous, très bien, mais soyez malins : choisissez vos amis les plus moches afin que vous puissiez briller à côté. #JePlaisante J'entends déjà les membres du SPMEC[1] piquer une crise. Je ne veux pas de problème.

Abdominables. Je vois de plus en plus de photos où des mecs sont torse nu pour montrer leurs beaux muscles saillants et leurs tablettes de chocolat. Je ne suis pas contre, vous faites ce que vous souhaitez, MAIS je tiens toutefois à vous dire que, perso, je n'aime pas ça. Pourquoi ? Parce que je ne suis pas gaulé comme vous, déjà, mais aussi et surtout parce que je trouve que ça n'a pas sa place sur une appli de rencontres (sauf quand on ne cherche que du cul). Que vous aimiez faire du sport, c'est chouette, mais pourquoi vous sentir obligés de poster une photo à la salle où les veines de vos bras semblent être sur le point d'imploser ? C'est à mon sens viriliste, mais cela peut plaire à certains internautes. Donc, en fait, faites ce que vous voulez. Je vais plutôt me taire tout de suite avant d'avoir au cul le SMMEC (Syndicat des mecs musclés en colère).

Les applis

Sachez qu'il en existe des tas qui ont chacune leurs spécificités plus ou moins intéressantes :

- *Meetic est plutôt destiné aux rencontres sérieuses ;*
- *sur Tinder, on retrouve des profils aux attentes diverses ;*
- *sur Grindr et Pure, on ne cherche la plupart du temps que des plans d'un soir ;*
- *sur OkCupid, il y a l'affichage direct d'un pourcentage de compatibilité pour chaque profil présenté ;*
- *sur Once, on ne peut matcher qu'une à trois personnes par jour (slow dating) ;*
- *sur Happn, on ne peut rencontrer que des personnes croisées à quelques kilomètres à la ronde ;*
- *et sur Fruitz, on symbolise nos intentions par un fruit : la pêche pour pécho ce soir, le raisin pour boire un verre sans se prendre la grappe, la pastèque pour des câlins sans pépin et enfin, la cerise pour trouver sa moitié.*

1. Le SPMEC, c'est le Syndicat des personnes moches en colère… Je viens de l'inventer, hi, hi.

C'EST PAS TOUT !

Les développeurs regorgent d'inventivité pour nous aider à trouver l'amour (et surtout pour vendre des abonnements plutôt chers, on ne va pas se mentir).

Voici quelques applis ou sites qui m'ont bien fait sourire : Gleeden (pour les adultères), AlloCougar (pour les femmes mûres et les jeunes hommes majeurs), Gothic Match (pour les gothiques), Red Head Passions (pour des rencontres entre roux), Geekmemore (pour les geeks), Bristlr (pour les barbus et les fétichistes de la barbe), Thursday (qui ne fonctionne que le jeudi), TeslaDating (pour les personnes qui possèdent cette marque de bagnoles), ou encore Carimmat (lorsque vous avez flashé sur quelqu'un en voiture et que vous vous souvenez de sa plaque d'immatriculation).

Si avec ça, vous ne trouvez pas chaussure à votre pied, pensez à vous reconvertir en moine dès demain... Ça va, je plaisante... Je ne voudrais pas recevoir une plainte du SREC (Syndicat des religieux en colère). Allez, bisou.

Aquatique

Un de mes premiers émois sexuels de préado date d'avril 2001. Il était télévisuel. Je n'ai alors que 10 ans et la toute première téléréalité en France bat son plein sur M6 : *Loft Story*. Un samedi soir, en direct, Loana et Jean-Édouard décident de faire quelques longueurs dans la piscine puisqu'on sait tous à quel point le sport est bon pour la santé. Mon cul, oui. Les voilà l'un sur l'autre en train de s'adonner au plaisir charnel dans un élan torride dont je me souviendrai jusqu'à mon dernier souffle.

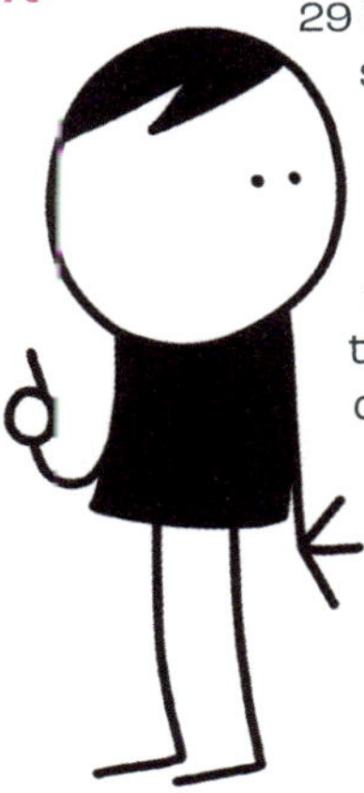

Selon une étude menée par Harris Interactive en 2011, 29 % des sondés ont confié s'imaginer faire l'amour dans un jacuzzi ou dans une piscine. Mais avant d'emprunter la piscine de vos beaux-parents pétés de thunes, mais radins comme des rats, posons-nous la bonne question : **le sexe aquatique est-il sans danger ?**

On entend souvent dire qu'on peut rester coincés l'un dans l'autre pendant le sexe sous l'eau. Est-ce vrai ? Est-ce faux ? *To bite or not to bite ? That's is the fellation*. Bon, OK, j'arrête, la réponse est... attention... vous le saurez après la pub ! « Les produits laitiers sont nos amis pour la vie. » Voilà. Pardon. La réponse est oui, bien que la situation soit plutôt rare. Cela s'appelle l'effet ventouse. Pour l'éviter, la gynécologue Hélène Jacquemin-Le Vern recommande d'être totalement immergés sous l'eau pendant la pénétration.

Le chlore présent dans les piscines peut entraîner des mycoses chez certaines femmes, en fragilisant les flores vaginales les plus sensibles. Mais détendez-vous, la gynécologue reste optimiste : « Toutes les femmes n'ont pas la flore fragile... Puis il n'y a pas plus de risque que lors d'une baignade classique. »

Je ne vous apprendrai rien en vous disant que l'eau froide n'est pas la meilleure amie du pénis. Certains parviendront donc difficilement à avoir une érection lorsque l'eau de la piscine ou de la mer est trop froide.

Contrairement à ce que l'on pourrait s'imaginer, le sel de mer ne créera pas d'irritations génitales puisqu'il est physiologique et peut même être une lubrification naturelle. Il n'y aurait donc aucun risque à sexer dans l'océan. « C'est pas l'homme qui prend ta mère, c'est ta mère qui prend l'homme, ta-ta-tin ! Et ta mère elle m'a pris, j'me souviens un mardi. » #MerciRenaud

Désolé de vous décevoir, mais **faire crac-crac entouré de bulles dans le jacuzzi est une mauvaise idée parce que l'eau chaude favorise l'apparition de mycoses...** L'eau stagnante dans le jacuzzi d'un hôtel, où sont passées beaucoup d'autres personnes, n'est clairement pas ce qu'on fait de mieux, hygiéniquement parlant. Mais si vous avez un jacuzzi chez vous (bande de riches, rendez l'argent), alors là, d'accord.

Voili voilou, maintenant que vous connaissez les risques, c'est à vous de voir si vous souhaitez vous prendre ou non pour Loana ou Jean-Édouard et faire trempette-levrette-sucette.

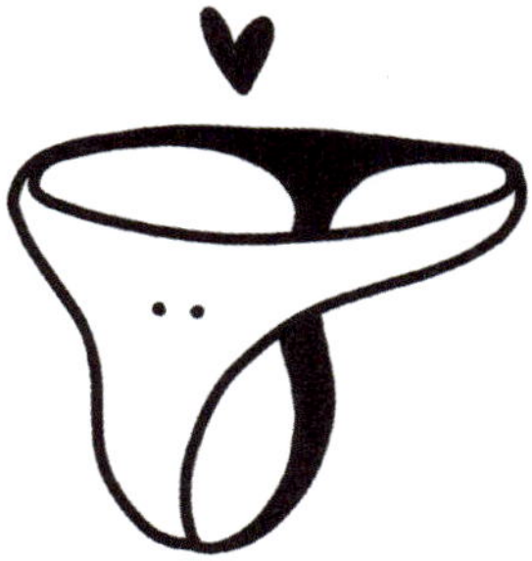

Asexuel

On ne pourrait parler de sexualité sans parler de celles et ceux qui n'ont pas de rapports. Une personne asexuelle est donc quelqu'un qui n'a pas (ou peu) d'attirance sexuelle.

À ne pas confondre avec le choix conscient de rester abstinent ni avec le trouble de la sexualité comme l'anorgasmie. **Un asexuel doit être reconnu comme un être à part entière, même s'il a peu ou pas de désir sexuel.** De nos jours, la sexualité est partout et il existe une grande pression sociale autour de cette question : *quand vas-tu faire l'amour ? Pourquoi ne le fais-tu pas ? Tu dois être malheureux sans sexe ? Ta mère a encore fait des gâteaux trop secs.* #LaisseLesMamansTranquilles

Les personnes asexuelles peuvent en revanche avoir des relations affectives et amoureuses, tout en revendiquant ne pas avoir d'attirance sexuelle. Pas de honte.

Autosexuel

L'autosexualité n'a strictement rien à avoir avec le fait de faire l'amour sur la banquette arrière d'une automobile (chose qui m'excite tout particulièrement).

Une personne est dite autosexuelle lorsqu'elle ressent du désir sexuel vis-à-vis d'elle-même. Certains parlent même de « romansturbation ».

Vous vous dites sans doute qu'il s'agit simplement de gens qui prennent du plaisir à se masturber (voir masturbation), un peu comme (presque) tout le monde ? Non, cela va beaucoup plus loin.

L'autosexualité semble être souvent accompagnée d'autoromantisme, c'est-à-

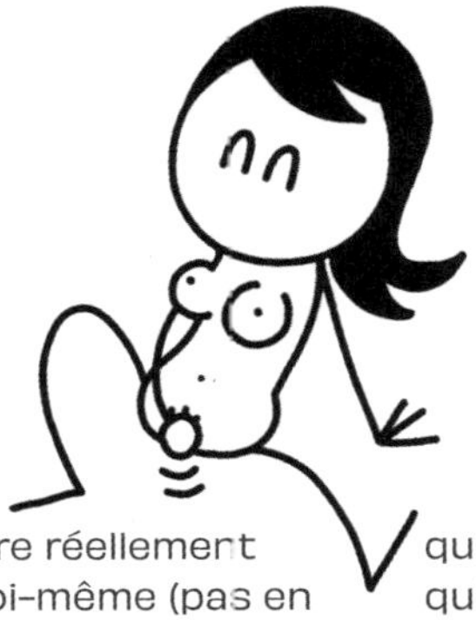

dire du fait d'être réellement amoureux de soi-même (pas en mode « *body* positivisme »).

Certains autosexuels vont jusqu'à décider de n'avoir plus que des relations amoureuses et sexuelles avec eux-mêmes et cela porte un nom : la sologamie. Cette décision peut même mener (dans de très rares cas) à l'automariage qui n'est pas reconnu légalement en France, mais l'est aux États-Unis. J'adore l'idée ! En cas de divorce, pas besoin de laisser la moitié de sa maison à son ex et de décider qui gardera notre chien Snoopy qui bave presque autant que nos enfants.

L'autrice queer et autosexuelle Ghia Vitale a témoigné : « J'avais des sentiments romantiques et une attirance sexuelle envers moi-même, mais j'ai toujours supposé que pour être légitime, une relation devait impliquer une autre personne. Aujourd'hui, je me rends compte que ma relation avec moi-même est aussi légitime qu'une autre. »

Eh bien... Pourquoi pas ?

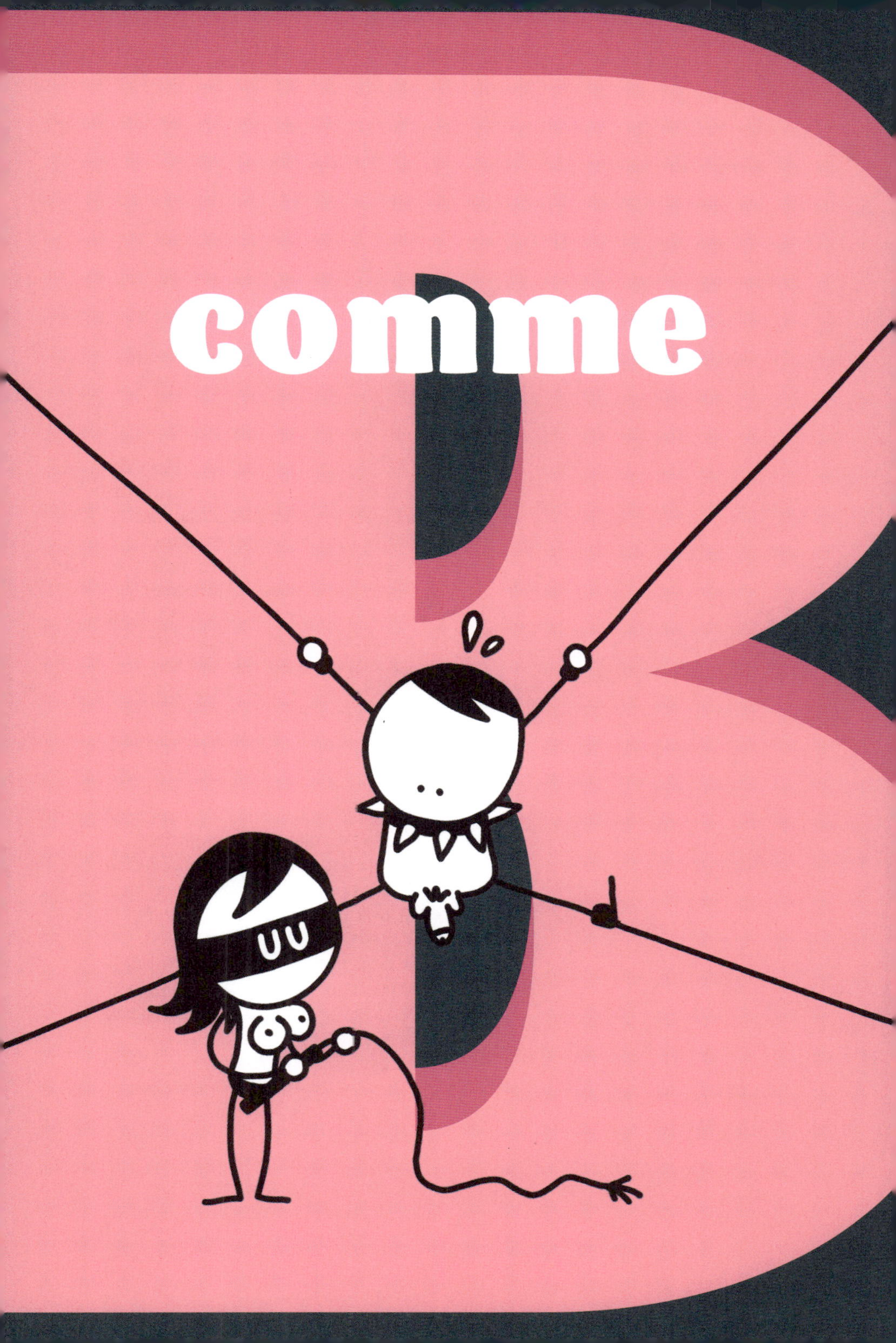
comme

Baisers

Tantôt délicat, timide, effacé, insipide, inodore ou glacé, tantôt osé, sucré, salé, amer, épicé ou brûlant. Le baiser langoureux ou le baiser sans la langue. Le baiser si attendu ou celui qu'on n'avait pas vu venir. Le baiser de ceux qu'on aime ou celui de ceux qu'on déteste aimer. Le baiser qui laisse une trace de rouge à lèvres sur nos joues rosées. Le baiser de cinéma, fantasmé par des millions de spectateurs, ébahis face aux retrouvailles de ce couple glamour qui a failli se gâcher. Le baiser de publicité, des rayons de soleil qui tapissent les peaux et des violons un peu trop présents en guise d'habillage sonore. Le baiser coupable, quand on se laisse aller aux bras d'un autre amant. Le baiser qui fait autant de mal que du bien, celui où les dents de l'autre mordillent nos lèvres avec appétit. Le baiser forcé, meurtri, douloureux, quand on se sent obligé de faire plaisir à l'autre, afin d'éviter les reproches, les cris et parfois même les coups. Le baiser dit indien, très chaleureux, consistant à s'embrasser après avoir goûté au jus de son partenaire. Le baiser agaçant, que l'autre pratique à merveille pour se faire pardonner. Le baiser du bout des lèvres, à une soirée arrosée suite à un pari entre amis. Le baiser maladroit, à la langue baladeuse qui ne sait pas se décider : tourner dans le sens d'une aiguille d'une montre ou dans l'autre ? Ce baiser qui ne sait plus où donner de la tête, qui a perdu sa boussole. Ce baiser touchant, ce baiser bancal. Et qu'importe. **Tous les baisers ne se valent pas, mais ils ont tous un sens, un symbole, une utilité. Et créent souvent des souvenirs.**

Le baiser, aussi pluriel soit-il, est plus qu'un simple geste si souvent banalisé tant on le pratique. Le baiser, quand on le considère réellement, quand on s'attarde à le comprendre et qu'on s'applique à le sublimer, est tout un art. L'art du désir, de la séduction, de l'amour, de la fraternité, de la sororité ou de la sexualité. Un art universel qui traverse tous les continents, qui surclasse toutes les langues et qui se fout éperdument de l'âge, de la couleur de peau, de la religion, de la condition sociale et de la morale : un long baiser sur le front d'un nouveau-né pour lui souhaiter la bienvenue, un premier baiser furtif à notre amoureux dans la cour de récré, un baiser fait de promesses et d'engagement à notre mariage, un baiser amusé sur le museau de notre chien, une bise robotique à nos collègues et amis chaque matin... Et, bien entendu, un baiser empli de tristesse et de regrets lorsqu'un

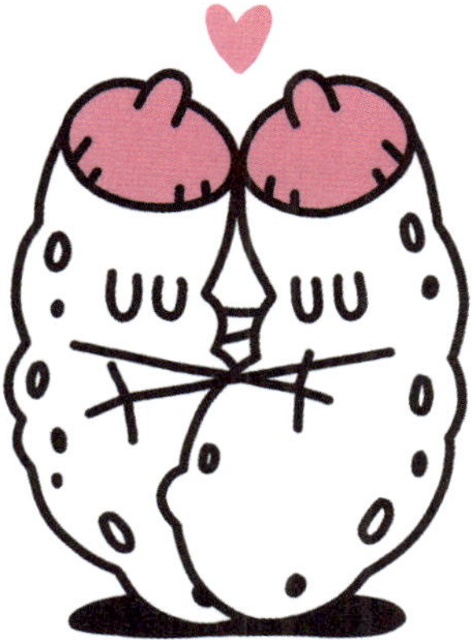

proche nous échappe – foutue rupture – ou lorsqu'un proche disparaît à tout jamais – foutu décès.

Le baiser est souvent une virgule et parfois un point final. Le baiser jalonne et ponctue nos vies, du premier au dernier souffle. Et comme disait Guy de Maupassant : « *Le baiser est la plus sûre façon de se taire en disant tout.* » #ArrêteDeTePrendrePour UnIntellectuel

Le baiser est l'action de poser ses lèvres sur une autre partie du corps ou sur ce que vous voulez, en fait. Si vous voulez embrasser des arbres pour vous donner un air bohémien, un panneau solaire pour vous faire passer pour un écolo ou votre belle-mère pour vous faire du mal : grand bien vous fasse. Chacun son délire. Et quand je parle de « lèvres », je parle bien sûr de celles du haut... Si vous posez vos lèvres sur les lèvres du bas, alors cela s'appelle un cunnilingus (voir ce mot).

Les bienfaits du baiser

Le baiser est bon pour :

- **les dents :** *selon le dentiste américain Jeff Golub-Evans, la salive produite lors d'un baiser est un lubrifiant naturel qui peut détruire une partie de la plaque dentaire en nettoyant une partie des bactéries... Bon, je préfère ma brosse à dents quand même ;*
- **l'immunité :** *des scientifiques hollandais indiquent qu'un baiser très langoureux entraîne un échange de 50 à 80 millions de bactéries... Dégueulasse ? Mais non. Cela permettrait de booster nos anticorps et de développer ainsi une immunité plus efficace contre des infections et allergies. Des chercheurs japonais ont même révélé que les baisers contribueraient à faire diminuer le taux de LGE, une protéine impliquée dans de nombreux symptômes tels que le nez qui coule ou encore les yeux qui picotent ;*
- **la santé physique :** *embrasser libère l'hormone ocytocine (à vos souhaits) qui fait baisser la tension artérielle et ralentit le rythme cardiaque ;*
- **la santé mentale :** *libérant de la sérotonine et de la dopamine et diminuant le taux de cortisol, le baiser est un bon moyen pour se sentir plus heureux, plus apaisés et moins stressés. Peut-être le meilleur des antidépresseurs ? Viiite, embrassez-moi !*

♥ **la richesse :** *selon une étude étonnante nous provenant d'Allemagne, embrasser notre conjoint avant d'aller bosser permettrait de gagner plus d'argent ! Ah bon ? Cela s'expliquerait par le fait que le baiser apporte du bonheur, permet par conséquent de se sentir mieux dans ses pompes et plus performant au travail. Une vie personnelle épanouie permet sans doute d'avoir une vie professionnelle plus stable. OK, mon célibat longue durée explique donc ma situation financière.*

Embrasser : un sport ?

Selon l'auteur français Alain Gaudey, embrasser votre partenaire de façon passionnelle pendant une minute permettrait de dépenser autant de calories que de courir un 500 mètres ! SPOIL : cela me paraît totalement exagéré. D'autres disent qu'il faudrait entre 60 et 120 baisers avant de pouvoir éliminer une centaine de calories, soit l'équivalent d'une canette de soda. Cela me semble davantage plausible, mais je ne suis pas nutritionniste, alors laissez-moi tranquille, merci.

Notons tout de même qu'un long baiser (*french kiss* comme disent les étrangers) permet d'activer entre 12 et 29 muscles de la langue, de la bouche et des joues. Ouh ! C'est sportif !

Le french kiss

L'histoire du *french kiss* est quelque peu obscure tant il y a d'hypothèses sur son apparition. **Ce baiser très érotique, que j'appelle « l'exploration de la grotte buccale » implique les lèvres, la langue et la bouche tout entière.** Selon l'autrice Sheril Kirshenbaum, la locution *french kiss* fait son apparition en 1923, quand des Américains qui séjournaient en France ont embrassé des Françaises qui étaient plutôt adeptes du baiser avec la langue. Elle ajoute qu'il aura fallu attendre la Seconde Guerre mondiale pour que la « galoche » se démocratise aux États-Unis, quand les soldats américains sont rentrés au bercail.

D'autres prétextent que le *french kiss* a été popularisé au cours de la Première Guerre mondiale, après que des soldats britanniques ont noté avec quelle passion les Français et les Françaises embrassent. Depuis, chez les Anglo-Saxons, le *french kiss* est même devenu un verbe (la classe) : « *I french kissed her/him.* » J'adore !

Le baiser, de façon plus générale, remonterait à des millions d'années et serait, semble-t-il, un signe de domination et de soumission chez nos ancêtres les singes.

Enfin, selon l'anthropologue Vaughn Bryant Jr., anciennement professeur au Texas, les premières références aux baisers proviennent de l'Inde. On retrouve d'ailleurs dans le *Kāma-sūtra* différents types de baisers. (Voir *Kāma-sūtra*.)

Vous êtes perdus ? Moi aussi. Mais ce que démontrent ces différentes hypothèses est que le baiser fascine depuis longtemps et qu'il fait sans nul doute partie de nos vies depuis toujours.

Le baiser à travers le monde

Sur le continent africain, les coutumes liées au baiser varient d'une tribu à l'autre. Dans certaines d'entre elles, on considérait que l'âme se logeait dans le souffle. On évitait alors de s'embrasser pour ne pas y laisser son âme ou avaler celle de l'autre. Purée, merde, moi, j'en ai avalé, des âmes... On m'appelle d'ailleurs L'Aspirateur goulu dans le milieu du sexe, ahah.

Sur d'autres territoires d'Afrique, certains prouvent leur affection par un baiser sur le front ou sur la main... Élégant !

En Chine et en Inde, le baiser est considéré comme partie intégrante de l'acte sexuel : il ne s'échange donc habituellement pas en public. Un peu de pudeur, ça ne fait jamais de mal. D'ailleurs, je suis toujours partagé entre l'admiration et le dégoût quand je vois un couple s'embrasser dans la rue, dans le métro ou dans un restaurant. C'est chou, j'avoue, mais on n'a pas demandé à assister en direct, entre la poire et le fromage, à une bataille de grosses limaces.

Les baisers ont par ailleurs longtemps été bannis des films bollywoodiens... Mais toutes les sociétés évoluent ou presque (coucou Kim Jong-un) et la perception qu'on a du baiser aussi. Et tant mieux.

Le baiser « à la russe » est un baiser non sentimental sur la bouche et empli de fraternité ou de sororité. Ce geste est inscrit dans la tradition russe, mais est de moins en moins pratiqué. Deux personnes du même sexe qui s'embrassent sur la bouche, même sans tension sexuelle, ça ne devait pas faire très plaisir à l'homophobe Poutine, si ?

En Nouvelle-Guinée, dans les tribus autochtones des Papous, les couples ont une façon bien à eux de pratiquer le « baiser », consistant à couper les cils de leur *crush* avec les dents. Cela s'appelle le *mitataku*. Un baiser qui ne manque pas de mordant. #JeuDeMotsDeQualité

À Bali, le baiser passe d'abord par l'odorat. Les amoureux approchent leur visage l'un de l'autre afin de s'imprégner de leur chaleur et odeur. C'est hyperbeau et intime, sauf si l'autre ne s'est pas lavé le visage depuis trois semaines... D'ailleurs, c'est quoi, votre *morning routine* ? Moi, chaque matin, j'applique sur mon visage une mousse nettoyante à base de ginseng puis une lotion tonique apaisante au lotus et à l'aloe vera. Intéressant, hein ? Non.

Le record

Si le baiser n'est pas un sport à proprement parler, il peut le devenir quand on n'a rien de plus intéressant à faire de sa vie que de galocher sa meuf ou son mec en public. En 2013, un couple de Thaïlandais nommés Ekkachai et Laksana Tiranarat a battu le record du plus long baiser. Ils ont remporté la somme de 2 500 euros ainsi que deux bagues en diamant après avoir eu les lèvres collées l'un à l'autre, sans dormir et sans s'arrêter, pendant... attention... c'est déroutant... 58 heures, 35 minutes et 58 secondes ! Waouh !

Je ne parviens pas à savoir si je trouve cela mignon ou juste répugnant... Rien que d'imaginer leur haleine au bout de deux jours et demi sans se brosser les dents me donne envie de rendre l'âme.

Selon un sondage réalisé en 2016 par le site Beweetch.fr :

- *97 % des femmes âgées de 35 à 49 ans pensent que le baiser est THE atout séduction. Ils sont seulement 77 % chez les hommes de la même tranche d'âge ;*
- *78 % estiment que c'est à l'homme de faire le premier pas... Bouuuuh ! #LancerDeTomates. C'est tellement patriarcal comme vision de la séduction, mais, restons positifs, c'était avant Me Too et j'espère sincèrement qu'aujourd'hui les femmes prennent davantage le lead (si elles le souhaitent) ;*
- *63 % des femmes de plus de 50 ans estiment que la maîtrise du french kiss est importante, contre seulement 42 % des 18-24. Peut-être que le french kiss est moins à la mode de nos jours ? Il y a également des disparités selon les zones géographiques puisque 57 % des femmes vivant dans le Sud-Ouest jugent cette maîtrise nécessaire, contre seulement 32 % dans le Sud-Est. Je suis très heureux de vivre à Bordeaux.*

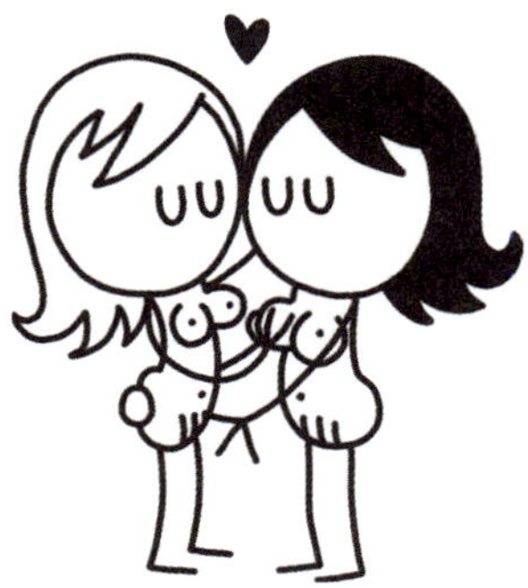

Un autre sondage datant de 2015, réalisé auprès d'un échantillon de 9 251 célibataires en France, Allemagne, Italie, Espagne, au Royaume-Uni, au Danemark et aux Pays-Bas, indique que :

- *45 % des gens interrogés veulent absolument que leurs partenaires aient les lèvres douces. Le baume à lèvres, rien de mieux ;*
- *22 % n'apprécient que les baisers silencieux et « pas trop mouillés ». Oh là là, on se fait chier, non ?*
- *63 % sont rebutés par le baiser alcoolisé qu'ils considèrent comme un véritable tue-l'amour ;*
- *Et enfin, 7 % peuvent couper net une relation si les premiers baisers n'ont pas été assez convaincants. Je suis resté six mois avec un mec qui ne savait pas du tout embrasser, ou en tout cas qui n'embrassait pas comme j'aime le faire. Et malgré mes innombrables efforts pour le faire évoluer, rien n'y a fait... Triste ? Oui, mais on va arrêter de se lamenter parce qu'il y a bien pire dans la vie... comme tous ceux qui n'ont jamais eu le privilège de goûter à mon corps. Désolé pour vous.*

Le premier baiser

Non, il ne s'agit pas ici de la sitcom signée AB Productions avec Annette, Jérôme, Aristide et des serveuses jumelles en rollers. Quelle belle époque, n'est-ce pas ? Je parle ici du premier baiser, le vôtre et le mien. Selon le sondage de 2016 cité précédemment, 84 % des interrogés ne voient pas d'objection à embrasser dès le premier rencard et 79 % estiment que ce premier baiser n'engage à rien, que cela ne signifie pas qu'ils sont en couple avec leur *crush*.

RISQUES À LA PELLE

Comme pour tout échange de fluide impliquant des parties du corps avec une autre personne, il existe évidemment quelques risques lorsqu'on embrasse quelqu'un. Lors d'un baiser, on peut donc attraper entre autres la mononucléose, de l'herpès ou même une angine.

Je vous conseille toutefois de ne pas trop y penser quand vous roulez une grosse pelle à celle ou celui qui vous attire à moins de garder votre masque FFP2 anti-Covid-19, mais vous verrez : c'est tout de suite moins pratique.

Une mise en bouche

Un baiser est souvent une petite mise en bouche qui en annonce une plus grande. Quoi de mieux qu'embrasser son partenaire d'un soir ou d'une vie de façon sensuelle ? Le baiser fait monter la tension et peut la faire redescendre, il est le souffle du sexe. C'est la base. Et il est également, à mon sens tout du moins, du sexe à part entière... Mais nous reparlerons du sexe non pénétratif un peu plus tard. Ne soyez pas trop impatients.

Bref, embrassons-nous du matin au soir et embrasons-nous de l'aube à la nuit noire.

LE BAISER PLEIN DE SENS

Il y a un bisou qui m'a plus marqué que tous les autres : le baiser échangé entre l'actrice Clémentine Célarié et un homme séropositif au Sidaction en 1994. Ce soir d'avril, ce sont toutes les chaînes de télé qui diffusent le même programme afin de sensibiliser à la lutte contre le SIDA. Un baiser symbolique de plusieurs secondes qui a permis à de nombreux téléspectateurs de se rendre compte que cette maladie n'est pas transmissible par la salive. Un baiser plus que salutaire.

Balanite

La balanite est une inflammation du gland plutôt courante bien qu'assez méconnue. Il arrive que le prépuce soit également infecté, on parle alors d'une balanoposthite.

En général, la balanite est **une inflammation d'origine infectieuse.** Elle peut survenir à n'importe quel âge et même chez les personnes à pénis qui n'ont pas de rapports sexuels réguliers. La balanite est plus fréquente chez les hommes non circoncis que chez les circoncis. Elle peut être due à une allergie (latex, lubrifiant, linge...), une mauvaise hygiène (lavage insuffisant ou excessif), un streptocoque, un champignon (*Candida albicans*) ou une IST (Chlamydia).

Notons que le diabète et le phimosis peuvent également favoriser l'apparition de cette infection.

Les symptômes : douleurs, démangeaisons, sensations de brûlures, irritations, rougeurs et parfois même odeur désagréable au niveau du sexe, écoulement préputial, gonflement ou encore œdème du gland. N'hésitez pas à aller consulter un médecin dès que vous voyez les symptômes apparaître. Il commencera évidemment par établir la cause de votre balanite et vous donnera un traitement adéquat : soit des médicaments (corticoïdes, antibiotiques ou antimycosiques), soit l'élimination de l'allergène dans votre quotidien, soit la circoncision dans de très rares cas.

N'appliquez aucune crème ou aucun produit sur votre gland sans avoir préalablement consulté votre médecin. Et le mieux reste les gestes préventifs : se laver le corps et les parties génitales de façon régulière, mais modérée avec de bons produits, ainsi que se protéger sexuellement à l'aide de préservatifs (de préférence sans latex si allergie).

Votre pipou mérite d'être choyé !

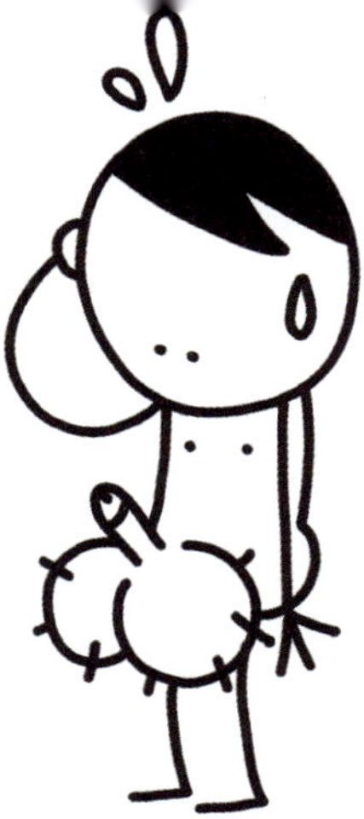

Bareback

Le *bareback* n'a rien à voir avec la barbaque qui veut familièrement dire viande... Quoique ? Vous allez vite comprendre.

Bareback signifie de façon littérale « monter à cru » et désigne **le choix éclairé de se chevaucher sans préservatif,** en dépit d'un risque de contamination par le VIH ou les autres IST.

L'expression *bareback* est beaucoup plus souvent utilisée chez les LGBTQIA+ de par l'histoire des soirées *bareback*. San Francisco, années 1990. Dans le quartier gay de la ville, des particuliers organisent des soirées ayant pour thème les jeux sexuels en groupe excluant l'usage du préservatif. Progressivement, alors que l'épidémie de VIH/sida est loin d'être enrayée, ces soirées vont gagner en popularité.

Les *barebackers* ne le sont pas sans savoir ce qu'ils font. Ils sont conscients des risques et certains (je dis bien certains) prennent du plaisir à cela : il y a une érotisation du danger. Mais aujourd'hui, ces personnes semblent minoritaires, car beaucoup de ceux qui pratiquent le *bareback* le font sous PrEP (prophylaxie préexposition)... Sous quoi ? Allez voir la lettre P pour le savoir. (Voir PrEP.)

Il y a des vidéos *bareback* sur la majorité des sites X. Mais attention : la plupart du temps, les acteurs porno sont soit sous PrEP, soit font une batterie de tests avant de pratiquer le sexe sans protection, qu'ils soient hétéro, bisexuels, homo... Et ce, même quand le scénario prête à croire qu'ils viennent tout juste de se rencontrer. Impossible de trouver des chiffres cohérents sur le nombre de rapports chez

les LGBTQIA+ ou les hétéros, qui ont lieu sans préservatif. Mais par pitié : ne pensez pas que tous les gays pratiquent le *bareback*, qu'ils soient sous PrEP ou pas.
Pas d'amalgame ou je vous bifle !
#MaisAvecCapote

BDSM

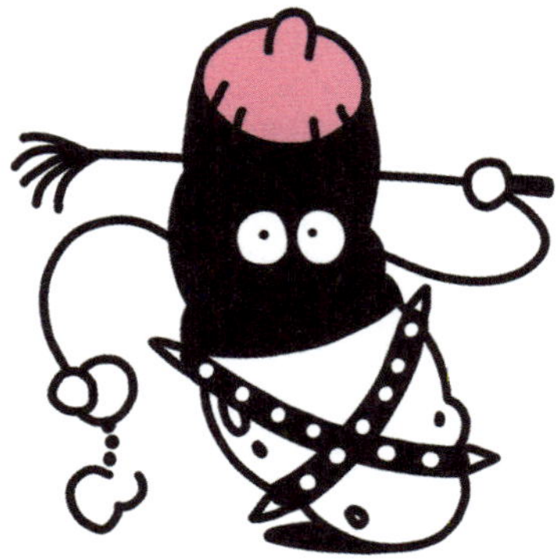

Le BDSM est une pratique de plus en plus populaire, mais qui continue à susciter certaines appréhensions chez celles et ceux qui souhaiteraient la découvrir, ainsi que pas mal de clichés. Mais comme je suis un mec plutôt sympa, j'ai décidé de vous en expliquer les bases.

BDSM est le sigle de « bondage et discipline, domination et soumission, sadisme et masochisme ». Cette appellation générique **sert donc à qualifier de nombreuses activités impliquant (souvent, mais pas toujours) des relations de pouvoir.** Les pratiques BDSM, qu'on appelle parfois des « séances », n'impliquent pas systématiquement des rapports sexuels au sens propre du terme. Et également pas toujours pénétratifs.

Être ***switch* BDSM signifie simplement que l'on aime autant être dominant que soumis,** ou tout du moins qu'on peut pratiquer les deux, soit pendant le même rapport sexuel, soit en changeant de rôle d'un rapport à l'autre.

Contrairement à ce que certains s'imaginent, il n'y a pas de BDSM s'il n'y a pas de consentement. Certains pratiquent peuvent s'avérer dangereuses et les partenaires vont toujours s'assurer de ne subir ou de ne faire subir que des gestes consentis.

Les partenaires conviennent d'un *safe word* (code de sécurité) avant de commencer à se faire du mal pour se faire du bien. Il faut choisir des mots que vous n'êtes pas susceptibles d'employer pendant la séance à un autre moment. Exemple : si vous optez pour les mots « stop », « non » ou « arrête », cela peut être perçu autrement à l'instant où ils seront prononcés, puisqu'il y a une relation de pouvoir, de domination et de soumission. Moi, je n'ai essayé qu'une seule fois le BDSM et j'avais choisi comme *safe word*... attention...

topinambour ! Oui, topinambour, comme ça, j'étais persuadé qu'on n'utiliserait ce mot que pour s'arrêter.

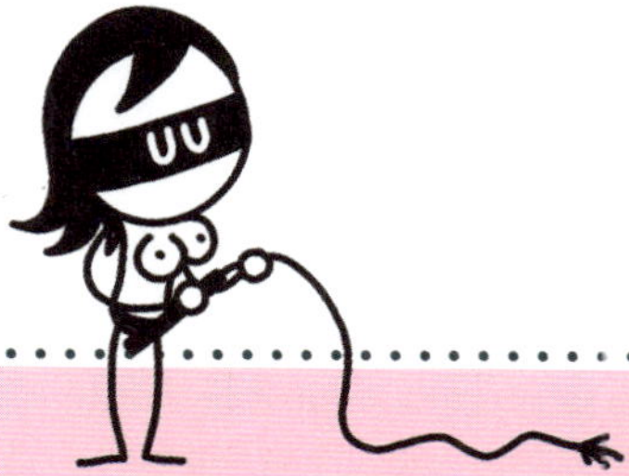

L'AVIS DE CŒURNICHONS

Le faire avec une personne de confiance qui respectera vos limites.

Se renseigner sur la dangerosité de chaque pratique. Ne vous mettez pas à vous saucissonner sans être formé ou à vous étrangler sans savoir précisément quand il faut s'arrêter. C'est très important.

Quand on débute, on est tenté d'acheter plein d'objets sexuels. Erreur. Commencez simplement par la base : des menottes, par exemple. Voyez si vous aimez, puis achetez un martinet si cela vous tente, des pinces à tétons ou autre. Cet ordre est à titre d'exemple. L'idée est d'y aller progressivement. Il existe également de super coffrets BDSM pour débutants.

Commencez le BDSM avec une personne qui l'a déjà pratiqué, si possible. Sinon, n'hésitez pas à discuter longuement avec des adeptes de cette pratique sur Instagram ou autres forums. Ils vous prodigueront des conseils personnalisés qui vous seront très utiles.

Bifle

« Bifle, oh ma bifle, quand t'as un p'tit creux, prends dans ta face, une bifle ou deux. » Oui, je réinterprète toutes les chansons et j'assume totalement. La bifle est un mot-valise issu de « bite » et « gifle » et est une pratique sexo consistant à gifler sa ou son partenaire à l'aide de son pénis. L'acte imprime alors un mouvement de tamponnage sur la joue avec le gland.

Selon un sondage réalisé par l'Ifop en octobre 2013, 36 % des 15-24 ans prétendaient avoir déjà biflé leur partenaire. Ce nombre n'est pas négligeable, mais il faudrait selon moi refaire un sondage, car le résultat serait (peut-être ?) revu à la hausse aujourd'hui.

Ses origines remontent à l'époque où Napoléon Bonaparte (qui, pour rappel, n'était pas très grand) se tenait debout sur un escabeau quand sa femme,

Joséphine de Beauharnais, le déshabilla et se prit dans le visage l'énorme bambou qui lui servait de pénis… D'après les rumeurs, madame de Beauharnais se serait alors écriée : *« Mais diantre ! Quelle est cette étrange gifle… à l'aide de votre bite ?! Serait-ce une bifle ? »* Et c'est ce jour-là que Napoléon aurait prononcé les illustres mots : *« L'amour est une sottise qu'on fait à deux. »* MDR, vous croyez vraiment tout ce que je vous raconte ? Vous êtes naïfs. Je vous aime. J'imagine vos têtes et ça me fait beaucoup rire. #CœurSurVous

La bifle est souvent présente dans la pornographie, mais il semblerait que ses origines remontent en réalité à l'époque où Isaac Newton découvrit, lors d'un acte sexuel, que son pénis était en gravité… C'est alors à ce moment-là qu'il aurait élaboré la théorie de gravitation et que… Bon, j'arrête, désolé.

Il est particulièrement difficile de savoir d'où vient précisément la bifle qui ressemble à une blague (très) potache entre potes dans les vestiaires de sport. À ne pas faire. Ça me rappelle le jour où Vasco, un de mes camarades au collège, posa sans mon consentement son énorme pénis de chair sur mon épaule, alors que je laçais mes chaussures… Tout le monde a trouvé ça très drôle. HA. HA. HA.

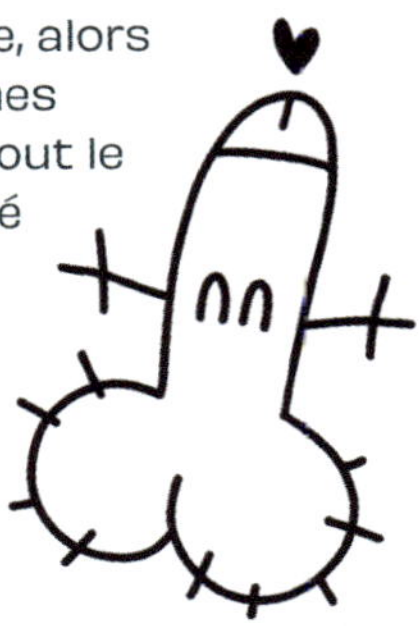

Qu'est-ce qu'on rigole ! Tout le monde, oui… sauf moi.

La bifle, comme toute autre pratique sexuelle, n'a de sens que si elle est consentie. Si votre partenaire est d'accord pour en recevoir, très bien. Si ce n'est pas le cas : ne le faites surtout pas. Cela pourrait, à juste titre, traumatiser une personne. S'il ou elle est d'accord pour essayer et n'aime finalement pas cela, pas grave, il reste tant de choses à essayer. Une bifle non consentie est purement une agression sexuelle, qui peut être sévèrement condamnée par la justice. En septembre 2013, deux lycéens de Roubaix ont écopé de quatre et deux mois de prison avec sursis, pour avoir biflé un camarade de classe dans les douches de l'école.

LA VIE DE CŒURNICHONS

J'aime autant donner des bifles qu'en recevoir. Ce geste peut s'inscrire dans une relation de domination, de soumission et d'humiliation. Accompagnée d'un dirty talk savamment choisi, la bifle prend alors toute son ampleur. Attention toutefois à ne pas en abuser : si votre pénis est plus costaud qu'un bras de Sylvester Stallone et que vous infligez des dizaines de bifles à votre partenaire, cela risque de lui faire mal… voire pire. Pas sûr que vous ayez envie de lui filer une commotion cérébrale, si ?

Comment aborder cet abécédaire sans parler de la part animale qui sommeille (ou pas) en nous ! Ne nous méprenons pas, je suis sûr que même les poissons ont des vies sea-xuelles débridées !

Le Pony Play

Le *pony play* est le fait d'aimer se déguiser ou d'avoir un partenaire déguisé en cheval. Rien à voir avec l'étalon que je suis. Hue, dada !

Cette pratique ne daterait pourtant pas d'hier puisqu'on en retrouve des traces sur des vases antiques. Il existe deux types de *pony players* : ceux qui se déguisent en cheval afin de se rapprocher au plus près de ce que ressentent ces équidés. Ils s'identifient alors à l'animal et se mettent à gambader partout. Et celles et ceux qui y voient un réel jeu de domination et de soumission entre un dresseur et un dressé, harnaché et vêtu d'une crinière et de sabots.

Cette pratique est parfois considérée comme extrême, une expérience qui dépasse toutes les limites : celles qu'il y a entre l'homme et la femme, entre l'humain et l'animal, voire entre la « normalité » et la folie. Ce n'est pas le seul jeu de domination et de soumission autour d'une figure animale.

Le Puppy Play

J'ai eu l'occasion il y a quelques mois d'interviewer sur une radio belge un jeune homme adepte du *puppy play*. Là, ce n'est pas le cheval à qui il est question de rendre hommage, mais plutôt le chien, ou plus précisément le chiot. L'idée reste la même : **être excité par le fait de se mettre dans la peau d'un animal, cette fois-ci, en portant un masque de chien, des mitaines et d'autres attributs.**

Le jeune homme prend donc du plaisir en se laissant dominer par ce qu'on appelle un *handler*, soit « un propriétaire » en français, qui lui donne des ordres divers et variés : « Mets-toi à quatre pattes, va me chercher le journal, aboie, frotte-toi à ma jambe. »

Une grande partie des adeptes du *puppy play* sont homosexuels et on peut retrouver de nombreuses vidéos sur les sites porno généralistes. Mais il existe également des *pups* hétéro, trans, non binaires... aux histoires, orientations et genres très différents.

En résumé : que vous aimiez vous déguiser en cheval, en chien, en cochon, en éléphant, en autruche, en hamster et même en baleine, on ne vous jugera pas.

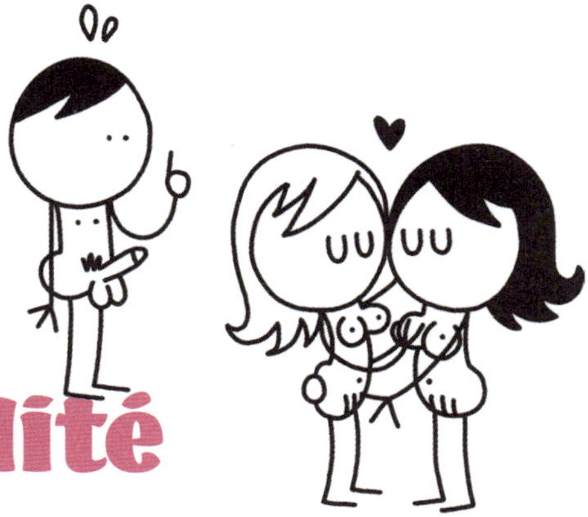

Bisexualité

La bisexualité est le fait d'éprouver de l'attirance sexuelle ou affective pour plus d'un sexe ou genre. Elle est une des composantes des LGBTQIA+. On confond souvent la bisexualité avec la pansexualité, mais on abordera leur différence plus tard. #SoyezPatients #BandeDeChenapans

Je suis moi-même bisexuel. J'ai d'abord fréquenté des femmes tout en étant attiré depuis toujours par les hommes. Je n'ai découvert le corps des hommes que vers mes 20 ans et j'ai beaucoup aimé, autant qu'avec les femmes. Ou peut-être simplement d'une façon différente. J'ai eu depuis une longue relation avec un homme, mais je suis très ouvert à l'idée d'avoir une romance avec une femme ou une personne non binaire. En fait, la bisexualité, c'est simplement n'aimer ni les hommes ni les femmes, mais n'aimer que l'amour. D'être attiré par l'esprit, le charisme, la bienveillance d'une personne, avant d'être attiré par son sexe.

Et le petit cornichon que je suis est sur le point de se transformer en Hulk, tant je suis agacé et révolté par un mot qu'on utilise que trop peu dans les médias : la biphobie. On parle très souvent de l'homophobie qui existe bel et bien, mais, selon moi, pas assez de la discrimination envers les bisexuels.

Une discrimination qui est perpétrée à la fois par certains hétéros et par certains homos. Ah bon ? Étonnant, vous dites ? Oui. Les idiots sont partout : indépendamment de leur orientation sexuelle ou genre, et ce, même si ces homos devraient en théorie être plus ouverts concernant les questions d'identité.

Il y a donc des phrases qu'on est nombreux à ne plus vouloir entendre en tant que bisexuels... #ParPitié

NE DITES PLUS

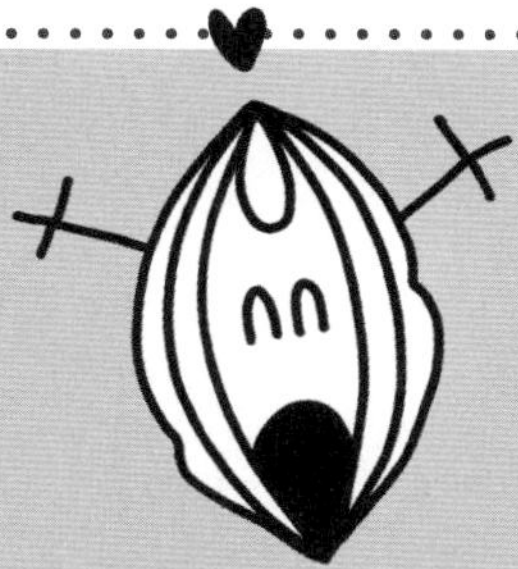

Tu préfères les femmes ou les hommes ?

D'abord, ça ne vous regarde pas. Ensuite, il faudrait sortir de la vision binaire qu'on nous impose depuis toujours. La bisexualité, c'est justement le refus (inconscient, on ne décide pas d'être bi) de la binarité.

Ah, mais en fait tu ne t'assumes juste pas...

Arrêtez ça et vite ! La bisexualité est une sexualité à part entière, pas une sexualité « de transition » ou « bâtarde ». J'ai souvent entendu cette phrase me concernant, autant de la part d'hétéros que de la part d'homos. Je suis bisexuel et pas un homo qui ne s'assume pas. Point.

C'est à la mode d'être bi !

Oh, my godemichet. Je ne pourrai pas compter le nombre de fois où j'ai entendu ces mots débiles. Aucune sexualité n'est à la mode, car la sexualité n'est pas une question de tendance. Si l'on entend de plus en plus parler de bisexualité, c'est simplement parce que les bis se font enfin entendre. C'est la libération de la parole sexuelle.

Tu es avec des mecs/des filles depuis longtemps, tu n'es pas bi.

Celle-ci aussi, j'y ai régulièrement eu droit. Alors, oui, cela fait quelques années que je fréquente davantage les hommes que les femmes... And so what ? Est-ce que vous êtes dans la tête d'un bi pour savoir qui l'attire ? Non. Alors, restez à votre place ou c'est moi qui vous déplace. #Bim #Punchline

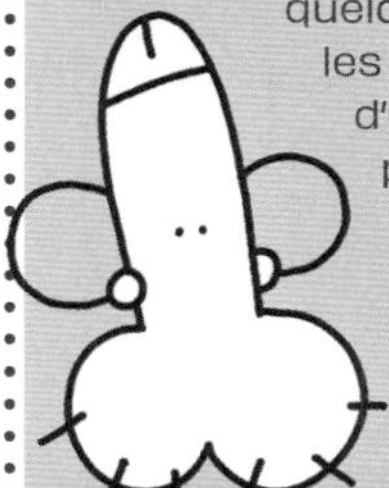

Je ne sors pas avec un bisexuel, car j'ai trop peur qu'il me trompe.

Hum... Alors, oui, un bisexuel peut être théoriquement attiré par plus de personnes qu'un hétéro, du fait d'aimer plusieurs genres, mais cela ne signifie pas qu'il se retourne dans la rue sur tous les passants, qu'il s'imagine faire des plans à trois tous les jours ou même qu'il vous trompera avec un homme si vous êtes une femme ou avec une femme si vous êtes un homme... En tant que bisexuel, je peux vous assurer qu'on n'est pas davantage «porté sur la chose» qu'un hétéro ou un homo... et pas plus infidèle non plus. Stop les clichés.

Bondage (et shibari)

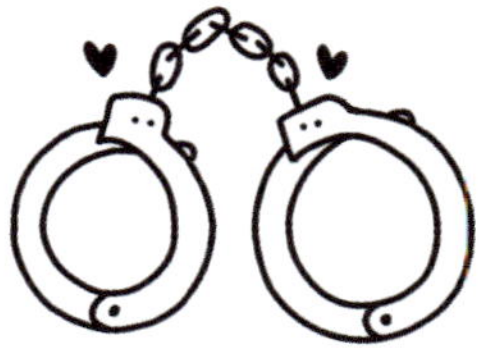

Le bondage n'a rien à voir avec les bandages que vous faisait votre maman quand vous vous blessiez sur le terrain de foot du collège et salissiez votre short Kiabi. La pratique du bondage est ancestrale et, à l'origine, était un art pratiqué au Japon, ayant servi à une époque à torturer les prisonniers grâce aux techniques de ligotage. Le bondage est peu à peu entré dans le domaine sexuel comme **une pratique sadomasochiste.**

Le principe de base est simple : **un partenaire attache l'autre afin d'entraver ses mouvements jusqu'à la fin de l'acte et – éventuellement – jusqu'à l'orgasme.** Vous pouvez attacher votre partenaire avec des ficelles, des paires de menottes, des cravates, des foulards, du ruban adhésif (résistant) et même du ruban en tissu. Et pourquoi pas en soie si vous êtes riches, chics et glam' comme Arielle Dombasle et BHL ? Vous n'êtes toutefois pas obligés de le ligoter des orteils aux cheveux : l'idée n'est pas de le momifier. Le bondage peut être pratiqué uniquement avec les mains ou les pieds entravés. N'hésitez par ailleurs pas à bander les yeux de votre partenaire si cela lui plaît : la vue étant temporairement inactive, cela ne fera que décupler les autres sens et sensations.

Les risques

Le premier risque, d'abord, est de ne pas respecter le consentement de son partenaire. Comme pour toutes les autres pratiques, le bondage doit être consenti du début à la fin par les deux coquinous. **N'hésitez pas à arrêter le rapport si cela ne convient pas à l'un, à l'autre ou aux deux.**

L'autre risque est bien entendu de provoquer des douleurs non désirées en nouant trop fort les liens. Allez-y doucement. Et attention à ne pas serrer de façon extrême autour du cou, car cela pourrait bloquer la respiration de votre partenaire et déclencher l'irrémédiable.

Le Shibari

Le shibari n'est, dans la majorité des cas, pratiqué qu'à l'aide de cordes, contrairement au bondage. L'autre grande différence entre ces techniques – qui servent toutes deux à contraindre les mouvements du partenaire et à être source de plaisir – est que **le shibari se veut davantage esthétique.** Plus artistique, cette pratique se concentre également sur la beauté des nœuds et sur les positions que prend l'attaché.

L'AVIS DE CŒURNICHONS

Que vous souhaitiez vous adonner au bondage, au shibari et même au kinbaku (qui est une sous-branche de ces pratiques), il est primordial de bien vous renseigner au préalable. De lire des livres qui en parlent et/ou de discuter avec des personnes qui les pratiquent déjà et sauront vous éviter les pièges, tout en vous donnant des astuces afin de prendre un maximum de kif.

Bouboupisme

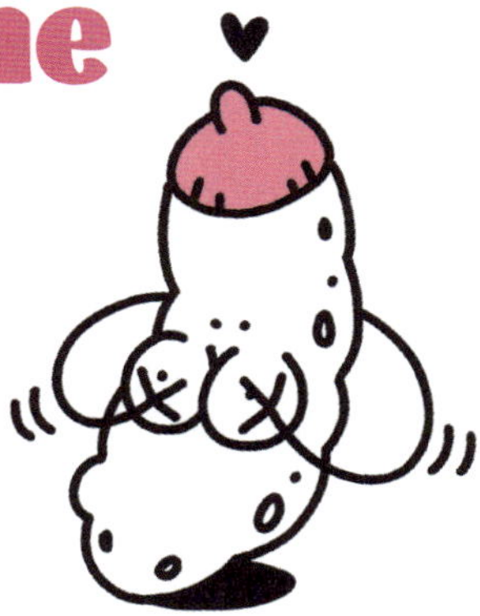

L'étymologie du bouboupisme est un peu obscure... Certains affirment que ce mot viendrait de l'anglais *boobs* qui signifie « seins ». D'accord, c'est crédible, mais moi je serais tenté de vous dire qu'il provient de Boubou, un personnage manga de *Dragon Ball Z* tout rose, tout rond et tout mignon... comme vos nichons !

Je ne connais d'ailleurs pas d'autres mots de la langue française plus attendrissants que « bouboupisme »... À part peut-être le choupisson, qui est l'autre nom du bébé hérisson, également appelé hérissonneau. **Le bouboupisme est le fait d'aimer (se faire) caresser, lécher, effleurer, mordiller, titiller, embrasser, wesh vous avez compris, les tétons.** Miam ! Une salade de petits bouts rosés à la sauce désir.

C'est une pratique qui plaît potentiellement à tout le monde, car nous avons presque toutes et tous deux tétons. Selon une étude anglaise de 2011 par l'université de Sheffield, 82 % des femmes admettent que la stimulation de la poitrine a une place essentielle dans leur libido. L'étude révèle également que 95 % des femmes de 18 à 22 ans auraient déjà eu une expérience orgasmique directement liée à la stimulation des mamelons. 95 % ?

Ça me paraît presque trop énorme pour être vrai, mais je vais essayer de ne pas faire mon complotiste de bas étage.

Une autre enquête, de 2006, indique que 51,8 % des hommes interrogés voyaient également leur excitation augmenter grâce à cette stimulation mammaire.

Si tant de personnes aiment le bouboupisme (que c'est choupisson !), c'est parce que sous la peau fine des seins se cache un savant système de nerfs, qui aurait tendance à activer, au fil des caresses, les zones cérébrales liées aux parties génitales. Cette zone s'appelle le cortex sensoriel génital… Est-ce que ça vous dit de me laisser toucher à votre cortex ? Hum.

Les tétons sont plus ou moins sensibles en fonction du cycle menstruel. La grossesse ou les périodes d'ovulation sont aussi très propices au plaisir mammaire du fait de la fluctuation des hormones (je vous jalouse, y a très peu de risques que je tombe enceint). En revanche, il faut faire attention pendant les règles, car les seins deviennent beaucoup trop sensibles et cela risque de provoquer des douleurs. Soyez donc bien réceptifs à votre plaisir et à celui de vos partenaires.

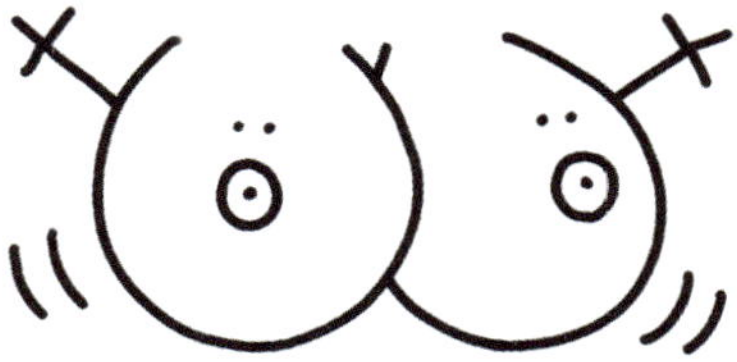

LA VIE DE CŒURNICHONS

Je suis très peu sensible des tétons… mais je me soigne. Je tente de temps en temps de laisser mes *crushs so cute* me lécher les *boobs* en espérant avoir un *nipplegasm* (je n'en peux plus, des mots anglais), mais rien n'y fait : cela ne m'émoustille que très peu. Pourquoi ? Certaines zones sont plus érogènes que d'autres. C'est ainsi.

Plusieurs de mes abonnés m'ont confié avoir vu leur sensibilité mammaire augmenter après avoir fait un piercing au téton. Sachez que ce n'est pas automatique, cela dépend des personnes.

Et je dois vous avouer que lorsque je sortais principalement avec des femmes, je les laissais rarement me lécher, m'embrasser ou me mordiller les tétons alors que je léchais les leurs (et que j'adore faire ça). Plus jeune, je trouvais que me faire lécher le torse par une femme n'était pas assez viril… Que j'étais con, nom de Dieu ! Que j'étais con, Allah ! Que j'étais con, Yahvé ! Que j'écoutais con, Krishna ! Oui, je suis inclusif.

Bukakke

Le terme *bukkake* vient du verbe japonais *bukkakeru* qui signifie «*éclabousser d'eau*». De l'eau, vraiment ? Pas tout à fait. Le *bukkake* est un acte sexuel qui consiste à se faire éjaculer dessus par deux ou plus de deux coquinous cochonous lapinous dotés d'un pénis. La personne qui reçoit sur elle le sperme peut évidemment être un homme, une femme ou une personne non binaire. Peu importe.

Au pays du Soleil levant, le terme *bukkake* désigne plus souvent un type de plat où l'accompagnement est versé sur... des nouilles. C'est rigolo ! Nouilles, ça rime avec la mouille de mes couilles sur ta bouille que je souille. Un hasard, vous dites ? Permettez-moi d'en douter. Dans la culture japonaise, le *bukkake* prend sa source dans un acte de punition : **la femme qui était coupable d'adultère était mise au pilori et les hommes du village étaient invités à venir l'arroser...** Et devinez à quoi s'exposaient les hommes coupables d'adultère ? À rien. Ah, étonnant ! #FuckingPatriarcat

Au Japon, dans la plupart des pornos où l'on voit des *bukkake*, l'actrice est vêtue en secrétaire ou porte un uniforme scolaire et semble subir l'action. En Amérique et en Europe, les actrices semblent davantage apprécier ce moment d'éclaboussure faciale (et parfois sur les seins ou le torse).

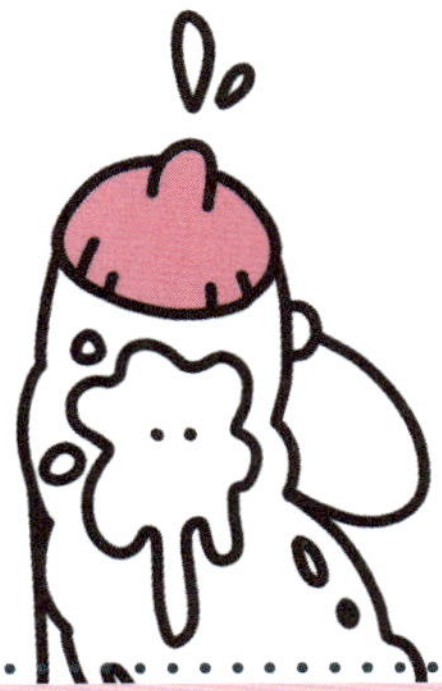

SI ON TRINQUAIT ?

Proche du *bukkake*, le *gokum* est l'acte sexuel où plusieurs hommes éjaculent dans un récipient dont le contenu sera ensuite bu par une personne qui semble avoir décidément très soif... Quelqu'un a pensé à lui apporter un verre d'eau ?

Le *bukkake* est un comportement sexuel à risque, comme la fellation sans préservatif. Les pathogènes peuvent aussi entrer dans l'organisme par la voie oculaire ou par des lésions de la peau. Le fait de multiplier les partenaires augmente les risques d'IST.

L'AVIS DE CŒURNICHONS

Cet acte se rapporte selon moi à une notion sadomasochiste, car il y a clairement une personne qui a l'air soumise et d'autres qui ont l'air dominantes. Personnellement, j'ai toujours été très attiré par l'idée de participer à un bukkake, tant en receveur qu'en donneur. Mais je pense que ce fantasme restera un fantasme.

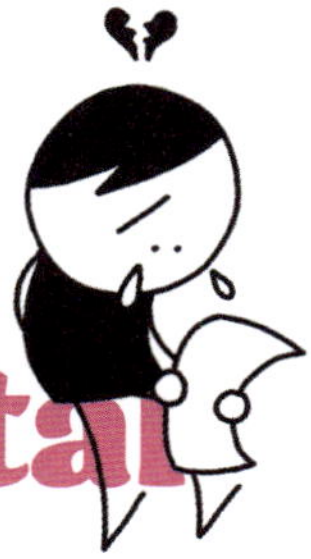

Burn-out sentimental

Le burn-out sentimental, également dit amoureux, est une crise de couple ressentie à la suite du fameux métro, boulot, sodo... euh dodo, pardon.

Très souvent, lorsque deux êtres qui s'attirent se rencontrent, cela fait d'abord des étincelles ! On a des étoiles plein les yeux, des papillons dans le ventre et autre chose dans le cul. Une passion faite de découvertes et de premières fois. On est sur un petit nuage, suspendu dans le ciel rose de l'amour. Mais, généralement, cela ne dure pas une éternité. Désolé.

S'ensuit alors une autre phase, plus sérieuse et qui peut parfois s'avérer lassante : le quotidien. Les défauts de notre partenaire qu'on trouvait mignons au départ nous insupportent par moments, et les nôtres l'exaspèrent tout autant. **Et c'est tout à fait normal.** La flamme dévorante de la passion laisse peu à peu la place aux habitudes de chacun et à la réalité avec laquelle il faut composer : les horaires de travail, la fatigue, le stress, les factures à payer, les voisins qui font l'amour et pas nous...

Lorsqu'on commence à fréquenter quelqu'un, on a tendance à l'idéaliser. Mais on ne connaît réellement quelqu'un qu'avec du temps et lorsque notre partenaire est confronté aux épreuves de la vie. Une personne qui semble douce ou patiente le sera-t-elle lorsqu'elle sera en colère, jalouse ou triste ? Lorsque votre mère lui dira pour la centième fois qu'elle ne vous mérite pas ? Lorsque le chien aura pissé dans ses chaussures à 200 balles ? Lorsque la Belgique perdra contre la France à la Coupe du monde alors que ce n'était pas mérité ? #Oups #JeNeVaisPasMeFaireQueDesAmis

Le burn-out sentimental est donc la période où on ne parvient plus à accepter que l'autre ne soit pas comme on l'avait imaginé ou que la relation ne soit pas celle que l'on espérait. Plus les exigences de départ sont hautes et parfois même irréalisables, totalement utopiques, plus la chute peut être grande...

Les symptômes :

- *vous êtes très souvent frustré·e par son comportement, ses actions ou son manque d'action ;*
- *vous vous sentez démotivé·e face à la situation et vous n'avez plus le cœur à faire des efforts ;*
- *vous vous sentez incompris·e. À vos yeux, votre partenaire ne comprend pas votre détresse, vos doutes ou votre peine ;*
- *vous êtes rapidement stressé·e ou agacé·e ;*
- *l'ambiance entre vous est tendue de façon constante comme le string de ma mère ;*
- *vous déprimez. Vous dormez mal. Vous ne vous reconnaissez pas.*

Alors il est peut-être temps d'agir et de ne pas se laisser emprisonner dans une relation qui ne vous convient pas. Mais avant de prendre une décision radicale que vous pourriez regretter, dites-vous également que cette crise est peut-être passagère et qui ne peut durer éternellement :

- *si vous communiquez de façon bienveillante, non violente et efficace, en exposant correctement les raisons de votre agacement et ce qu'il faut selon vous améliorer ;*
- *si votre partenaire est à l'écoute, qu'il s'engage à faire des efforts et à allier les gestes à la parole ;*
- *et si vous êtes prêt·e à faire également des compromis. Certains ont tendance à oublier qu'un couple est une sorte de troisième entité : il y a nous + notre partenaire = notre couple. Ce duo est la résultante de l'amour, mais aussi des compromis qui, en théorie, sont censés satisfaire les deux premières entités. Posez-vous les bonnes questions : que suis-je prêt·e à accepter ? Est-ce que je peux changer mes actions sans en être malheureux·se ? Est-ce que j'ai l'espoir que cela évolue ?*

Quand vous tenez tous deux à ce que votre couple dure, il ne faut jamais hésiter à aller consulter un thérapeute, soit pour une thérapie de couple, soit pour une psychothérapie individuelle. Il n'y a pas de honte à cela. La thérapie pourrait vous aider à débloquer la situation avant d'arriver à l'épuisement affectif, donc au point de rupture.

comme

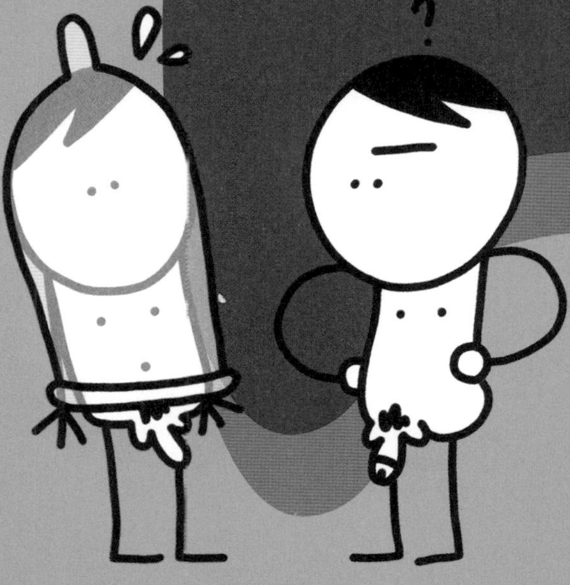

Candaulisme

C'est un mot que l'on entend et lit de plus en plus souvent, en particulier sur les réseaux sociaux et les sites olé olé, mais sachez que le candaulisme est loin d'être une nouveauté. Notez d'abord que le candaulisme n'a rien à voir avec le mot anglais *candle*, qui signifie en français « bougie »... à l'exception près que, dans le cas du candaulisme, il y a aussi un bout qui est enflammé. Hi, hi.

Être candauliste consiste à observer sa ou son partenaire alors qu'il ou elle copule avec une autre personne, ou à être la personne qui se fait mater. La personne observatrice éprouve alors une forte excitation sexuelle et cérébrale.

Le candaulisme est d'abord différent de l'échangisme, car, dans ce dernier, on est deux à pratiquer l'acte sexuel et à s'échanger nos partenaires. Il est ensuite différent du voyeurisme puisque les voyeurs ne sont pas vus, ils se cachent, *a contrario* des candaulistes.

Il faut noter **qu'on peut très bien s'adonner au candaulisme sans même être dans la même pièce que son ou sa partenaire.** La simple idée de savoir que celui ou celle qu'on aime est en train de copuler avec un autre, qu'on soit dans le jardin et eux dans la chambre, ou bien à New York et eux à Paris, est également du candaulisme.

Enfin, la personne observatrice est par définition passive, puisqu'elle ne participe pas au rapport. Elle peut uniquement regarder ou parler et bien sûr se toucher si elle le souhaite. Je rêve de pratiquer le candaulisme.

Le mode d'emploi d'un candaulisme réussi

Pour que cela fonctionne, il faut qu'il y ait bien entendu un réel accord dans le couple : un accord clair et réfléchi. La communication et le consentement sont les clés. Le risque est de se sentir d'abord obligé puis oublié. L'équilibre est donc de rigueur.

Il ne faudrait par ailleurs jamais accepter de pratiquer le candaulisme (tant en personne active qu'en personne passive) si l'on n'en ressent pas l'intime désir, et ce, uniquement pour faire plaisir à sa ou son partenaire. Cela risquerait de créer la zizanie dans le couple et de faire souffrir la personne qui s'est oubliée.

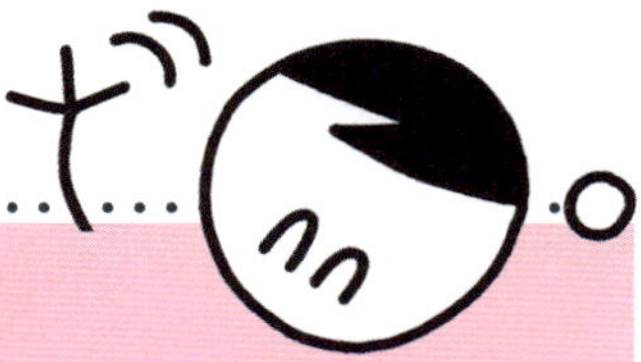

UNE INVITATION À DÎNER, MAIS PAS À DORMIR !

La tierce personne est invitée dans le couple et ne fait pas partie de ce dernier. J'ai tendance à comparer l'acte candauliste à un dîner. On invite un ami à manger, on prépare tout pour qu'il soit bien accueilli (le gigot d'agneau dans le cas d'un repas ou le gigot de monsieur si c'est du candaulisme), mais, une fois le dessert terminé, il ne faudrait pas que l'invité prenne un peu trop ses aises et s'immisce dans notre vie de couple. Il faut évidemment que le duo puisse se retrouver après pour débriefer, pour savoir si chacun a réellement pris du plaisir et si le refaire est envisageable (ou non) pour les deux individus. Je rappelle qu'on ne force JAMAIS sa ou son partenaire à RIEN (à part à lire ce livre, bien entendu).

Si l'on s'intéresse aux raisons de ce fantasme chez l'homme et la femme, on pourrait émettre deux hypothèses :

- *cela pourrait être* **une façon de prendre du plaisir à prendre conscience que sa propre femme est désirable et désirée par d'autres**. *Tout en étant certain que celle qu'on aime reviendra tout de même dans nos bras une fois le fantasme réalisé ;*
- *cela pourrait être interprété comme la libération de son propre corps, l'affirmation de ses envies et de ses choix, ainsi qu'un éloignement à « l'appartenance » à sa ou son partenaire, fiancé, mari, concubin, plan cul... bref, t'as compris. Arrête de me chercher des poux, sinon tu vas goûter à la colère de mon pipou.*

Le risque de cette pratique est bien entendu qu'un certain attachement naisse entre les partenaires, mettant potentiellement en danger le couple. L'idéal, selon moi, serait de ne pas voir la tierce personne en dehors de ces moments de batifolage. Et pourquoi pas de varier les partenaires également ?

Mais vous faites évidemment ce que vous voulez. Je n'ai pas la prétention de vous dicter ce que vous devez faire, même si vous devriez quand même faire ce que je vous dis de faire. Et si vous ne le faites pas, franchement, je n'en ai rien à faire. Mais si moi je n'ai rien à faire, vous, en revanche, vous savez ce qu'il vous reste à faire.

LE PETIT PIMENT QUI PIMPE LA RECETTE…

L'objectif de la pratique candauliste est notamment de pimenter sa vie amoureuse, de lui redonner un bon coup de fouet et de (re)découvrir sa ou son partenaire.

Le candaulisme a aidé certains de mes abonnés à réaliser un fantasme, à se sentir mieux dans leur corps et leur tête, mais également à renouer les liens avec leur chéri·e, à apaiser leur petit cœur tout mou qui bat au rythme de leurs émois. Oh, c'est beau ce que je dis. Je mérite bien une petite pipe, non ? Merci d'avance d'adresser vos candidatures à ma maison d'édition qui sera sans aucun doute ravie de recevoir des lettres parfumées à votre sueur.

Capote

Les vrais héros ne portent pas toujours de cape mais portent toujours des capotes… Enfin… presque. Reprenons les bases de la baise : le préservatif est une gaine en latex (ou en polyuréthane pour les allergiques à ce dernier) à usage unique. Je vous déconseille donc fortement de le réutiliser en le retournant pour des faires des économies. La santé n'a pas de prix.

Le condom prévient à la fois d'un risque de grossesse puisqu'il contient le sperme lors de l'éjaculation, mais également de la transmission d'IST. Il est donc notre meilleur allié.

Est-il efficace ?

Oui à 98 %, à condition qu'il soit utilisé correctement. En revanche, quelques cas de figure peuvent diminuer, voire annuler, son effet contraceptif :

- **il peut se déchirer** *(par manque de lubrifiant ou en cas de sécheresse vaginale) ;*
- **il peut glisser** *s'il a été mal mis ou s'il est trop grand ;*
- *et plus rare :* **il peut rester dans le vagin** *si la personne à pénis ne se retire pas. En effet, lors de l'éjaculation, il y a une détumescence, donc un dégonflement de la verge ;*
- *sans compter les imbéciles qui l'enlèvent pendant l'acte sans le consentement de leur partenaire.*

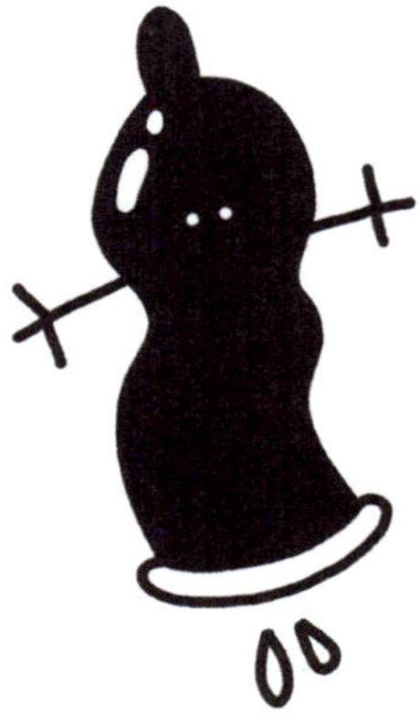

En prenant en compte tous ces facteurs, on s'accorde donc à dire que le préservatif serait efficace à environ 88 %. Vous pouvez le coupler avec un autre moyen de contraception tel que la pilule ou le stérilet mais, attention : ceux-ci ne protègent pas des IST, uniquement de la fécondation.

Sachez que la capote ne date pas d'hier. Selon certaines sources, c'est au XVIe siècle que le chirurgien Gabriel Fallope inventa le préservatif en lin. Et en 1735 apparaît le premier condom fabriqué en… je n'ose même pas vous le dire… allez, je me lance : en appendices d'animaux. Bon appétit si vous êtes à table ! Heureusement, en quelques siècles, le préservatif s'est développé et nous pouvons désormais le trouver sous plein de formes, textures et couleurs. Pour les plus gourmands, il existe en plusieurs parfums, dont la fraise, la banane ou la menthe. Et pour les plus fantaisistes, vous en trouverez également des phosphorescents… De quoi confondre notre pipou avec le sabre laser de Luke Skywalker.

Malgré des décennies de prévention et de sensibilisation, la capote a encore du chemin à faire pour convaincre tout le monde. Certains l'utilisent sans problème, quand d'autres la craignent ou la fuient par peur d'une panne d'érection. Nous sommes (ou avons été) nombreux à souffrir d'une anxiété lors de la mise en place de cette gaine sur notre pénis. Et ce n'est pas honteux. Répétez après moi : ce n'est pas honteux.

LA VIE DE CŒURNICHONS

J'étais très en colère contre le préservatif au début de ma vie sexuelle car, à chaque fois que je le mettais, mon pénis pourtant si dur se transformait instantanément en spaghetti cuit. Pas cool, vous dites ? Oui. Cela m'a beaucoup complexé et je finissais même par ne plus faire l'amour par peur de la capote. Radical, je sais.

Si cela me faisait débander, ce n'était pas à cause de la texture ou de l'odeur, non, c'était purement psychologique. Car, de façon générale, je dois être concentré pour qu'un ébat se déroule sans accroc. Étant du type cérébral, l'action de chercher le préservatif, de l'ouvrir et de le poser sur mon sexe suffisait amplement à me déconcentrer… Et bonne chance pour relancer la machine après !

Heureusement, j'ai trouvé une solution qui fonctionne la plupart du temps : je ne le mets plus seul. Lors de l'acte, je demande à ma ou mon partenaire s'il peut continuer à m'embrasser pendant que je déballe le condom, cela me permet alors de rester dans le feu de l'action.

L'AVIS DE CŒURNICHONS

Le seul conseil que je peux vous donner serait de vous entrainer en solo pendant la masturbation. Une fois, deux fois, dix fois, cent fois, qu'importe. Et surtout de trouver un ou une partenaire qui sera patient et qui ne vous jugera pas si vous angoissez vis-à-vis de la capote. Et promis : tout se passera bien ! Parole d'ancien débandeur professionnel.

Charge mentale

La définition de la charge mentale ? Ma mère. Voilà. Je pourrais m'arrêter là, mais vous n'êtes pas nombreux à la connaître, et vous ne savez pas ce que vous perdez.

C'est la sociologue française Monique Haicault qui a défini pour la première fois cette notion en 1984. Selon la psychiatre Aurélia Schneider, la charge mentale « se définit par le fait de devoir penser simultanément à des choses appartenant à deux mondes séparés physiquement. Par exemple, la maman au travail pense à ce qu'elle doit faire le soir en rentrant ».

Contrairement à ce que l'on imagine, **la charge mentale ne concerne pas uniquement les femmes en couple avec des enfants,** bien qu'il semble que ce soit la majorité des cas. Selon Schneider, « cela touche beaucoup les célibataires avec des enfants ou des personnes divorcées en garde alternée aussi, voire les hommes en congé parental, même si cela est plus rare ».

LA VIE DE CŒURNICHONS...

Si j'ai commencé cet article par une référence à ma mère, c'est qu'elle aussi a subi cette pression de réussir à nous éduquer tout en travaillant : préparer plusieurs repas différents selon les exigences de mon père, de mes frères et de moi-même et garder cette charge mentale en se levant avant l'aube pour aller faire le ménage dans des bars avant leur ouverture. Trop ou pas assez de sel, trop ou pas assez de poivre, toujours trop et toujours pas assez. Et pendant qu'elle cuisinait (brillamment, d'ailleurs), elle avait la tête à trouver des solutions pour payer les factures. Une *warrior*.

Cette charge mentale est difficile à vivre et peut être la cause d'un grand stress, de douleurs musculaires, de dépression, de burn-out et de migraines, voire de rupture au sein du couple si les partenaires ne se remettent pas en question.

Je rappelle par ailleurs qu'un homme n'aide pas sa femme

à réaliser des tâches ménagères : il participe aux tâches ménagères. La première phrase sous-entend que ce sont aux femmes de faire ces corvées et que l'homme lui fait une faveur en l'aidant... Non, désolé. Il participe. La bonne répartition des tâches dans un couple permet d'ailleurs d'alléger la charge mentale de tout le monde et, j'imagine, d'avoir encore plus envie de faire l'amour à son partenaire.

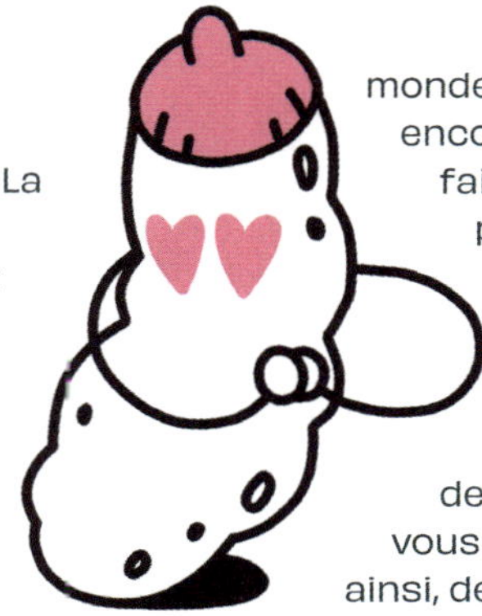

N'hésitez pas à discuter régulièrement avec votre conjoint de l'état dans lequel vous vous trouvez et, ainsi, de ne pas laisser la charge mentale vous bousiller la vie. #TakeCare #LoveYou

Chemsex

En février 2023, les médias et le grand public ont, semble-t-il, découvert ce qu'était le chemsex. L'affaire Palmade, impliquant le comédien Pierre Palmade dans un accident de voiture, qui a coûté la santé de plusieurs passagers, a délié les langues de beaucoup de chemsexers. Il existe de nombreux fantasmes et clichés autour de cette pratique. D'abord, il est important de préciser que le chemsex ne signifie pas le fait de coucher avec des cheums, donc des moches en verlan... C'était une précision nécessaire.

Le chemsex est la contraction des mots anglais *chemical* et *sexuality*. Les Américains des États-Unis l'appellent « PnP » (pour *party'n'play*) et les Australiens *wired play*. Cette pratique sexuelle consiste à **ingérer des drogues chimiques afin d'intensifier et de faire durer le rapport.** La volonté de beaucoup est de faire des marathons du sexe : 24, 48, 72 heures et parfois même davantage, sans dormir. L'usage de ces drogues, souvent mélangées à l'alcool, donne aux chemsexers un sentiment d'invulnérabilité qui est – bien entendu – un mirage.

Ce phénomène est d'abord apparu dans la culture gay anglaise des années 2000, mais a pris de l'essor ces dernières années en France et plus globalement en Europe.

Une pratique purement LGBTQIA+ ? Pas que. Oui, si l'on considère qu'effectivement le chemsex est davantage pratiqué dans le milieu gay (je hais ce terme, on parle rarement de « milieu hétéro »). Et non, si l'on prend conscience qu'il existe de nombreux consommateurs hétérosexuels qui ingèrent, par exemple, de la cocaïne associée à des boissons alcoolisées dans le but de s'amuser, mais aussi de faire durer leur plaisir sexuel, sans pour autant qu'ils pensent à nommer cela chemsex.

Les drogues du chemsex :

- **les stimulants :** *amphétamines, cocaïne, méthamphétamines (crystal meth) et cathinones (méphédrone, 3MMC, ecstasy, etc.) ;*
- **les dissociatifs :** *kétamine ou analogues ;*
- **les dépresseurs :** *GHB/GBL, poppers.*

Vous n'êtes pas sans le savoir : la drogue est dangereuse pour la santé physique, mais aussi mentale. Les substances citées ci-dessus peuvent donc entraîner de graves lésions, voire la mort selon le dosage ou les mélanges, qu'elles soient ingérées lors de rapports sexuels ou non. Elles causent également dans certains cas un isolement social et professionnel. L'objectif ici n'est toutefois pas de vous dire que la drogue, c'est de la merde : ceux qui en prennent sont (de façon générale) conscients des risques listés précédemment. Je crois, j'espère. En revanche, ce qui me semble important à signaler est que ces personnes ne sont pas toujours au fait des dangers impliqués par le sexe sous ces substances.

Les risques :

- *le risque de contamination bactérienne (gonocoque, syphilis, chlamydia) et virale (VIH, hépatites…) est multiplié par 2 à 6 lorsque l'on prend des substances chimiques. Cela s'explique par notre augmentation du nombre de partenaires et par conséquent les probabilités que ceux-ci aient des IST, mais aussi parce que les individus omettent parfois, par choix ou de par leur état altéré, de mettre un préservatif ;*
- *les risques de lésions anatomiques dues au fait de coucher avec plusieurs partenaires pendant de nombreuses heures de façon intensifiée – sans toujours ressentir la douleur –, ainsi qu'à la pratique répétée et potentiellement mal réalisée du fist-fucking.*

Revenons-en à l'affaire Palmade. Ce que ce drame nous a d'abord rappelé est l'immense danger de prendre le volant lorsqu'on a consommé des drogues. Sous l'emprise de la cocaïne, le risque d'accident mortel est en effet multiplié par 2. S'il y a de l'alcool, il est multiplié par 29 et sous une drogue stimulante on a l'impression que « tout va bien », en négligeant totalement les autres et une partie de la réalité, en ne contrôlant parfois (presque) plus rien. Au volant, ces personnes peuvent souffrir de troubles du temps de réaction, du jugement, de la concentration, de la vision latérale…

Bien sûr, tous ces symptômes diffèrent d'un être à l'autre, d'un dosage à l'autre, d'un mélange à l'autre. Il ne faudrait pas généraliser et faire passer tous les chemsexers pour des individus dangereux pour la société et totalement irresponsables. Je ne porte aucun jugement de valeur sur les pratiques de chacun, tant qu'ils ne prennent pas la route dans un état second.

LE TABASCO DU SEXE

De nombreux témoignages de mes abonnés indiquent qu'il est difficile de retrouver une sexualité dite classique après avoir goûté au chemsex. Quand on a connu, à plusieurs reprises, un tel état d'euphorie, de désinhibition et de sentiment d'invincibilité, le sexe sans drogue peut alors s'avérer inodore, incolore, insipide. La métaphore des pizzas m'a été suggérée par un ami et ancien chemsexer. Quand on a l'habitude de manger dans la même pizzeria depuis des années et que cela nous convient : c'est parfait. En revanche, le jour où un ami nous fait découvrir un nouveau restaurant qui propose des pizzas plus grandes et bien plus goûteuses, on risque de ne plus jamais avoir envie de retourner dans la première pizzeria… De la trouver fade et sans intérêt. Une autre pote m'a par ailleurs confié que son addiction au chemsex l'a empêché de prendre du plaisir au lit avec un homme qui ne pratiquait, quant à lui, pas le sexe sous substance. Cela a ruiné leur relation naissante, pourtant emplie de sentiments.

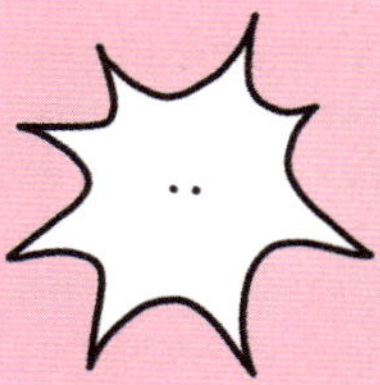

Et le consentement ? On peut naturellement se poser la question de celui-ci dans les relations chemsex. Comment être sûrs à 100 % que la personne est d'accord avec chacun de nos gestes alors qu'elle est sous substance ? Est-ce qu'on est réellement capable de dire non ou de respecter un non à ce moment-là ? Ou est-ce qu'un oui conscient et éclairé avant de se droguer vaut pour un oui sur toute la durée des rapports (qui peuvent s'étendre, je le rappelle, sur 24 ou 48 heures) ? Je n'en suis vraiment pas sûr.

Circlusion

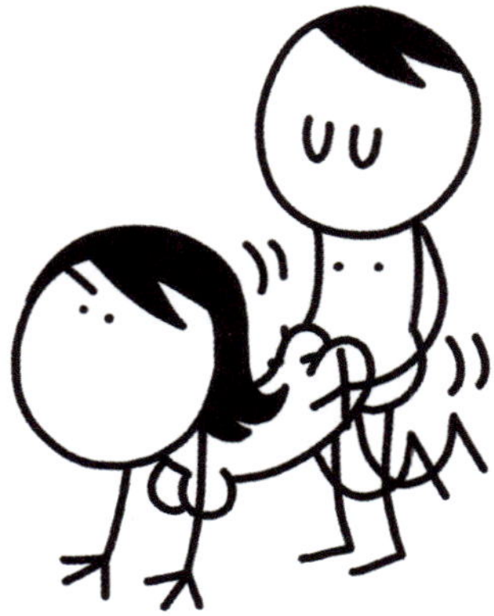

Vous êtes sans doute nombreux à ne pas connaître l'existence de ce mot… Raison pour laquelle Cœurnichons est d'utilité publique. Circlusion est un néologisme qui a vu le jour en 2016 grâce à l'écrivaine féministe allemande Bini Adamczak. Ce mot se veut être en réaction à celui de pénétration.

Dans un article publié sur le site OpenEdition, on peut lire que : « La pénétration signifie introduire ou insérer. Circlusion signifie entourer ou enrober. »

En plus clair : le vagin, l'anus ou la bouche circlut un doigt, un sex-toy ou un sexe. En réalité, les deux actions ont lieu de façon simultanée : quand il y a pénétration, il y a forcément circlusion. Et *vice versa*.

Mais à quoi sert ce mot ?

Toujours dans le même article : « En utilisant le terme de circlusion, le rapport d'activité et de passivité est inversé. » C'est donc une manière de ne plus considérer la femme (ou les hommes pénétrés) comme des personnes passives.

Dans le milieu gay, on dit d'ailleurs d'un homo qu'il est soit passif (s'il se fait pénétrer), soit actif (s'il pénètre), soit versatile (s'il aime faire les deux). Or, on est bien d'accord que ce n'est pas parce qu'on nous pénètre qu'on est passif. Nous ne sommes pas des objets ou des étoiles de mer. Les deux hommes « actif » et « passif » sont en réalité… actifs. Un homme, une femme ou une personne non binaire (peu importe son orientation sexuelle) qui se fait doigter circlut donc le doigt. **Le vagin de la femme est donc actif lorsqu'il est pénétré et ne se contente pas d'être « visité » comme on pourrait le croire.**

Adieu la pénétration ?

Non. Utiliser le mot circlusion ne signifie pas qu'il faut rayer de notre vocabulaire le mot pénétration. Les deux cohabitent. Selon l'auteur Martin Page : « *La bataille est aussi linguistique.* » Il a raison. Prendre de la distance vis-à-vis du concept de « pénétration dominante », c'est bien, mais la circlusion permet également de prendre conscience de notre corps : des muscles du vagin, de l'anus ou de la bouche. De se sentir plus impliqué, plus puissant et considéré.

Clitoris

Le mot clitoris vient du grec ancien kleitorís qui signifie « petite colline ». Si c'est pas mignon, ça ! Cela me donne très envie d'y planter ma tente afin d'y passer quelques nuits… Allez, oublions Morphée, ce soir, je vous fais morfler.

L'anatomie

Il est situé à l'intérieur de la vulve et seuls son capuchon et son gland sont visibles de l'extérieur. Nous distinguons cinq parties : le corps, le gland, les piliers et les bulbes, ainsi qu'une autre partie appelée *pars intermedia* que peu de gens connaissent.

Le clito au cœur de la science : fiction !

C'est l'urologue australienne Helen O'Connell qui a lancé les premières recherches concrètes sur ce petit organe en 1598… waouh, ça fait longtemps ! Je déconne, c'était en 1998. Vous imaginez ? Ça ne fait donc que peu de temps qu on s'intéresse (vraiment) au clitoris. #LancerDeFruitsPourrisSurNous

Le clitoris serait composé de 15 000 capteurs sensoriels, dont 8 000 à 10 000 uniquement dans le gland clitoridien. Waouh. En comparaison, le gland du pénis n'en compte « que » 4 000 à 6 000. Il faut donc prendre bien soin de ce petit bijou que la nature nous offre… Et si vous voulez, je veux bien vous aider, moi. J'ai un doctorat en *câlinothérapie du clito.*

Contrairement à ce qu'on peut penser du fait qu'une partie du clitoris soit non visible, ce dernier ne fait pas un ou deux centimètres, mais entre 10 et 13 centimètres environ ! Plus ou moins petit ou plus ou moins grand, qu'importe, n'importe quel clito est capable de déclencher un orgasme de puissance égale. Amen ! Ou devrais-je plutôt dire… hymen ? J'en peux plus de moi. Vous non plus ?

Il est nécessaire de souligner que le gland clitoridien est quasi à découvert chez certaines personnes à vulve, quand d'autres en ont un complètement dissimulé. Quelques-unes ont des petits, d'autres des plus gros. Toutes les formes sont dans la nature et il n'y a pas de quoi en rougir. #Répétez-LeAutourDeVous

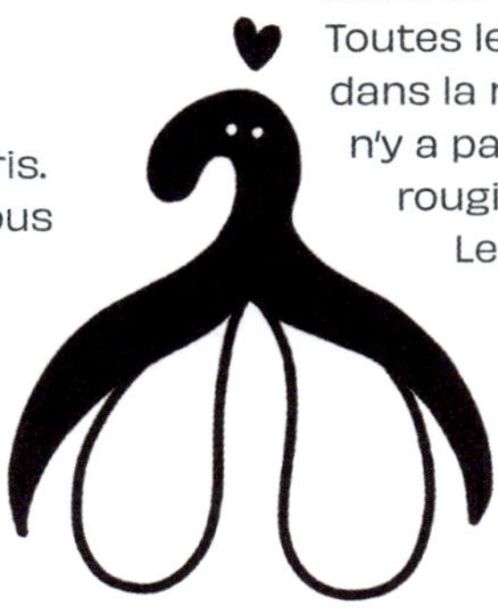

Le rôle du clitoris

Cette petite colline de l'amour joue un rôle central dans la sexualité. Contrairement au gland du pénis qui sert aussi à uriner, le clitoris semble être le seul organe uniquement dédié au plaisir. De par ses nombreuses terminaisons nerveuses, le clitoris est la zone érogène principale chez les femmes et personnes à vulve. Ce propos est néanmoins à nuancer, puisqu'il y a des personnes qui ont d'autres zones érogènes très développées, mais on en reparlera plus tard si vous êtes sages. En plus, certaines femmes ont par ailleurs vécu des traumatismes sexuels et psychologiques... allez donc leur dire que le clito est *the perfect zone* pour kiffer la *life*, et vous verrez bien... Bref, reste calme, Ivo. Reste calme.

Notons que le clitoris peut parfois être hypersensible (oh, comme moi) et douloureux chez certaines personnes, surtout lors d'une stimulation directe ou mal entreprise. Allons-y donc avec douceur et pas comme de gros bourrins.

La stimulation

On peut stimuler le clito depuis la zone primaire, soit le gland du clitoridien, mais également par les zones dites secondaires :

- *le corps du clito via son capuchon ;*
- *par l'intérieur du vagin ;*
- *proche de l'orifice vaginal ;*
- *et pourquoi pas par pression au niveau de la base du corps du clito.*

Rappelons que pas mal de femmes ne connaissent pas bien leur appareil génital (ou alors de façon tardive) du fait du tabou lié au plaisir féminin, ainsi que du fait que le clitoris est en partie non visible. Potentiellement moins accessible que nos serpents qui pendent grossièrement dans nos slibards. Il faut plus de temps et d'efforts pour les personnes à vulve afin de connaître leur corps et leur désir, que pour les personnes à serpent qui pend grossièrement dans... Bref.

Mystère et ton boule je dégomme

Le clitoris enferme sans doute en son sein de nombreux mystères, des zones d'ombre que la recherche éclaircira dans les années à venir. En tout cas, je le souhaite. J'adore l'idée qu'on ne connaisse pas encore tout du plaisir sexuel.

Et pour en savoir davantage sur l'utérus, le vagin et la vulve, il vous faudra être patients. Tout vient à point à qui sait vous prendre.

Coming out

Le coming out est la révélation de son orientation sexuelle (homo, bi, pan), ou de son identité de genre (non binaire, trans). C'est une étape importante dans l'épanouissement de beaucoup de LGBTQIA+. Selon un sondage du CSA de 2021, 19 % des 18-24 ans ne se considèrent pas comme hétéro, donc presque un jeune sur 5 ! Alors que vous soyez LGBT+ ou pas, ce petit chapitre va vous aider à mieux vivre votre coming out ou à mieux accepter celui de vos proches.

D'abord, il faut être conscient qu'il y a toujours un risque : celui d'être rejeté. Toutes les familles n'acceptent pas (directement) que leur enfant soit LGBT+, mais il faut également se dire qu'on peut avoir une belle surprise.

Vous pouvez bien entendu le faire à n'importe quel moment, que vous ayez 12 ans ou même 60. Il n'y a pas d'âge pour s'assumer. Et vous n'êtes même pas obligés de le dire non plus. Certaines personnes font le choix tout aussi respectable de ne jamais en parler.

Quand vous l'annoncez, insistez sur le fait que vous êtes heureux ou que vous souhaitez l'être. Ce n'est, selon moi, pas la peine d'insister sur votre orientation ou sur les détails. Ayez l'air « sûrs » de votre orientation et/ou identité de genre et imposez-la. **Vous êtes comme ça et ce n'est pas négociable.** Il existe encore des parents ou autres proches qui pensent que « ce n'est qu'une phase, que ça passera », ou pire : « une maladie à soigner ». Ce n'est pas le cas. Basta.

Certains réunissent leurs parents et l'annoncent lors d'un dîner de façon solennelle, d'autres écrivent une lettre ou un Post-It© et d'autres encore envoient un SMS ou un e-mail. Peu importe. **En fait, il n'y a pas de méthode dite parfaite :** il y a autant de façons de faire qu'il y a d'individus. **Optez donc pour la façon qui vous ressemble le plus et qui vous rassure.** Certains LGBT+ préfèrent en parler d'abord à des amis, puis à leurs frères ou sœurs, puis in fine à leurs parents. Vous n'êtes pas non plus obligés de le dire à tout le monde.

Et enfin, laissez le temps à vos proches de digérer la nouvelle car ils finiront par l'accepter (dans la plupart des cas). Vous êtes leur enfant, leur frère, leur sœur ou leur ami. Partez donc du principe que ça peut être tendu au début mais vous le faites pour votre bien. **Dites-vous également que s'ils ne l'acceptent jamais, c'est qu'ils ne vous méritent**

pas. C'est peut-être violent comme propos, mais je le pense sincèrement : quand on aime quelqu'un, on l'aime dans son entièreté. Et l'orientation sexuelle et/ou l'identité de genre n'est pas cosmétique, c'est important et cela nous définit en partie.

Voilà, la moralité est la suivante : **vous êtes qui vous êtes et c'est comme ça. Entourez-vous de personnes qui vous aimeront des pieds à la tête. #MoiJeVousAime**

LA VIE DE CŒURNICHONS

Ma mère a appris ma bisexualité à mes 20 ans. Elle m'a dit qu'elle m'aimait comme je suis et qu'elle me soutiendrait dans tous les cas. C'était une réaction parfaite… jusqu'à ce qu'elle ajoute une phrase assassine dont je me souviendrai toute ma vie : « Quand tu viens nous voir, ne viens pas habillé en femme, s'il te plait ». Pardon ?! Tout semblait se confondre dans son esprit. Il m'a donc fallu faire de l'éducation et accepter la violence de ce propos. Je n'en ai jamais parlé à mon père car je n'en ressentais simplement pas le besoin. Mais cette année, il est tombé par hasard sur un TikTok où je parlais de ma sexualité. #Oups

L'histoire prête à sourire. Voici ce que j'y disais : « Moi, je suis bisexuel vous voyez… Et la bisexualité c'est un peu comme vouloir le beurre, l'argent du beurre, le cul de la crémière et, parfois, la bite de son mari aussi. » #Aïe

Plus aucun message ou appel pendant deux semaines. Un silence assourdissant et blessant. Je lui ai rendu visite, fébrile, et j'ai été surpris par sa réaction : nous avons parlé de météo, de football, de vin, de jardinage, de tout, de rien… oui, sauf de ça. Et tant mieux. Pas parce que je n'assume pas (des centaines de milliers d'abonnés connaissent mon orientation), mais simplement parce que je ne ressens pas le besoin de lui en parler.

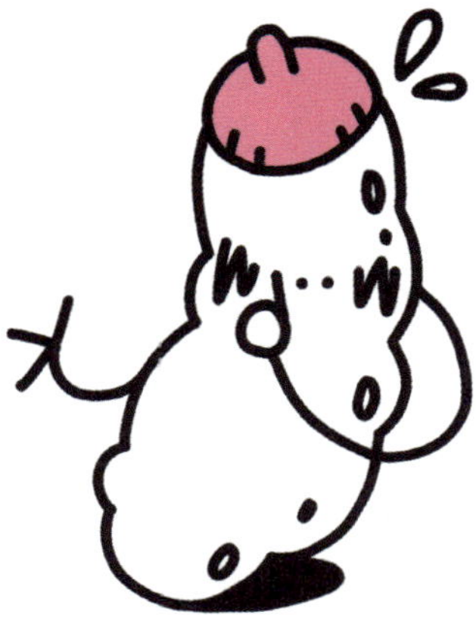

Complexes

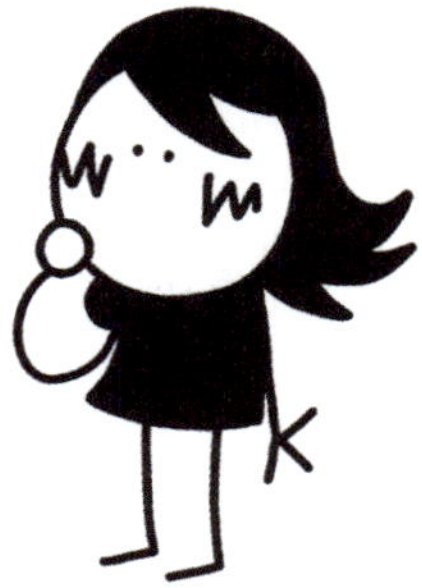

Comment parler d'amour et de sexualité sans parler de ce qui peut, parfois, nous empoisonner la vie : nos foutus complexes. Bourrelets, boutons, poils, cicatrices, taille du sexe ou des seins, taille tout court, poids, taches de naissance, ongle incarné, brûlures et bien d'autres. Les complexes peuvent parfois aller jusqu'à pourrir nos relations intimes.

L'entreprise de médecine en ligne ZAVA a réalisé une enquête auprès de 1 000 individus européens et américains. **Les résultats sont alarmants : 67 % des hommes et 51 % des femmes seraient complexés par leurs performances au lit. Parmi eux, 79 % des femmes et 60 % des hommes manqueraient de confiance quant à leur physique... Ah. Ça pique.**

Selon un sondage réalisé cette fois par Meetic, près de 7 Français et Françaises sur 10 n'aiment pas leur corps, ou au moins une partie de celui-ci. Résultat qui coïncide à peu de chose près avec celui de ZAVA. Le ventre, les poignées d'amour et le nez sont sur le podium des zones les moins appréciées. Entrons dans le détail : 39 % des personnes sondées ont déclaré qu'elles « aimeraient bien avoir un autre ventre », 31 % aimeraient « oublier leurs poignées d'amour » et 19 % « changeraient bien leur nez ».

Les complexes au féminin

48 % des femmes interrogées déclarent ne pas aimer leur ventre « trop rond » et cette préoccupation chute à 29 % chez la gent masculine. Concernant les cuisses, 29 % des femmes aimeraient qu'elles soient plus fines, tandis que les hommes ne sont que 4 % à avoir ce complexe. En bref, **il y a des disparités entre les femmes et les hommes, comme un peu partout, j'ai envie de dire... Ah d'ailleurs ! À quand l'égalité salariale ? Bordel de cul de ton père en string de guerre.**

Les complexes au masculin

J'ai très vite remarqué en grandissant qu'entre hommes, il est parfois difficile d'aborder certains sujets intimes, dont nos complexes... Ou alors uniquement lorsqu'il s'agit de se moquer des autres ou de soi-même afin de faire marrer les potos. Or, **contrairement à**

ce que l'on pourrait croire, les hommes aussi peuvent être fichtrement complexés. Et en être très malheureux. Ce qui a longtemps été mon cas.

Aujourd'hui, je tente d'apprivoiser mes complexes, mais c'est de moins en moins facile à mesure que le temps passe : ma calvitie est de plus en plus prononcée, mes dents de plus en plus jaunies, et mon pénis a arrêté de grandir un peu trop tôt à mon goût (27 centimètres, c'est vraiment peu, non ?).

Et chez Cœurnichons ?

Les femmes. 8 % déclarent n'avoir aucun complexe, 14 % en avoir un seul et 78 % disent en avoir plusieurs. C'est énorme.

Leurs complexes sont nombreux et divers, le premier cité est les cuisses. Ont été cités également vergetures, cellulite, cicatrices d'accouchement et le classique « ventre ».

Les mecs. Ils semblent davantage épargnés par les complexes que la gent féminine : 26 % d'entre eux peuvent se targuer de n'en avoir aucun, 27 % de n'en avoir qu'un seul et 47 %, soit près d'un sur deux, disent avoir plusieurs complexes.

Leurs complexes semblent tout aussi variés : du nez à la taille, du ventre aux poils, des mollets aux pieds en passant, bien entendu, par la calvitie. D'ailleurs, par pitié, arrêtez de faire des blagues sur les chauves quand vous ne savez pas comment ces hommes vivent cette situation. Imaginez qu'une femme perde ses cheveux, cela pourrait être traumatisant pour elle, non ? Eh bien, ça peut l'être tout autant pour les hommes. #TeamCalvitieEnDépression

Je n'ai pas reçu suffisamment de réponses pour les personnes non binaires, mais le peu de personnes qui y ont répondu a plébiscité l'option « plusieurs complexes ».

À la question « En grandissant ou vieillissant, comment évoluent vos complexes ? », 51 % des abonnés tous sexes confondus ont répondu en avoir de moins en moins. Chouette ! 22 % en ont en revanche de plus en plus et 27 % n'en ont ni plus ni moins que plus jeunes.

LA VIE DE CŒURNICHONS

Vous vous demandez comment ne plus être complexés ? Bonne question. Ce qui m'aide, les jours où ma calvitie m'est insupportable, est de compter le nombre de mecs à demi ou totalement chauves que je croise dans la rue. Ils sont hypernombreux ! Selon une étude de l'Ifop, la calvitie concernerait 25 % des hommes. Ça s'appelle relativiser. Ça ne guérit pas du complexe, mais on se sent moins seul.

Le vrai conseil que je peux vous donner est de vous entourer de personnes qui ne pointeront pas à longueur de journée vos complexes du bout de leur doigt (dont on ne sait pas où ils ont traîné). En couple, par exemple, essayons d'être avec quelqu'un de rassurant et qui nous aime comme on est. L'imperfection, c'est cool, ça nous rend uniques et la perfection, c'est moche. Répétez après moi. La perfection, c'est moche.

Compliments

« Recevoir des compliments, ça fait toujours plaisir. » Faux. Recevoir des compliments part habituellement d'une bonne intention (sauf quand cela est fait de façon opportuniste), mais cette intention n'est pas toujours perçue comme on aimerait. Pourquoi ? Simplement parce que, très souvent, les compliments sont en lien avec le physique de la personne. Et le physique, c'est bien. Mais ce qu'il y a dans la tête, c'est mieux. Beaucoup mieux.

Plus jeune, j'aimais beaucoup qu'on me complimente sur ma beauté légendaire et sur mon sex-appeal indéfectible, c'est vrai. Mais en mûrissant, j'ai remarqué que ces personnes perpétuaient en réalité l'idée que ma valeur reposait presque entièrement sur mon apparence.

Vous n'êtes pas sans savoir qu'on croule sous les normes de beauté (décidées par je ne sais qui) et qu'on subit (presque) tous la pression de s'en approcher le plus possible. Sachez que cette pression est accentuée lorsque, justement, on fait partie de ces standards et qu'on nous complimente sans cesse sur notre physique.

LA FESSE CACHÉE DE LA MÉDAILLE

Prenons une femme mince (mais pas trop... selon les normes, j'entends), grande (mais pas trop), aux cheveux longs, aux longs cils, aux nichons pas trop petits, mais pas trop gros, au ventre plat et aux fesses bombées. Si cette dernière entend à longueur de journée qu'elle est canon, qu'elle est désirable, qu'elle est « bonne » comme disent les beaufs, que pourrait-elle penser ? *Qu'elle a de la chance ?* Oui, vous avez sans doute raison, mais également qu'il faut qu'elle garde ces attributs-là le plus longtemps possible... et ce, en dépit des épreuves de la vie et du temps qui passe. Hum, vous imaginez la pression ?

Il est donc, à mon sens, préférable de **varier la nature des compliments.** Complimenter le physique n'est pas à proscrire de nos vies, mais pourquoi ne pas mettre davantage l'accent sur les autres atouts d'une personne ? Son courage, son humour, son intelligence, sa détermination, sa résilience, sa bienveillance, sa fantaisie, sa créativité… et j'en passe et des meilleurs.

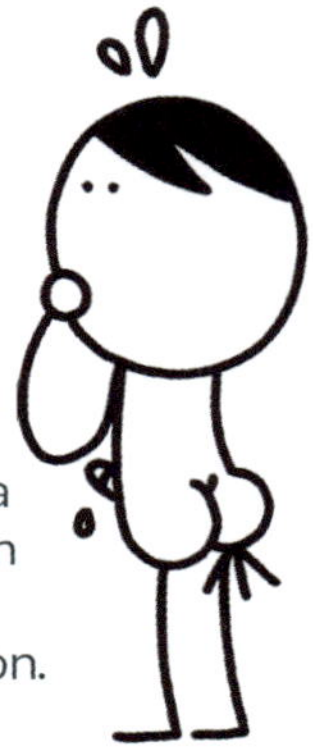

Consentement

Le consentement est une notion qui a pris de l'ampleur ces dernières années. Et tant mieux. De nombreuses personnes – et en particulier les femmes, on ne va pas se mentir – ont été trop longtemps muselées, forcées de dire oui pour faire plaisir ou d'accepter sans broncher qu'on ne respecte pas leur non. Les mentalités semblent être en train d'évoluer sur de nombreux sujets, et le consentement n'y échappe pas… Alléluia.

Le consentement est le fait que chaque partenaire accepte une activité sexuelle (avec ou sans pénétration), un baiser ou des caresses.

J'ai trouvé une façon simple de retenir les bases de cette notion : il suffit de se dire que le consentement est la C.L.E.F. de toute relation.

C comme clair

Une personne qui ne dit rien ne dit pas oui. Elle n'a d'ailleurs pas besoin de résister physiquement pour montrer qu'elle n'en a pas envie. Un silence ou un oui hésitant doivent être interprétés comme des non.

L comme libre

Une personne qui est sous l'emprise de quelqu'un de violent, dont elle a peur des réactions (aussi bien les mots que les gestes), qui la force ou qui la menace, qui abuse de son autorité, de son pouvoir ou de sa confiance : ce n'est pas un oui libre. C'est en réalité un non.

E comme éclairé

Une personne qui dit oui sans avoir en sa possession toutes les informations dont elle a besoin est alors lésée. Exemple : si un partenaire ne veut pas mettre de préservatif alors qu'il a caché à sa partenaire qu'il avait des IST, c'est un non. Si une femme demande à enlever le préservatif en assurant à son partenaire qu'elle est sous contraceptif alors que c'est faux, c'est aussi un non. Il faut également que votre partenaire ait bien compris les informations et ait eu le temps de les assimiler. Si vous lui avouez l'avoir trompé·e et lui sautez dessus cinq minutes après, c'est aussi un non.

Un oui éclairé est un oui lorsqu'on est également en pleine possession de ses moyens. Si votre partenaire a pris des drogues ou bu trop d'alcool : c'est un non. Si votre partenaire est endormi·e ou assoupi·e : c'est un non. Si votre partenaire ne s'attendait pas à ce que vous le touchiez : c'est un non. Des abonnés m'ont confié que dans leur couple, les deux partenaires ont accepté de façon claire et libre de se toucher pendant qu'ils dorment. Dans ce cas-là, bien sûr, je n'ai rien à dire. Ça les regarde.

F comme fluide

« Mon mari m'a dit oui pour un cunni donc il acceptera que je le suce », « Mon plan cul m'a dit qu'elle était chaude hier soir donc elle le sera aujourd'hui », « Ma femme a enfin accepté que je la sodomise ce matin donc on va le refaire ce soir »... #BlaBlaBla

Ce n'est pas aussi simple que ça ! Un oui (même clair, libre et éclairé) n'est jamais éternel. JAMAIS. JAMAIS. JAMAIS. Mettons-nous ça dans le crâne. Il est fluide, il est révocable à tout instant.

On peut donc dire « Fais-moi l'amour, grand fou » lorsque l'on s'embrasse puis « Non, je n'ai plus envie que tu me touches » quelques instants plus tard. On peut passer de « Oh ouiii, c'est bon quand tu me pénètres » à « Arrête tout de suite » dans la même minute. Et on peut rouler une grosse galoche à un gars en boîte de nuit et refuser qu'il se mette à nous peloter les nichons.

En fait, c'est simple : le consentement n'est valable que lorsqu'il est présent À CHAQUE INSTANT et pour chaque geste. Et cela en dépit de la frustration d'un ou des deux partenaires.

L'AVIS DE CŒURNICHONS

Ce que je préconise est simple : demander à plusieurs reprises à notre partenaire si ce qui est fait lui plaît. S'il ou elle dit non : ne continuons pas. Si nous sentons qu'il ou elle n'ose pas nous dire d'arrêter, mais n'a pas l'air de prendre de plaisir, ressent des douleurs ou n'a simplement plus envie : ne continuons pas non plus.

« Tu aimes ? », « Tu te sens comment ? », « Tu es sûr d'avoir envie de faire ça ? », « Tu veux qu'on change de position ? », « Tu n'as pas mal ? »... Bref, vous avez compris l'idée. Il y a mille et une façons de prendre le pouls du plaisir de l'autre.

Quand commence le consentement ?

Certaines personnes pensent que la notion de consentement doit être inculquée dès la petite enfance et appliquée au sein même de la famille. Je fais partie de ceux-là.

Pourquoi forcer un enfant à embrasser sa tante Gertrude ou son oncle Jean-Richard s'il n'en a pas envie ? Ce n'est, selon moi, pas impoli de faire un signe de la main pour se saluer en disant «*Bonjour*», sans devoir passer par un contact physique.

Quand je rencontre des enfants, je leur demande s'ils sont d'accord soit pour un *check* de la main, soit pour la bise, soit pour un câlin si je les connais déjà bien comme mes huit nièces et neveux (oui, je viens d'une famille nombreuse). S'ils refusent : je n'insiste pas. S'ils n'ont pas l'air emballés, mais n'osent pas dire non : je n'insiste pas. Ce n'est pas non plus parce que je leur offre un cadeau d'anniversaire qu'ils sont redevables et doivent m'embrasser. Chacun a le droit d'avoir son point de vue sur ces questions, mais y réfléchir et en débattre est déjà une bonne chose.

Enquête

Le collectif féministe NousToutes a réalisé une enquête en 2020 auprès de 96600 femmes et les résultats sont pour le moins alarmants :

9 femmes sur 10 déclarent avoir fait l'expérience d'une pression pour avoir un rapport sexuel. Dans 88 % des cas, c'est arrivé plusieurs fois.

49,1 % des répondantes déclarent avoir déjà entendu des remarques dévalorisantes sur le fait qu'elles n'avaient pas envie d'avoir des rapports sexuels («frigide», «coincée», «pas normale», «chiante»).

Pour 1 femme sur 6, l'entrée dans la sexualité se fait par un rapport non consenti et non désiré. Pour 36 % de ces répondantes, ce rapport a eu lieu avant leurs 15 ans.

74,6 % des répondantes ont déjà demandé à arrêter un rapport sexuel en cours. Pour 38,2 % de ces répondantes, il est arrivé que le rapport se poursuive malgré leur demande d'arrêter. Au total, cela représente 27 % des répondantes.

L'AVIS DE CŒURNICHONS

Je me suis concentré ici sur les femmes, mais le non-respect du consentement peut évidemment affecter les hommes et les personnes non binaires. Il faut arrêter de penser qu'un homme (qu'il soit hétéro cisgenre ou LGBTQIA+) ne mérite pas qu'on lui demande s'il a envie ou non de réaliser telle pratique ou telle autre.

Cunnilingus

Le cunnilingus vient des mots latins *cunnis* – qui signifie « con », soit le sexe de la femme – et de *linguere* – qui signifie « lécher ». Miam. Attention à ne jamais écrire *cunilingus, avec un seul *n*, car ce *cuni* fait plutôt référence aux lapins. Et même si vous êtes chauds comme des lapins, je doute que cet animal ait un doctorat en léchage de minou.

Le cunnilingus est une pratique sexuelle orale consistant à stimuler les parties génitales féminines à l'aide de sa langue, de sa bouche ou de son nez. Moi, j'ai tendance à dire que le cunnilingus est le nuage de l'amour, car on en ressort souvent trempé. Hi, hi, quel poète, je vous avais prévenus.

POUR RAPPEL

Le cunni est du sexe à part entière et n'a pas besoin d'être suivi d'une pénétration pour procurer des orgasmes. Le cunnilingus peut se suffire à lui-même si c'est, bien entendu, ce que l'on désire. On a longtemps été habitué à voir le sexe comme une pratique reproductive – et donc à l'assimiler à la pénétration – alors que le sexe peut également être purement récréatif.

Selon un sondage Ipsos de 2014, 63 % des sondées apprécient cette pratique, mais selon un sondage Ipsos de 2016 pour *Psychologie Magazine*, elles ne seraient plus que 52 %. J'ai été un peu surpris par ces résultats et ai donc demandé à mes abonnées si elles aimaient qu'on leur fasse un cunnilingus : 87,5 % ont répondu oui tandis que seulement 12,5 % ont déclaré ne pas aimer le cunnilingus.

Notons que 8 355 personnes ont répondu à ce sondage sur Cœurnichons, mais qu'il est à titre indicatif et ne prétend pas respecter la réglementation des sondages. Il démontre sans doute que mes abonnées préfèrent le cunnilingus en comparaison à l'entièreté de la population française.

Comment faire (et réussir) un cunni ?

D'abord, il est important de préciser qu'**il n'y a pas qu'une seule façon de faire plaisir : chaque corps est différent et tous les trous sont dans la nature.**

N'attendez rien en retour, même si retour il y aura. Le cunnilingus n'est pas une monnaie d'échange pour obtenir une fellation ou une pénétration.

Concentrez-vous uniquement sur le fait de donner du plaisir à votre partenaire. Prenez le temps et faites preuve de patience : un orgasme vient rarement en quelques secondes.

Communiquez, c'est la base de la baise. Si vous sentez que votre partenaire préfère que vous accélériez vos mouvements de langue : faites-le. Si, au contraire, elle préfère que vous ralentissiez : faites-le. L'idée est de s'adapter à sa partenaire. Il n'y a pas une seule façon de faire un cunnilingus.

Si votre partenaire le souhaite, n'hésitez pas à mettre des doigts dans le vagin et à titiller le clitoris.

Les secrets de la zone K ou la méthode Kivin

C'est une méthode peu connue qui promet pourtant **d'avoir un orgasme en seulement trois minutes (si elle est bien réalisée).** À ne pas utiliser si vous ou votre partenaire n'aimez pas le cunnilingus ou si vous ne souhaitez pas faire du cunni une performance chronométrée.

D'abord, la méthode Kivin n'a strictement rien à voir avec Kévin, votre cousin fan de tuning, de Kev Adams et de Keen'V. Il s'agit d'une technique de stimulation de l'appareil génital féminin qui a été mise au point par le docteur Kivin.

Le principe est simple : stimuler le périnée ainsi que la zone K. Celle-ci se trouve entre le vagin et l'anus, donc entre la région anale et le gland clitoridien. La personne qui se fait lécher s'allonge alors sur le dos et lève une de ses jambes. Le ou la partenaire se place alors perpendiculairement et glisse ensuite sa tête sous la jambe relevée. Ainsi, les deux corps formeront la lettre T. De cette façon, il ou elle aura plus facilement accès à la vulve. Vous devrez ensuite placer deux doigts – l'index et le pouce – de chaque côté du clitoris afin de le stabiliser après l'avoir soulevé. La façon de lécher est différente du cunnilingus dit classique, car au lieu de lécher la vulve de haut en bas, il faudra lécher d'un côté à l'autre. L'objectif est d'atteindre directement le capuchon du clitoris. De cette manière, la zone stimulée sera plus large. N'hésitez pas à utiliser votre autre main en plaçant le majeur sur le périnée (qui se situe entre le vagin et l'anus). Vous pourrez alors sentir les contractions musculaires de votre partenaire.

Est-ce particulièrement technique ? Oui. Est-ce que vous réussirez à procurer un orgasme dès la première tentative ? Peut-être pas. Mais si vous souhaitez varier les plaisirs, alors ne doutez plus : appelez votre *crush* et essayez la méthode Kivin.

Ah ! J'ai failli oublier l'essentiel. Pendant l'acte, n'oubliez surtout pas de communiquer, de dire à votre partenaire si vous aimez ce qu'il ou elle vous fait, de ralentir le rythme ou de l'accélérer. Alors, ça vous tente ?

À proprement parler...

Le cunnilingus est-il sale ? La réponse est évidemment non. Certains (hommes et femmes) estiment que cette pratique est « sale » ou « dégradante ». Comment justifier cela ? Vous ne savez pas ? Je vous explique, de rien : c'est sans doute parce que le sexe féminin est « caché », plus mystérieux que le sexe masculin. Je pense également que la représentation d'une vulve dans les médias et dans la culture est beaucoup moins fréquente que celle du pénis. Combien d'entre nous parviennent à dessiner correctement une vulve ou un clitoris ? **Sachez par ailleurs que le cunni a longtemps été tabou en Occident, voire totalement pointé du doigt, jusque dans les années 1950.** L'Association américaine de psychiatrie avait d'ailleurs qualifié ceux qui pratiquaient le cunnilingus de « personnes souffrant d'un trouble mental »... Carrément ! Et la masturbation rend sourd, aussi ? Non.

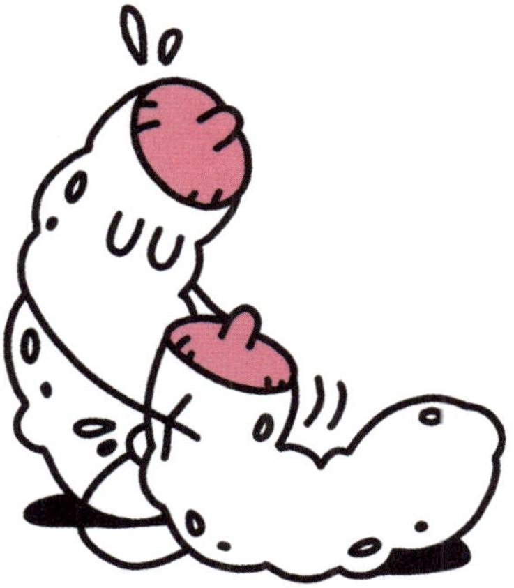

Le cunni sans flip

Certaines abonnées m'ont confié qu'elles ne sentaient pas à l'aise lors d'un cunnilingus. En cause :

- *la peur de « sentir mauvais » ;*
- *la peur de ne pas être assez bien épilée ;*
- *la peur que leur sexe déplaise visuellement au partenaire.*

Toutes ces craintes sont bien sûr légitimes, mais sachez que tous les sexes ont une odeur (que je trouve agréable, personnellement) et si la vôtre ne plaît pas à votre partenaire : ce n'est pas votre faute. On ne va quand même pas asperger nos minous et pipous de désodorisant à la lavande ou à la rose, si ? Non. Ne faites pas ça, c'est dangereux et inutile.

L'épilation n'est pas obligatoire, contrairement à ce qu'on a voulu faire croire aux femmes pendant longtemps. Si votre partenaire n'aime pas vos poils et que vous voulez les garder, alors dites-lui. Et s'il n'accepte pas, ce n'est pas de votre pilosité qu'il faudra se séparer. Toutes les lèvres externes et internes se valent. Votre sexe est comme il est, mais vous avez bien entendu le droit de complexer. Trouvez un ou une partenaire qui saura vous rassurer.

Cyprine

La cyprine vient du latin *cypris* qui était le surnom de Vénus, la déesse romaine de l'amour, de la séduction et de la beauté féminine. Ah ouais ? La classe ! Bon, c'est aussi le nom d'une espèce de mollusques bivalves marins vivant dans l'océan Atlantique nord. Moins classe. Mais ce qui nous intéresse ici n'est pas de parler de moule (quoique), mais plutôt du liquide sécrété à l'intérieur du vagin. Voici donc quelques infos à propos de ce jus d'amour.

La cyprine se compose en grande partie d'eau, ainsi que de quelques éléments chimiques, tels que l'urée (la substance filtrée par les reins), de l'acide lactique, des squalènes, des cétones et de la flore bactérienne. Cette dernière est composée de micro-organismes bactériens agissant comme une barrière qui protège des infections.

La lubrification vaginale, dite cyprine, est sécrétée à l'entrée du vagin par les glandes de Bartholin et de Cooper en état d'excitation sexuelle. **Elle provoque une sensation d'humidité et son rôle est essentiel à la sexualité.** Elle lubrifie donc les parois du vagin et les lèvres afin de favoriser la pénétration lors du rapport sexuel. De nombreux facteurs, tels que le moment du cycle menstruel, l'alimentation, une infection ou une prise de drogues, peuvent changer la texture, l'odeur et la couleur de cette sécrétion.

Quand la lubrification vaginale naturelle n'est pas suffisante, on parle de sécheresse vaginale (voir ce mot), ce qui occasionne parfois de la gêne ou des douleurs.

Et enfin, l'allergie à la cyprine existe, bien que très rare. Comme pour toute allergie sexuelle, elle se manifeste par des démangeaisons, des brûlures ou rougeurs sur les organes génitaux.

Bien qu'il s'y mêle, ce liquide ne doit pas être confondu avec les pertes vaginales.

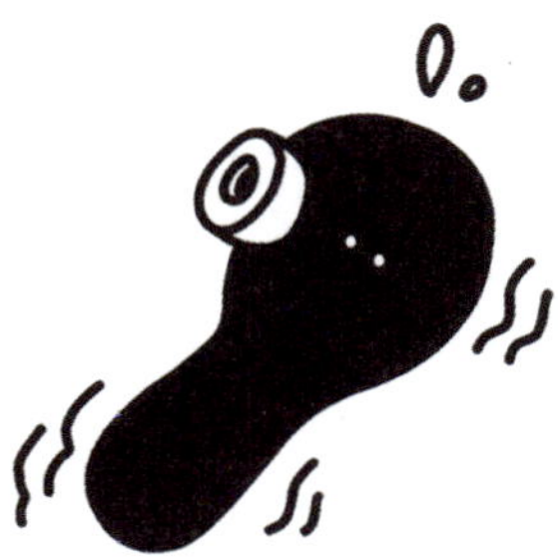

D comme

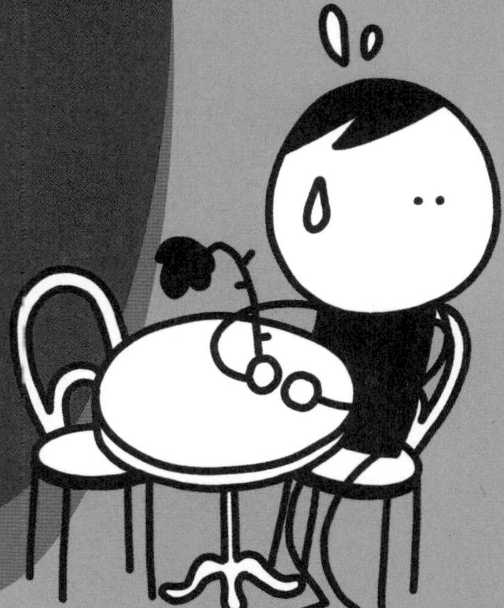

Date

Nous voici arrivés à ce chapitre si attendu qui nous concerne toutes et tous, à une seule occasion pour certains (chanceux !) et à plusieurs reprises pour beaucoup d'autres : le fameux date.

Bon, il est grand temps d'entrer dans le vif du sujet ! Ah bah LOL. C'est aussi ce que me disait une ex-copine (coucou Anaïs) quand elle ne sentait pas la carotte de mon lapin gesticuler dans son terrier… Les femmes, jamais contentes, hein. Depuis qu'elles ont le droit de vote, elles ont un peu trop pris la confiance… Il ne faudrait pas non plus qu'un jour elles nous demandent de trouver où est le clitoris… HA, HA, HA, quelle bonne blague. T'imagines ? HA, HA, HA. Je suis MDR.

Un mot qui date !

Ce mot vient de l'anglais *to date* et consiste à avoir un rencard avec une personne qui vous plaît et à qui vous plaisez… En théorie.

Aux États-Unis, il y a même un réel processus à respecter pour les plus puristes de ces rendez-vous amoureux. Il est possible d'avoir des dates avec plusieurs personnes en même temps, à condition de ne pas avoir eu *the talk*, soit la conversation. *The talk* est le moment où tout bascule, d'un côté ou d'un autre, où l'on confie à notre *crush* qu'on désire transformer cette amourette en relation de couple (exclusif ou non). Et il est évident que ce n'est pas parce qu'on a des rencards réguliers avec une personne – avec ou sans partie de jambes en l'air – qu'on est automatiquement en couple. On est au xxie siècle, hein. L'heure est à la libération sexuelle.

En France et plus globalement en Europe, tout cela semble plus naturel qu'aux States où il y aurait même certaines règles. Oui, oui. Selon certains Américains, il ne faudrait d'ailleurs pas embrasser avant le troisième date… Attendez… Le troisième ?! Oh, my godemichet, *it's so boring! And if I wanna have sex on the first date? Whatever*, je fais ce que je veux. De toute façon, *everybody knows que nobody* peut résister à mon *fucking* charme de Portuguese Belgo-Frenchy. *Yes, for sure.*

Le date, le lieu et l'heure !

Je ne vais pas y aller par quatre chemins : vous manquez cruellement d'imagination et les gens ont tendance à s'ennuyer à vos côtés. Bim ! Badaboum ! Voilà, c'est dit. De rien, c'est pour votre bien.

j'ai donc décidé de vous aider à prendre des risques et afin d'avoir des papillons dans le ventre et de vous faire butiner le miel par un gros dard sans jamais avoir le bourdon #ViveLaNature.

Bars et restos : des classiques indétrônables. La majorité des rencards se passent en effet dans des bars, en face-à-face, à regarder l'autre dans le blanc des yeux pendant qu'il essaie de se faire passer pour une version améliorée de ce qu'il est vraiment. Un classique, oui, mais qui a ses avantages... et ses inconvénients.

Nous sommes entourés par de nombreuses autres personnes. Cela est rassurant si l'on tombe sur un serial killer, car il y a peu de probabilités que celui-ci nous découpe et nous cuisine en plein milieu du bar... Sauf si, bien entendu, tous les clients sont en réalité des intermittents du spectacle, payés au lance-pierre par ce psychopathe, en échange de leur discrétion pendant et après l'assassinat... Ouais, faites gaffe, ça se tient. Si notre rencard ne nous passionne pas, on peut toujours noyer sa peine dans un whisky-Coca, un amaretto, une bière blonde ou même un cocktail mangue-passion-gingembre-noix de pécan-feuille de menthe-coulis de tomate-patate douce-mandarine-concombre-persil-basilic-ortie à 23 euros le verre. Ça coûte cher de se faire chier.

Le bar est l'endroit idéal pour s'enfuir en toute discrétion. *« Attends, je reviens, je vais aux toilettes. »* Et hop ! Dès que l'autre a le dos tourné ou le regard rivé sur son smartphone, vous quittez le lieu sur la pointe des pieds sans aucune vergogne. Le tour est joué. Je vous déconseille néanmoins de le faire, car ce n'est pas très poli et qu'il vaut mieux privilégier l'honnêteté... mais si vous le faites, par pitié, ne le faites pas à moitié : laissez-lui au moins l'addition à payer. Ça lui fera un joli souvenir.

Et enfin, si le serveur ou la serveuse vous plaît davantage que la personne que vous rencardez (cela m'arrive au moins deux fois sur trois), parlez de vos ex sans vous arrêter jusqu'à ce que la personne en ait marre et se barre, puis allez draguer le serveur. Sur un malentendu, ça peut marcher.

OK, vous ne vous ferez sans doute pas couper en mille morceaux du fait d'être entourés. C'est bien, d'accord, mais vous ne vous ferez pas non plus bouffer le cul. Ah oui, dommage. Sauf si, bien entendu, tous les clients sont en réalité des intermittents du spectacle payés au lance-pierre par Jacquie et Michel, en échange de leur indiscrétion pendant et après le tournage porno. Ouais, faites gaffe, ça se tient... comme mon gros gourdin.

L'alcool, ça coûte cher. Les sodas aussi, d'ailleurs. Il arrive même que les toilettes soient payantes alors qu'on est pourtant client (j'ai vécu ça à Bruxelles, ma vessie s'en souvient encore). Et on a tendance à l'oublier, mais tout le monde n'a pas les moyens financiers de dater dans des bars. Imaginez. Vous payez, disons, 10 euros par rencontre (si vous ne commandez pas de charcuterie à 439 boules le plateau). Vous faites une rencontre par semaine... bim, calcul mental, j'enlève deux... non trois, bam je divise, non je multiplie, loi de Pythagore, l'hypoténuse au carré... C'est bien ce que je craignais : cela fait une dépense mensuelle de 40 euros... Soit quatre mois d'abonnement premium à un site porno. Dur.

Le bruit, le mouvement, la foule et la musique électro dont on se passerait bien pour un date. Privilégiez plutôt un bar calme où vous pourrez aisément converser, apprendre à connaître l'autre, remarquer à quel point son cheveu sur la langue vous exaspère et, bon sang : oubliez les discothèques s'il vous plaît ! On n'a jamais trouvé l'amour de sa vie en boîte à 4 heures du mat', avec trois grammes et demi dans le sang, affalé au sol comme un cachalot échoué sur une plage... À part mon grand frère (c'est l'exception), marié depuis plus de dix ans à une superbe femme, qui a quatre gosses magnifiques, une maison

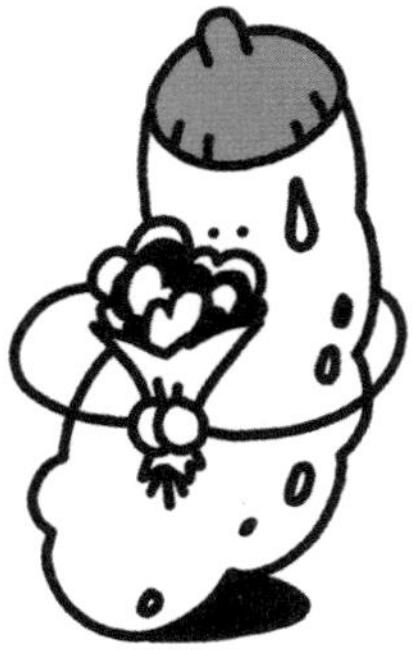

spacieuse à la campagne, un trampoline, deux chiens rigolos et même des poules... Quelle vie de merde ! Courage, bro' !

Et enfin, pour les personnes introverties et/ou timides (c'est différent, mais j'ai la flemme de vous expliquer), un rencard dans un café peut être une réelle épreuve. Car qui dit bar dit table et qui dit table dit face-à-face. On est d'accord ? Bien. Cela peut mettre mal à l'aise certains de se retrouver face à un inconnu pendant de longues minutes, voire de longues heures, avec pour seul divertissement visuel le petit vieux accoudé au bar qui montre sa raie depuis une demi-heure. Privilégiez donc dans ce cas un autre endroit pour flirter, par exemple :

Parcs et jardins : la balade des gens amoureux ? Aaaaah, que j'adore les promenades hivernales, printanières, estivales et automnales (oui, je connais les quatre saisons par cœur et je sais même lacer mes chaussures). J'aime organiser mes rencards dans des parcs, car on peut alterner des moments proches (assis sur un banc à manger une glace) et plus éloignés (comme lorsque l'on marche et que notre futur mari ou future femme se trouve à nos côtés et pas en face). **C'est l'endroit idéal pour dater lorsqu'on est timide ou simplement quand l'autre a une haleine de chacal.**

Les promenades peuvent également être faites en plein centre-ville afin de profiter de l'architecture ou de papillonner de terrasse en terrasse. J'ai personnellement un petit penchant pour celles qui se déroulent le long des quais de Seine ou de la Garonne. Évitez tout de même les forêts et autres lieux trop peu fréquentés, on ne sait jamais que vous tombiez sur le fameux psychopathe qui découpe des corps.

Ciné, musées pour dater ? ouaip... Je n'ai pas grand-chose à dire à celles et ceux qui organisent leur premier date au cinéma. Je n'ai jamais compris l'intérêt. Si votre kif, c'est juste de mater un film en ne discutant avec personne et en vous goinfrant de pop-corn, restez chez vous et faites-vous l'intégrale de *Joséphine Ange-gardien* ou la filmographie de Clara Morgane. Mais ne faites pas payer 12 euros à un pauvre mec ou une pauvre meuf qui a juste envie de vous pécho. D'ailleurs, il faut que je vous raconte ! J'ai expérimenté le sexe au cinéma et, franchement, c'était pas foufou. Je me faisais tranquillement pomper dans des WC trop exigus pour la taille de mon tuyau, quand un daron s'est mis à engueuler son gosse parce qu'il n'avait pas pissé droit et qu'il en avait mis partout... Résultat : j'ai bandé mou et je n'ai justement pas eu la chance d'en mettre partout.

Une exposition sur l'art japonais du pliage de papier ? Sur le septième art des années 1950 ? Sur les pionniers du *street art* ? Sur la reproduction des crustacés d'eau douce ? Sur un peintre inconnu de son vivant qui aurait mieux fait de rester inconnu ? Peu importe ce que vous choisirez : c'est chiant à mourir. Moi, personnellement, j'adore les musées, mais pour un premier date, cela ne vend peut-être pas assez de rêve... À moins que votre partenaire soit antiquaire, bibliothécaire, prof de latin, écrivain ou juste moi.

Esprit gamer : bowling, laser game et autres festivités... Ah enfin ! **Le bowling, voilà une activité rigolote et originale qui se prête parfaitement à un premier rencard,** et ce, pour trois raisons : d'abord, on n'est pas obligé de parler non-stop puisqu'il faut se lever et jouer. C'est ludique ! Ensuite, c'est toujours une bonne expérience de mettre ses doigts dans des trous. Une passion en ce qui me concerne. Et enfin, le bowling vous permet de mater le cul de votre potentiel futur partenaire à plusieurs reprises, sans qu'il le remarque. Dans un bar ou au cinéma, il y a peu de chance qu'il vous tourne le dos... sauf si, bien sûr, c'est un tournedos... mais sachez que dans ce cas-là, vous êtes en train de flirter avec un bœuf. #WakeUp

Un laser game, du karting, du paintball, un espace game, un bar à jeux de société, une fête foraine... en voici des lieux intéressants pour flirter. J'aime bien l'idée d'apprendre à connaître l'autre tout en le « défiant » à des jeux. Cela permet de voir d'abord s'il aime s'amuser, mais aussi s'il est mauvais perdant.

- *si vous l'affrontez au Scrabble et qu'il place les mots « bite », « chatte » et « couilles », vous connaîtrez tout de suite ses intentions et son niveau de langue très limité. A contrario, s'il parvient à placer les mots « équanimité », « pétrichor » et « mélopée », vous comprendrez qu'il aurait peut-être fallu aller au musée ;*
- *s'il se perd à plusieurs reprises dans l'escape game, vous saurez directement qu'il n'a pas le sens de l'orientation et qu'il y a peu de chance qu'il trouve un jour votre clitoris ;*
- *s'il voue une passion sans limites (comme moi) à la pêche au canard dans les fêtes foraines, vous n'aurez plus aucun doute sur son âge mental ;*
- *et s'il prend très au sérieux les règles du Monopoly, alors c'est un foutu capitaliste à l'âme d'un banquier de Wall Street qui vendrait père et mère pour quelques dollars.*

La piscine pour plonger dans son date ! Oui, vous avez bien lu : la piscine. Quoi de plus sensuel que l'eau ? Quelle occasion parfaite pour découvrir le corps de l'autre en maillot. C'est idéal pour ne pas avoir de surprise une fois au lit. Des vergetures ? Pas de honte. Un bidou bien gras ? Pas de honte. Des cicatrices ? Pas de honte. Des nichons qui tombent ? Pas de honte. Un maillot de bain Bob l'Éponge ou Hello Kitty ? Une honte ! Mais si le feeling passe, laissez-vous aller à un premier baiser sous l'eau. C'est si romantique, comme dans une série Netflix de mauvais goût. Je plonge dans ton bassin, mais c'est toi qui bois ma tasse. (Voir *Aquatique*.)

Un lieu qui vous ressemble

Que vous soyez adeptes de bars, de restaurants, de promenades, de cinéma, de théâtre, de musées, de bowling, de piscine ou autres, il est important de trouver un endroit ou une activité qui vous ressemble vraiment. Un lieu où vous vous sentirez le plus à l'aise possible afin de pouvoir déployer vos plus beaux atouts de séduction. Tel le paon lorsqu'il fait la roue pour séduire les femelles, ses jolies plumes colorées très longues qu'il déploie en éventail lors de la parade nuptiale. Et il est également nécessaire d'être sûr que l'autre s'y sentira bien aussi, car, pour rappel, un rencard se fait à deux. Ouais, je vous jure.

C'est dingue ça, non ? J'ai connu trop de gens qui n'ont jamais pris la peine de savoir si l'activité qu'ils me proposaient me bottait ou non. Et c'est un *red flag* pour moi… #ThankYouNext

Comment quitter un date ?

Votre rencard est aussi intéressant qu'un documentaire Arte ou que l'émission « Mask Singer » sur TF1 ? Ça arrive tous les jours à plein de gens et même à de beaux gosses belgo-portugais et écrivains à succès. Voici donc quelques stratégies pour vous extirper d'un rencard de façon plus ou moins délicate.

Le plan clé. C'est ma préférée et celle que j'ai le plus souvent utilisée : prétexter qu'on a reçu un message nous disant que notre coloc ou un membre de notre famille a oublié ses clés à l'intérieur et est par conséquent bloqué dans la rue. Et hop ! En plus de donner une raison plus ou moins plausible, vous aurez l'image d'une personne bien qui ne veut pas laisser un ami dans le pétrin… Vous êtes un sauveur et par définition vous vous sauvez. Hi, hi.

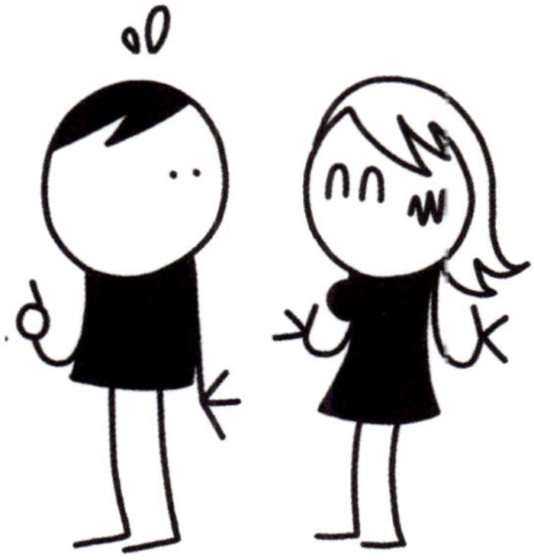

LA VIE DE CŒURNICHONS

Cette méthode est de plus en plus populaire et peut vous mener à des situations cocasses. Un soir, je datais une fille qui ne me plaisait pas assez (oui, ça m'arrive souvent, je ne suis jamais content). Je m'apprêtais à lui dire que je venais de recevoir un message de ma colocataire quand elle a pris son téléphone et m'a dit : « Oh non, mon coloc est vraiment dans la merde, il n'a pas ses clés, il faut que j'y aille. » J'ai souri et ai alors découvert qu'on avait sans doute plus de choses en commun que je ne le pensais… Je lui ai donc fait la cour pendant des semaines, en me donnant corps et âme pour la conquérir et, grande nouvelle, nous venons d'avoir notre second enfant. Nous envisageons désormais de les élever en Martinique sur un bateau, animés par une grande soif d'aventure et de liberté… Non, je déconne. Elle est partie, et je ne l'ai plus jamais revue.

Le plan bâille. Si vous êtes aussi lâche que moi, optez pour l'option de faire comprendre à votre potentiel partenaire que vous vous ennuyez. Vous pouvez bâiller, par exemple. Une fois, deux fois, trois fois, dix fois, cent fois s'il le faut. L'important est de faire passer le message. N'oubliez cependant pas de mettre la main devant votre bouche, car il n'a pas mérité d'avoir une vue privilégiée sur vos caries. Vous pouvez également textoter sur votre téléphone ou surfer sur

Instagram. Cette stratégie est sans doute la plus impolie qui existe, donc il faut savoir doser : pianoter quelques secondes, d'accord, mais ne vous mettez pas à jouer à *Candy Crush* pendant de longues minutes. #ParPitié #OuiJeLAiVécu

La franchise. Je ne suis jamais parvenu à utiliser cette technique réservée aux gens qui n'ont pas de cœur, ou qui en ont peut-être trop. Être honnête et dire à l'autre qu'il ne nous plaît pas ? Mais quelle mouche vous a piqué·e ? « *Tu es très sympa, mais on va s'arrêter là* », « *J'ai passé un bon moment, mais toutes les bonnes choses ont une fin et voilà, nous y sommes* » ou encore « *Tu es gentil, mais tu as le charisme d'une huître* », non... peut-être pas celle-ci. C'est délicat de trouver les mots justes pour faire comprendre à l'autre qu'il n'y aura pas d'avenir en commun, sans pour autant le blesser.

La radicalité. Si vous n'avez aucun ami pour vous sauver, que vous ne parvenez pas à être franc et que vous ne voulez pas paraître impoli en bâillant, il vous reste toujours la méthode la plus radicale de toutes : vous lever et partir sans dire un mot. Ce n'est pas gentil, c'est vrai, mais ça a le mérite d'être efficace. Vous passerez pour quelqu'un qui ne mérite pas l'intérêt et il vous aura oublié·e aussi vite qu'un claquement de fesses.

Deep spot

Le gland du clitoris et le point G sont les deux petits nuages des personnes à vulve sur lesquels on aime se lover, mais il existe également un autre paradis qui répond au nom de *deep spot*, qu'on pourrait traduire par « point profond ».

Mais où se trouve-t-il et comment le stimuler ? Prenez votre petit sac à dos Dora l'Exploratrice, une gourde, une boussole, une carte et allez à la recherche de ce lieu de plaisir !

C'est quoi ?

À la différence du point G qui se trouve à l'entrée du vagin, **le point profond se trouve par définition en profondeur de celui-ci, près du col de l'utérus.** Ah oui, n'oubliez donc pas de vous munir d'un masque de plongée et d'un tuba.

Le *deep spot* a deux zones distinctes : le *back* et le *front*. Rien à voir avec la piste d'atterrissage qui me sert de front dégarni.

Le **back deep spot** désigne le point profond avant, qui est situé du côté du ventre (à environ sept centimètres de l'entrée du vagin) tandis que le **front deep spot** est situé du côté fesses (un peu plus loin, à neuf centimètres). Le *back* est plus sensible que le *front*.

La taille de ces deux points est identique à celle du point G : plus ou moins deux centimètres de diamètre.

Pour la petite minute historique et médicale, c'est le docteur Chua Chee Ann qui a découvert et révélé dans les années 1980 qu'il existe une forte excitation lorsque l'on stimule la zone située au fond de la cavité vaginale. Cette stimulation permet, outre des orgasmes puissants, de lubrifier de façon rapide la machine. Le *deep spot* est donc un ami sur lequel on peut compter.

Comment l'atteindre ?

Bonne nouvelle : on peut stimuler le *deep spot* en solo ou en duo, avec un pénis, un joujou ou même avec des doigts. Tous les chemins mènent à l'orgasme. Il faut d'abord être dans un *mood* d'excitation, mais également de patience. Je recommande toujours d'utiliser du lubrifiant (de qualité !) pour humidifier vos parties génitales, mais ce n'est pas obligatoire si votre vagin mouille aisément.

Si vous comptez l'explorer en solo, commencez par y mettre un doigt ou deux et vous détendre le plus possible. Continuez ensuite si vous le souhaitez avec un sex-toy, de préférence vibrant et légèrement incurvé et laissez-le explorer votre paradis. Insérez-le le plus profondément possible sans vous faire mal et en étant suffisamment excitée. Faites des va-et-vient avec le joujou et n'hésitez surtout pas à caresser votre clitoris en même temps. #UnMaxDePlaisir

> Serrer votre périnée peut vous aider à ressentir des sensations bien plus puissantes. Alors, on ne chôme pas et on se donne à fond.

Si vous comptez l'explorer en duo sachez que le *deep spot* est accessible *via* la pénétration, mais n'hésitez pas à commencer par des caresses et de longs baisers qui vous feront davantage mouiller, qui vous mettront dans une bonne disposition afin de vous laisser aller à la recherche du trésor.

Une fois que votre partenaire est prêt à fourrer son petit pain dans votre four chauffé, **privilégiez des positions favorisant la pénétration profonde.** La fameuse levrette est idéale pour cela et ce n'est pas la peine de vous expliquer comment on fait. Mais notez qu'une autre position est tout aussi efficace : l'Alléluia. Oui, elle s'appelle comme ça. Ce n'est pas un blasphème. Cette gymnastique veut que la femme se mette sur le dos et pose ses jambes sur les épaules du partenaire. Mamma mia, j'ai des images fabuleuses qui me reviennent à l'esprit. Bonjour à mes ex. Vous me manquez.

Stimulation du *front spot* avec les doigts

Comme pour toute pénétration (et toute masturbation), il est important que votre partenaire se lave les mains et les ongles. L'hygiène, c'est la base de la baise.

Il pourra ensuite insérer son index ou son majeur (celui-ci étant plus long et peut-être plus approprié) le long de la partie supérieure de votre vagin de façon délicate. Il commencera par sentir les stries assez rugueuses de la paroi vaginale jusqu'à atteindre une zone plus douce. Bingo ! Il a fait bonne route et est arrivé à destination. Pour les mouvements, il pourra simplement appuyer sur cette zone pour vous faire kiffer de ouf malade.

Stimulation du *back spot*

Pour le *back spot* (qui, pour rappel, est plus sensible donc allez-y mollo), privilégiez la position sur le ventre. Votre partenaire se concentrera désormais sur la partie inférieure de votre vagin.

Si vous ressentez une sensation se rapprochant de celle de la pénétration anale : pas de quoi s'inquiéter. C'est tout à fait normal puisque le *back spot* est très proche du rectum.

Stimulation des deux points

Si on a plusieurs doigts, ce n'est pas uniquement pour résoudre des Rubik's cube. Votre partenaire pourra donc insérer son index et son majeur et les écarter doucement afin de toucher le *front* et le *back spot* simultanément. L'extase assurée si vous êtes excitée et qu'il s'y prend correctement.

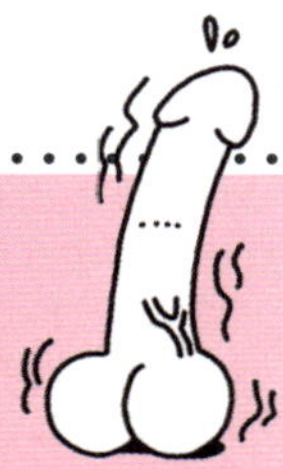

NOTES

Le deep spot n'est bien entendu pas réservé exclusivement à un rapport hétéro puisqu'il est possible de l'atteindre entre deux personnes à vulve. Les jouets et les doigts suffisent. Si ce n'est pas merveilleux, ça !

Si vous ne parvenez pas à trouver vos deep spots, vous pouvez toujours réessayer plusieurs fois. Prenez le temps de vous découvrir en solo ou en duo. Et si, vraiment, vous ne le trouvez pas ou simplement que vous n'aimez pas, il n'y a pas de quoi en rougir. Il existe énormément d'autres choses à faire, car le corps est peuplé d'endroits érogènes. Le tout est de ne faire que ce que vous avez envie de faire.

Dépendance affective

Vous voyez le moi d'il y a dix ans ? Non, comment ça ? Celui qui courait après ses partenaires, souvent toxiques, par peur d'être seul. Celui dont l'estime de soi ne dépendait que de facteurs extérieurs et du regard des autres. Celui qui ne parvenait pas à vivre sans avoir sans cesse l'approbation des gens. Celui qui manquait de confiance en lui dans tous les domaines, tant au travail qu'en amitié et, encore plus, en amour. Celui qui se perdait totalement pour plaire à sa ou son partenaire. Celui qui ne se voyait pas vivre seul, par crainte de la solitude et sans doute de lui-même. Celui qui, par peur d'être abandonné, a accepté le pire dans une relation : la violence, les insultes et l'humiliation quotidiennes.

Vous voyez ce type, le moi d'il y a dix ans ? Eh bien, vous comprenez alors ce qu'est la dépendance affective.

Les causes et les conséquences

Il existe de nombreux facteurs menant à la dépendance affective. Elle touche principalement les personnes ayant connu un traumatisme en lien avec l'abandon lorsqu'elles étaient enfants, mais aussi : le harcèlement scolaire, le manque d'affection de ses parents, un choc émotionnel. La dépendance affective peut également survenir après une déception amoureuse lorsqu'on est adolescent ou adulte.

Elle se traduit parfois dans les faits par de la jalousie, un chantage affectif, une insatisfaction chronique, des comportements compulsifs et peut mener, dans certains cas, à la conjugopathie. Ce trouble psychologique proche de la dépression et centré sur le couple est une situation où les deux partenaires ne s'épanouissent plus du tout (du tout, du tout) dans la relation, au point où s'en dégage une souffrance dite sévère. Ils interprètent alors de façon erronée tous les propos ou gestes de l'autre et vivent perpétuellement dans le conflit ou la lassitude. Il y a alors une réelle rupture de communication.

Soigner la dépendance

Pour toute dépendance et addiction, il y a des solutions. Mais avant de prendre contact avec un psychothérapeute, il est nécessaire que le couple se rende compte de la situation dans laquelle il se trouve, ainsi que de la dépendance affective d'un ou des deux partenaires. Sortons du déni et n'hésitons jamais à demander de l'aide, vraiment. #PrendreSoinDeSonCœur #PourMieuxProfiterDeSonCul

Différence d'âge

On ne va pas se mentir : la différence d'âge semble parfois plus problématique pour ceux qui ne font pas partie du couple que pour le couple lui-même. Prenons, par exemple, l'un des duos présidentiels les plus originaux de la Ve République française : le beau et talentueux Monsieur Emmanuel Macron et la belle et non moins talentueuse Madame Brigitte Macron…

Vous avez vu comme j'y mets la forme ? J'essaie en réalité d'éviter un contrôle fiscal. J'ai bien trop peur que les huissiers se rendent compte de la fortune colossale que j'ai placée dans un montage financier très complexe aux Bahamas… Fortune de quelques modestes milliards amassés en faisant fièrement travailler des Ouïgours à la confection de préservatifs de basse qualité. Des capotes aromatisées au quinoa, au sarrasin et au boulgour, revendues à des bobos parisiens qui oublient trop souvent que ce n'est pas très vegan de bouffer de la bite puisque c'est aussi de la chair animale… Bref. Je m'égare. Et je vais encore me faire des ennemis. C'était de l'humour grivois, pas la peine d'en faire tout un fromage… En plus, désolé de vous le dire, mais le fromage, c'est pas très vegan, hein.

Donc, je disais. Bribri a vingt-quatre ans de plus que Manu. À leur entrée fracassante dans la vie publique, le couple s'est vu moqué maintes et maintes fois ; tant par des humoristes plus ou moins doués que par des internautes plus véhéments encore. Bribri a alors été dépeinte entre autres en « Grand-maman qui fait du bon café ». Ah, c'est rigolo, ça. Bravo, Laurent Gerra, c'est fin et ça se mange sans faim. Mais qui suis-je pour critiquer l'humour des autres ? Personne. Étant moi-même un aficionado de la rigolade *borderline*, de la galéjade franchouillarde et de la boutade moqueuse. Ce qui me désole dans cette histoire n'est donc pas tant la qualité des vannes faites à l'égard ou à l'encontre de Bribri, mais bien que celles-ci sont tristement symptomatiques d'un sexisme ambiant. Eh ouais.

Prenons le mec aux cheveux orange rebelles… Comment s'appelle-t-il déjà ? Mais si, vous savez, celui qui se vantait « d'attraper les femmes par leur chatte »… Ah oui ! Donald Trump. L'ancien président des States a la même différence d'âge avec celle qui partage sa vie, Melania, que le couple présidentiel français. Mais dans ce cas-ci, c'est elle qui a vingt-quatre ans de moins que lui. Attention, l'info qui suit va vous sembler très surprenante (ou pas) : Nanald a factuellement été moins critiqué sur son couple que l'a été Bribri… Oh, mais non, vraiment ?! Waouh. Mais pour quelle raison ?

Simple : c'est un homme. Oui… Quand une personne à pénis est plus vieille qu'une personne à vulve, eh bien, cela choque souvent moins que l'inverse… Pourquoi ? Le patriarcat, sans aucun doute, ainsi que la représentation du couple à la télévision et au cinéma… mais je n'entrerai pas dans les détails (j'ai pas le temps, désolé, je suis garé en double file).

Les choses semblent cependant évoluer peu à peu. Leonardo DiCaprio, bourreau des cœurs et sans doute bourreur de culs, a récemment été pointé du doigt au sujet de ses conquêtes. Depuis sa romance avec le mannequin Gisele Bündchen en 2001, le Casanova du *Titanic* n'a jamais été en couple avec une femme de plus d'un quart de siècle. L'homme de 49 ans n'est en effet resté en couple avec Bar Refaeli, Kelly Rohrbach et Nina Agdal que jusqu'à ce qu'elles atteignent les 25 ans… 25 ans, pile ? Oui, à peu de chose près. Disons que le hasard (dé) fait bien les choses…

Alors, d'accord, nous pourrions bien entendu nous questionner sur ce fétichisme des jeunes femmes… Mais en réalité, qu'importe ?! Elles sont majeures, d'abord, et le don Juan aux yeux clairs fait ce qu'il veut de son pénis oscarisé… Car ceux qui défendent ces femmes en les faisant passer pour de potentielles « victimes d'un prédateur » n'ont strictement rien compris. Ce n'est, selon moi, pas faire faveur au féminisme que de penser qu'elles ne sont pas assez armées intellectuellement pour faire des choix conscients et éclairés du fait de leur âge. Notons tout de même qu'il y a dans certains cas une réelle emprise liée au pouvoir et au statut social de l'homme.

Si l'on part du postulat qu'il ne faut pas critiquer les choix amoureux de Bribri, il ne faut également pas le faire au sujet de celui qui interprète *Gatsby le Magnifique*. Ni au sujet de personne, en fait (excepté les actes illégaux, bien sûr).

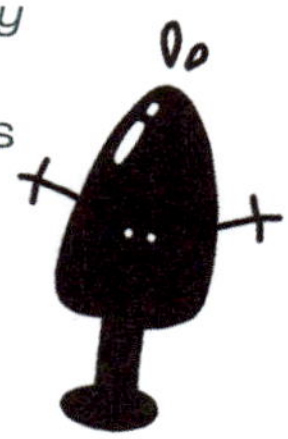

En résumé, il est selon moi et dans la plupart des cas totalement déplacé de juger la différence d'âge de deux personnes qui s'aiment… et même de deux personnes qui ne s'aiment pas. J'exècre d'ailleurs l'argument avancé par certains pour dévaluer les femmes (ah, les femmes, encore, tiens donc…) qui fréquentent des hommes âgés richissimes. Il n'y a d'abord aucune preuve qu'elles ne sont pas amoureuses. Et même si, je dis bien si, elles les épousent pour leur argent… en quoi est-ce votre problème ?! Il faut balayer devant sa porte avant de regarder si le jardin est plus vert ailleurs et de se faire une montagne de quelque chose qui ne vous *fucking* regarde pas… J'adore les expressions, vous l'aurez remarqué.

L'amour n'a pas d'âge ?

Évidemment que non, mais la différence d'âge semble avoir, dans certains cas, un impact sur la durabilité du couple. Selon une étude menée par des scientifiques de l'université du Michigan et de la Emory University à Atlanta, plus l'écart d'âge est faible et moins les couples mariés ont une (mal) chance de divorcer.

L'enquête révèle que les duos qui n'ont que douze mois d'écart ont une probabilité de 3 % de se séparer, 18 % pour ceux qui ont cinq ans de différence d'âge et 39 % pour ceux qui ont dix ans d'écart. Quant aux couples qui ont vingt ans ou plus de différence, le résultat est sans appel : il grimpe à 95 %… Waouh.

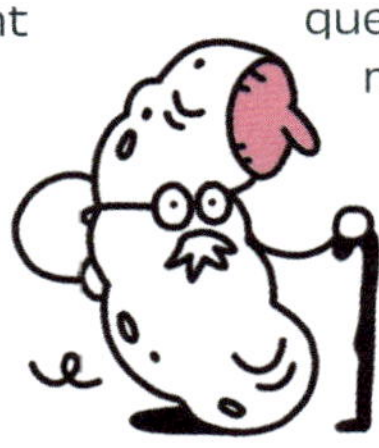

Cela s'explique, selon eux, par le fait que les attentes ne sont pas les mêmes chez les deux partenaires. Ça tient la route. J'ai 32 ans à l'heure où j'écris cette pépite littéraire et mes préoccupations actuelles sont les suivantes : comment payer mon loyer sans devoir vendre un rein, comment trouver l'amour de ma vie sans devoir mentir sur les applications de rencontres et comment être un adulte responsable en continuant à jouer à *Pokémon* sur la Nintendo Switch au lieu de chercher un travail ? Pas facile, je sais.

Si je fréquentais un homme, une femme ou une personne non binaire de 30 ans mon aîné (et pas mon néné, LOL), nous n'aurions peut-être pas les mêmes questionnements. Une partie des sexagénaires se demandent effectivement comment ils vont parvenir à payer le loyer de leur fils sans vendre un rein, comment aider ce gros boulet célibataire au cœur de pierre à trouver l'amour de sa vie et comment faire en sorte qu'il arrête de jouer à *Pokémon* au lieu de chercher du boulot.

Plus sérieusement, je suis sorti avec une personne qui avait quelques années de moins que moi. Elle avait 20 ans et moi, 30… Ouais, on m'appelle Leo Dick-aprio dans le milieu du sexe. Au début, tout allait bien : nous étions attirés l'un par l'autre comme deux aimants, nous faisions l'amour comme des lapins (en moins rapide, parce que j'ai plus 20 ans, moi) et nous adorions passer notre temps à flâner dans les rues bruxelloises, allant de bar en bar, une pinte à la main et le sourire aux lèvres. C'est touchant, je devrais penser à écrire un livre. Mais très vite, je me suis amèrement rendu compte que nous n'avions pas les mêmes attentes et objectifs de vie. Cette personne découvrait le monde et jouissait timidement de ses premiers pas dans la vie adulte, ainsi que de la liberté physique et mentale insufflée par son jeune âge, tandis que moi, en bon trentenaire torturé aux doigts de fée (si tu vois c'que j'veux dire), j'avais plutôt envie de m'engager. De sécurité. De calme. De soirées Netflix *and chill* à se bécoter et pas de déhanchés chaque nuit en discothèque à écouter du Beyoncé.

Nous avons alors mis un terme à la relation d'un commun accord, même si elle était plus d'accord que moi. En gros, je me suis fait plaquer. Chuuut, ne le répétez pas, car les icônes ne se font jamais larguer.

En chiffres

Selon une étude de l'Insee datant de 2017 : 6 hommes sur 10 sont plus âgés que leur partenaire. Il ne s'agit pas là d'un chiffre mirobolant, mais il est peut-être révélateur d'un phénomène expliqué par la sexologue Evelyne Dillenseger : « Les hommes, surtout dans le cas d'une deuxième union, aiment se tourner vers des femmes plus jeunes. Ils ont l'impression d'avoir un second souffle, d'autant plus qu'ils peuvent encore généralement procréer. »

Et les femmes, dans tout ça ? Selon un rapport de 2019, à partir de 35 ans, celles-ci seraient plus enclines à avoir une relation amoureuse avec un homme plus jeune. L'étude révèle également que 79 % des hommes n'auraient aucun problème à l'idée de se mettre en couple avec une femme plus âgée qu'eux (de cinq ans et plus). AAAAAAAAAAMEN.

Je ne suis évidemment personne pour vous dire ce que vous devez faire, mais j'adore l'idée de faire semblant que oui, alors tendez l'oreille ou plutôt ouvrez grand les yeux, car ces quelques conseils peuvent vous aider.

Ne pas faire semblant. Il ne faudrait pas faire l'autruche et oublier dès le début la différence d'âge entre vous. Quand la différence d'âge est importante, ce serait dommageable d'attendre de l'autre qu'il ou elle réagisse comme s'il avait votre âge, tant dans sa mentalité et ses attentes mentionnées précédemment, que dans les problèmes liés à la sexualité. À un certain âge, les hommes rencontrent des problèmes érectiles et les femmes des fluctuations de leur libido dues à la ménopause. Pas de jugement et beaucoup de communication… Avec une bonne dose d'huile de coude, on s'en sort toujours.

Se foutre de tout, ou presque. Dès qu'on s'éloigne du schéma classique amoureux, qu'il s'agisse d'une différence d'âge au sein de notre couple ou d'une sexualité et de pratiques différentes de la norme, nos proches s'inquiètent tout naturellement pour nous. Et ce n'est pas mauvais, en soi. Il faut bien entendu parvenir à s'affranchir de l'avis de nos amis, collègues, familles et inconnus, mais cela peut se faire en douceur. On ne parvient à faire comprendre aux autres qu'avec du tact et des arguments. Si vous êtes heureux et sûrs de vous, cela se verra et vos proches n'auront d'autre choix que d'accepter les vôtres. Moi, par exemple, je n'aime pas le fromage et cela n'a pas toujours été facile à vivre… Cela vous paraît dérisoire ?!! Eh bien, franchement, laissez-moi vous dire que vous avez totalement raison. Bravo.

S'ouvrir à l'autre. Qui dit différence d'âge dit souvent différence d'éducation et/ou de parcours. Une personne née dans les années 1990 (*best* décennie, toi-même tu sais) n'a pas la même histoire que quelqu'un qui a vu le jour en 1965… Et alors ? Les différences nourrissent l'humain. Il faut rester disposés à apprendre de l'autre, qu'il ait trente ans de plus que nous ou même trente ans de moins. Pas de jeunisme ou d'âgisme *please*, on a toutes et tous des choses à apprendre et à donner. Il faut s'intéresser aux centres d'intérêt de notre partenaire, tenter de comprendre ses passions et le soutenir coûte que coûte, et ce, qu'il soit adepte du tricot en laine ou bien fan d'Aya Nakamura. « *Hello papy, mais que pasa ?* » LOL, c'est le cas de le dire.

L'engagement. Le nœud du problème, voilà, nous y sommes. S'engager peut faire peur, d'autant plus quand il y a une forte différence d'âge. Comment parvenir à plonger dans le grand bain brûlant qu'est l'engagement sans avoir peur de boire la tasse, lorsque votre conjoint veut des enfants, mais qu'il s'estime trop âgé, ou qu'il en a déjà eu lors d'une précédente union et n'en veut plus ? Comment faire confiance à une personne de vingt ans pour acheter un appartement en commun alors qu'elle vient d'être fraîchement diplômée ? Comment ci, comment ça ? Blablabli et blablabla. On n'en peut plus de ces doutes, certes légitimes, mais qui relèvent parfois davantage de la peur d'une hypothétique insécurité que de la réalité elle-même. Alors, parlez, mettez les choses au clair, osez vous projeter si vous vous aimez et, par pitié : arrêtez de me casser les pieds. Je dois y aller, ma voiture n'est toujours pas garée en double file… #Faux#JAiMêmePasLePermis

Dirty talk

Composé des mots *dirty* qui signifie « sale » et de *talk* signifiant « discours », le *dirty talk* est le fait de murmurer, de dire ou de crier des mots sexuellement explicites avant ou lors d'un ébat avec sa ou son partenaire.

Il permet de donner des ordres, de commenter l'action ou d'exprimer ce que l'on ressent. Le *dirty talk* a par ailleurs pour effet de faire monter l'excitation de la personne qui l'utilise, ainsi que de celle qui l'entend, si les deux aiment cela. Et je vais être totalement transparent (comme votre charisme) : j'adooooooooooore le *dirty talk* putain de sa mère la pute. Désolé, mais j'ai le droit dans ce chapitre. Et je ne vais pas m'en priver... #Salope #MangeTesMorts #SuceMaBite

Je vais vous parler du sujet que je connais le mieux et qui me paraît le plus intéressant : ma vie. J'ai longtemps été frustré sexuellement du fait de ne pas avoir osé confier ma passion pour le *dirty talk* à mes partenaires. À 20 ans, déjà, j'étais persuadé que ce qui m'excitait le plus était les relations sexuelles qui laissaient la place aux jeux de domination et de soumission (soft), incluant le « discours sale » que j'avais envie d'expérimenter. Il m'a donc fallu plusieurs années avant de proposer cela à mes partenaires et plans cul sans avoir peur du jugement. Certains ont refusé et ils en avaient tout à fait le droit, tandis que d'autres ont accepté de me parler mal ou que je leur parle salement et là... youpla boum ! Mon sang n'a fait qu'un tour. Mes poils se sont hérissés. Ma peau s'est presque craquelée. J'ai, enfin, découvert l'extase d'être une grosse pute ! Pensée du jour : j'espère vraiment que ma mère ne lira pas ce livre. Pensée du jour numéro 2 : et encore moins mon père.

Il faut savoir que le cerveau est sans doute notre premier organe sexuel et que les mots coquins peuvent le stimuler, si tant est que cela vous plaise et que vous ne fassiez pas partie de ceux qui pratiquent le sexe en silence, que je m'amuse à surnommer « la *team* des bibliothécaires ». Voici quelques *tips* pour maîtriser le *dirty talk*.

La simplicité

Pas la peine de se prendre pour Rocco Siffredi, il n'y en a qu'un et heureusement, ou pour Liza Del Sierra, il n'y en a qu'une et malheureusement. Quand j'ai commencé à pratiquer le *dirty talk*, j'y suis allé un peu trop vite et un peu trop fort. J'ai prononcé des paroles qui sonnaient presque aussi faux qu'un concert d'Angèle (je suis vilain, punissez-moi, en plus je l'adore), en prenant une voix grave d'exorciste et en écarquillant les yeux tel un crapaud… Ce n'est pas nécessaire, au risque d'instaurer un climat de malaise dans le rapport.

Commencez donc par des mots simples, du *soft talk* qui vous ressemble, qui vous rassemble, sans qu'il soit non plus dénué de toute sensualité : « *J'adore les crêpes au sucre* », « *Vive l'OM* » et « *Comment va ta mère ?* » n'auront pas le succès escompté. Je vous assure. Misez simplement sur l'expression de votre désir afin de prendre le pouls de votre *crush* : « *J'ai très envie de toi* », « *Tu me rends fou* », « *T'es vraiment très excitant* », « *Tes courbes sont sublimes* », « *Ton corps est une œuvre d'art* », « *Oh, d'ailleurs, comment va la prostate de ton grand-père ?* » Ah non, pas ça.

Soyez simples et sincères. Efficaces et doux. Et votre partenaire ne pourra qu'apprécier vos mots épicés comme la sauce harissa d'un bon gros kebab bien juteux, avant de goûter à la sauce blanche de… de votre… euh. Allez, la suite.

La communication

Imaginons que ce que vous avez dit ou entendu n'a pas été apprécié comme vous l'auriez souhaité : prenez le temps pendant l'acte (ou après si vous préférez) de discuter. C'est très important. Si vous laissez votre partenaire vous susurrer des mots sales qui ne vous plaisent pas, qui vous coupent toute envie sexuelle ou, pire, qui vous blessent, il continuera lors des prochains rapports. Vous pourriez donc vous sentir immensément frustrés et avoir de plus en plus de mal à lui faire comprendre que ce n'est pas du tout votre dada. *Uuuuh dada. Vas-y, monte sur ton étalon préféré pour voir de quelle bite je me chauffe.* Et si c'est vous qui usez du *dirty talk*, prenez la peine de bien tâter le terrain avant, pendant et même après la partie de jambes en l'air afin d'être certains que vos insultes lui auront plu.

Être clair et concis

Pendant l'acte lui-même, je vous déconseille fortement de vous aventurer dans des tirades interminables emplies de lyrisme. Préférez un « *J'ai envie de ton corps* » à « *J'ai envie de ton corps que je mords encore et encore, sous un soleil de plomb et sous des étoiles d'or. Si la vie est un long fleuve tranquille, moi c'est ta fontaine qui m'attire, Ô que je me perdrai sur ton île, mon cœur qui tangue sur ton navire* ». Ça ne veut rien dire et ce n'est pas hyperexcitant. Gardez votre âme de poète pour la séduction pré ou post-sexe, mais pas pendant le rapport. En général, je dis bien en général, les coquinous qui pratiquent le *dirty talk* ne sont pas disposés à écouter des alexandrins, aussi bons soient-ils. Ils veulent du cul, de l'excitation, de la transgression, de la folie douce. Mettez donc Apollinaire, Lamartine et Fabrice Luchini de côté. Ils vous serviront à d'autres occasions (ou pas).

Du silence !

Répondez à votre partenaire lorsqu'il vous parle. Pas besoin de partir dans des tirades sans queue ni tête, mais vos simples gémissements et votre souffle haletant peuvent suffire. Le *dirty talk* est une pratique « ping-pong », c'est un jeu qui se fait à deux et pas tout seul.

Le grand plongeon

Voilà. Une fois que ces quelques points sont maîtrisés, vous pourrez vous laisser tenter par le discours très sale si vous en ressentez l'envie. En plus du *soft talk* dont j'ai donné quelques exemples précédemment, partez donc sur les insultes et autres coquineries osées. « *T'aimes ça, salope ?!* », « *Suce ma bite, grosse pute* », « *Lèche ma chatte, connard* », « *Défonce-moi* », « *Fais de moi ta sale chienne* », « *Je suis ton soumis* », « *Crache-moi dessus* », « *T'es qu'une merde* », « *Tu vas morfler* », « *Je vais te faire du sale* », etc. Cela peut paraître totalement déplacé dans ce texte, mais ne l'est pas en pleine action… Pour certains en tout cas… dont moi. Ne le faites évidemment pas si vous n'êtes en rien excités par ce langage fleuri et pensez au consentement de votre partenaire.

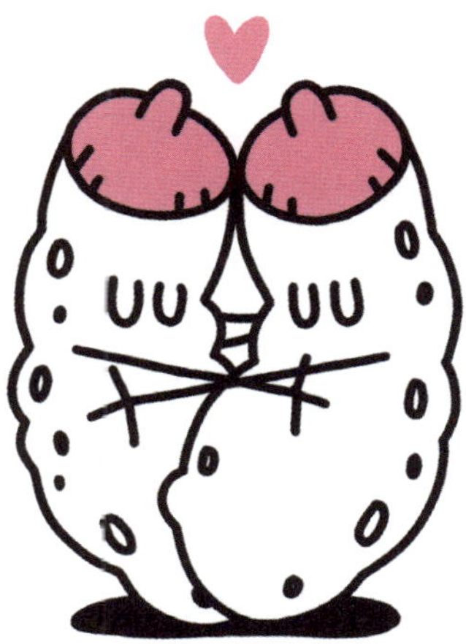

Disputes

Sortez le punching-ball et les gants de boxe pour vous défouler, car on va parler ici de disputes. Mais soyez rassurés : il ne s'agira pas de celles que vous subissez autour de la dinde à Noël, attablés aux côtés de Tonton GrosRaciste et de Tatie Jugement, de Frangine Parfaite et de Frangin RienAFoutre, de Cousine EnceintePourLaQuinzièmeFois et de Cousin FanDeTuning, de Maman TropInquiète et de Papa JeSaisTout. Il n'y aura pas non plus votre petit teckel à poil dur en fin de vie qui bavera en frottant son zgeg contre vos mollets. Pas plus que votre ex qui s'invitera éhontément à ce merveilleux repas familial et fera des compliments au sujet des gâteaux trop secs de votre mère, convaincu que s'il la séduit il parviendra à vous récupérer. Il n'y aura rien de tout ça. Ouf, on est sauvé.

Nous allons bien entendu aborder la thématique des disputes au sein du couple.

Est-ce normal de se disputer ? La réponse est un grand OUI. L'immense majorité des couples se disputent. Certains parfois, d'autres souvent, d'autres ne communiquent que de cette manière (coucou maman, coucou papa, je vous aime quand même).

La vraie question à se poser n'est pas tant de savoir s'il est légitime ou non de se disputer que de comprendre la nature de ces disputes. Je différencie par ailleurs toujours « conflit sain » et « conflit violent ».

Il faut donc d'abord se demander si vos conflits sont l'expression d'un désaccord entre vous qu'il est possible de régler en communiquant, ou s'il s'agit d'un point de non-retour teinté de violence et d'une amertume intarissable. Wesh, t'as vu ? J'utilise des mots compliqués.

Il est normal de se disputer puisqu'il est normal d'être triste ou en colère. Ces émotions ne sont pas à exclure de nos relations, elles font partie intégrante de celles-ci. Il faut les accepter, car elles peuvent même être très saines.

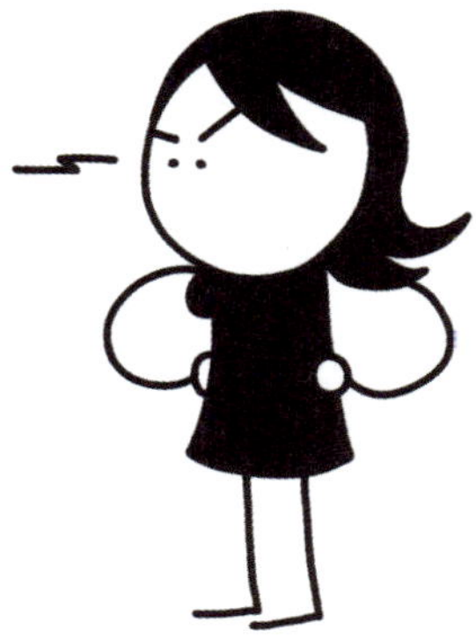

Pour savoir si un conflit est sain, il faut selon moi se poser les questions suivantes :

- *Est-ce que l'autre m'écoute suffisamment ?*
- *Est-ce qu'il tente de comprendre ce que je ressens ?*
- *Est-ce qu'il s'engage à faire des efforts ?*
- *M'a-t-il déjà prouvé qu'il pouvait en faire dans le passé ?*
- *Ai-je peur de lui, que ce soit physiquement ou psychologiquement ?*
- *Est-ce qu'il pense que la faute est toujours la mienne ou que les disputes ne sont déclenchées qu'à cause de moi ?*
- *Est-ce qu'il évite toute discussion pour ne pas avoir à régler les problèmes ?*

Si vraiment vous n'en pouvez plus du comportement de l'autre et/ou n'êtes pas fiers du vôtre, prenez le temps de vous demander si la solution la plus équilibrée ne serait pas tout bonnement la rupture.

Dry humping

Le *dry humping*, littéralement « frottement sec » en français, est une pratique très courante qui procure du plaisir, voire un orgasme, sans pénétration et tout en restant habillé.

Cette technique qui se pratique seul ou à deux, très souvent utilisée pour découvrir les premiers émois sexuels à l'adolescence, consiste à frotter ses parties génitales contre celles de son partenaire ou contre l'objet de son choix : un oreiller ou des draps par exemple.

Les frottements et la pression exercés au niveau du sexe vont ainsi stimuler le gland du pénis ou celui du clitoris. En bref : **il s'agit de se masturber sans utiliser les mains et sans contact direct avec la peau ou les muqueuses.**

L'AVIS DE CŒURNICHONS

Il est préférable d'éviter les vêtements trop épais et désagréables au toucher. Exit le jean Levis ou le pantalon en cuir, place aux habits très fins afin de ressentir plus aisément les sensations : un pyjama en coton, en soie, en lin ou simplement un caleçon, string, culotte, jockstrap et autres sous-vêtements de votre choix.

Si vous êtes deux, vous pouvez frotter vos parties génitales contre n'importe quelle partie du corps de votre partenaire... À condition d'avoir son consentement. Contre ses jambes, ses bras, son sexe, ses genoux, sa tête... Soyez imaginatifs, bon sang !

Concernant la position, vous avez pléthore de possibilités. Optez pour celle dans laquelle vous vous sentez le plus à l'aise, que vous soyez assis, couché sur le dos ou sur le ventre, à quatre pattes et pourquoi pas debout ? Debout contre un mur sur lequel vous appuyez un oreiller, les jambes un peu fléchies et les mouvements de frottement qui s'accélèrent et... voilà, j'ai joui.

Une étude publiée dans le BMJ Case Reports rapporte le cas d'un trentenaire qui s'est considérablement blessé, souffrant d'un gonflement et de douleurs au pénis ayant duré trois semaines, avant qu'il décide (enfin !) d'aller consulter. Un abcès pénien s'était alors formé puis a rompu... Bon appétit.

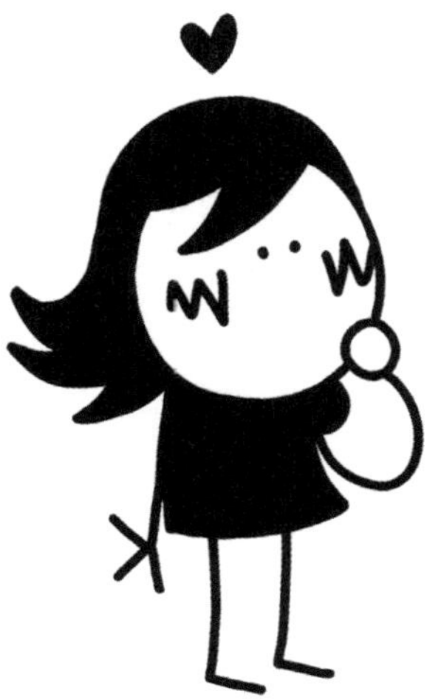

Les avantages :

- *premièrement, le dry humping s'ajoute à vos diverses pratiques sexo et permet par conséquent de varier les plaisirs seul ou avec votre ou vos partenaires. Et ce n'est pas négligeable, car il n'y a rien de pire que l'ennui au lit... À part, peut-être, les influenceuses YouTube qui font des tutos make-up #Pardon #CÉtaitGratuit*
- *secondement, cette pratique permet de ne transmettre aucune potentielle IST, à condition bien entendu de ne pas mettre en contact entre elles les muqueuses des deux partenaires. Je vous déconseille néanmoins de ne pas trop souvent pratiquer le dry humping, au risque d'abord de brûlures et abcès qui vous feraient hurler (et pas de plaisir), mais aussi au risque que votre partenaire se lasse et souhaite vous voir nus, afin de frotter son épiderme contre le vôtre et d'effleurer du bout de ses doigts votre peau chaude et humide qui a l'odeur du désir et le goût de l'audace.*

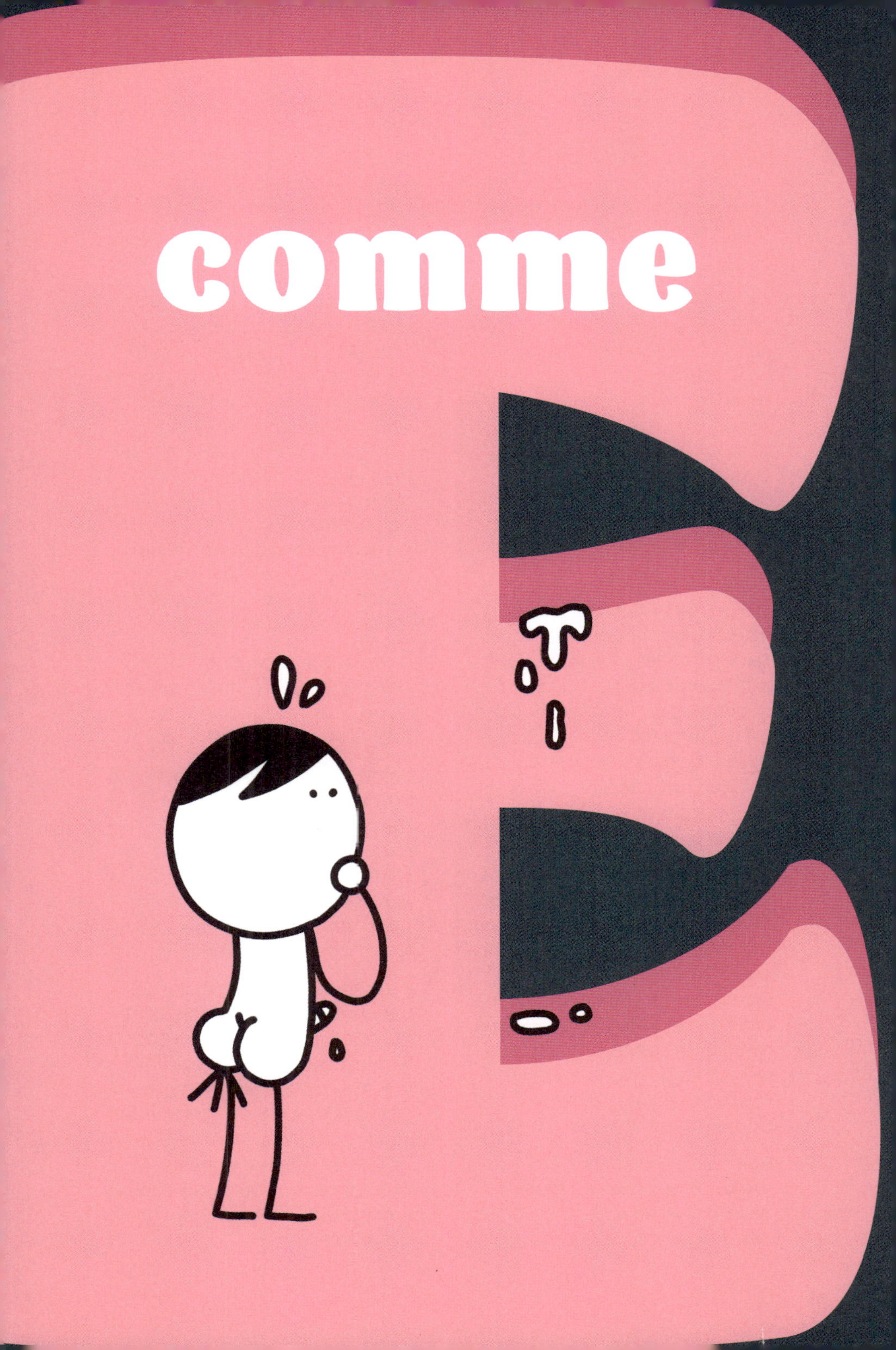
comme
E

Égalité des droits

Où en sommes-nous aujourd'hui au sujet de l'égalité entre les humains ? Je refuse volontairement d'écrire « égalité hommes-femmes », car cela exclurait les personnes non binaires… Mais, dans la pratique, c'est bonnet blanc et blanc bonnet puisque les non binaires sont rarement pris en compte dans les enquêtes.

Alors, bonne nouvelle ! Les inégalités ont tendance à s'amenuiser. Youpi ! Les luttes féministes (et plus largement humanistes) depuis des décennies ou des siècles ont eu un réel impact. Je vous passe l'historique de tous ces combats et des droits acquis. Mais, malheureusement, mauvaise nouvelle… L'égalité est encore loin devant nous.

J'appuie ce propos sur un outil de mesure qui a été conçu par l'Institut européen pour l'égalité entre les genres. En 2022, les États membres ont obtenu la note de 68,6 sur 100 en termes d'indice d'égalité. Ce n'est pas rien, mais ce n'est pas assez. Cette note n'a progressé que de 5,5 points en dix ans.

En plus des violences et préjugés sexistes ou de la discrimination à l'embauche, une des inégalités le plus souvent pointées du doigt est l'écart salarial. Et c'est légitime. En Europe, il y a un écart moyen de 12,7 % entre ce que gagnent la gent masculine et la gent féminine. En France, devinez quoi ? Les femmes gagnent 0,2 % de plus que les hommes… Non, je déconne, ne rêvez pas, ça, c'est au Luxembourg. Dans l'Hexagone, on se situe au-dessus de cette moyenne, car les hommes touchent 15,4 % de plus que les femmes. #Révolution

Je ne développerai pas ici chaque inégalité, mais j'aimerais qu'on s'attarde sur celle qui me fait le plus froid dans le dos :

Selon une étude réalisée en 2017 par l'Agence des droits fondamentaux de l'Union européenne, 45 à 55 % des Européennes auraient déjà subi du harcèlement sexuel… Cela représenterait entre 83 et 102 millions de femmes.

Il y a également une disparité concernant les féminicides et homicides. En France, en 2021, le gouvernement français a indiqué que 122 femmes ont été tuées par leurs partenaires ou ex-conjoints. Selon le site Statista, la même année, 21 hommes ont été assassinés par leur conjointe ou ex-partenaire.

En résumé, **l'égalité des droits entre les genres est loin d'être garantie aujourd'hui en France et en Europe. Il faut donc continuer les luttes féministes et humanistes et espérer que cela change le plus vite possible.**

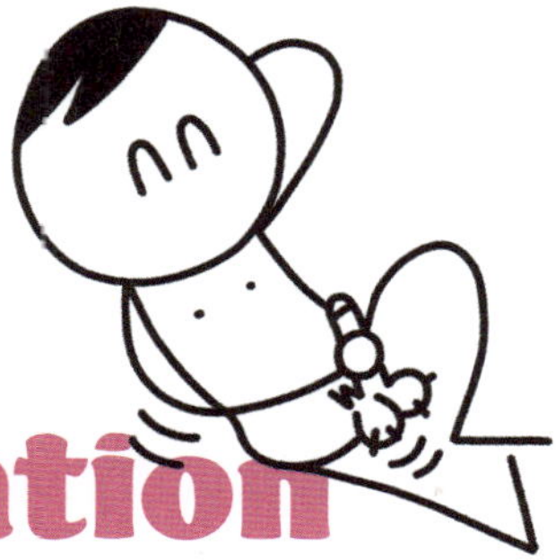

Éjaculation

L'éjaculation masculine est le procédé par lequel le sperme est expulsé de la verge par des spasmes et des jets successifs. Ce phénomène se produit en règle générale lors de rapports sexuels à plusieurs ou lors de la masturbation en solo. (Voir aussi *Faciale [éjaculation]*.)

D'un point de vue physiologique, le pénis est en érection et l'excitation est à son paroxysme. Les muscles du périnée, de l'appareil génital interne et de l'urètre se contractent et permettent alors d'expulser l'éjaculat.

Pollution nocturne

Également appelée émission nocturne, c'est **un événement spontané pendant le sommeil qui induit une humidité vaginale pour les femmes ou une éjaculation pour un homme.** Cela survient pendant la phase de sommeil paradoxal, donc le moment où l'on rêve. Raison pour laquelle, en anglais, la pollution nocturne est traduire par *wet dream*, soit « rêve mouillé ». Les émissions nocturnes se produisent le plus souvent lors de la puberté ou à des périodes où on a peu ou pas de rapports sexuels et de masturbation.

Rassurez-vous si cela vous arrive : il n'y a pas d'inquiétude à avoir. Sauf si, bien sûr, vous avez des douleurs au niveau du pénis. Dans ce cas-ci, allez consulter.

Anéjaculation

L'anéjaculation est l'impossibilité pour une personne à pénis d'éjaculer. Le sperme n'est donc pas propulsé de la verge. Je l'ai vécu une fois et c'était particulièrement déstabilisant. Je me souviens d'avoir envoyé un message à ma meilleure pote en lui disant : « *Cath, j'ai un très gros problème, je ne sais pas ce qui se passe...* » Ce jour-là, l'anéjaculation s'était manifestée à cause de ma prise de médicaments pour la prostate (longue histoire).

Il existe différents types d'anéjaculation :

- *primaire (lorsqu'elle survient dès le début de la vie sexo) ;*
- *secondaire (lorsqu'elle survient après avoir eu un fonctionnement sexuel normal) ;*
- *situationnelle (lorsqu'elle ne survient que dans certaines situations) ;*
- *ou totale (lorsqu'il n'y a pas d'expulsion de l'éjaculation, quel que soit le contexte).*

Les causes de l'anéjaculation sont nombreuses, donc n'hésitez pas à en parler à votre docteur dès que ça vous arrive.

Précocité

On dit d'une éjaculation qu'elle est précoce lorsqu'elle survient très rapidement. **S'il y a désir de pénétration, elle survient avant d'avoir pénétré ou dès le début de la péné.** Selon une étude opérée par OpinionWay en 2013, 50 % des personnes à pénis disent être concernées par l'éjaculation précoce. C'est beaucoup !

Les causes de la précocité sexuelle sont majoritairement l'anxiété ou d'autres causes psychologiques.

Pour la traiter, on recommande la plupart du temps une thérapie comportementale, car le sexologue rassure et explique les raisons de ce trouble sexuel courant qui peut affecter la satisfaction et l'estime de soi. Bon, je ne suis pas médecin, ça se saurait, mais voici quelques recommandations si vous souffrez de cela :

- *apprendre à ralentir les mouvements et à se concentrer sur sa respiration ;*
- *apprendre à relâcher les muscles du périnée, car l'excitation est stimulée par l'excitation de celui-ci ;*
- *apprendre à se focaliser sur autre chose que sur la peur d'éjaculer trop vite ;*
- *éviter la levrette qui est une position favorisant une stimulation intense ;*
- *utiliser des gels et préservatifs conçus pour retarder l'éjaculation en rendant moins sensible le pénis ;*
- *essayer de se masturber et d'éjaculer avant un rapport à deux ;*
- *ne faire l'amour qu'avec des personnes qui ne jugeront pas si on éjacule vite, car se sentir à l'aise met de facto en confiance ;*

- *et voir votre docteur pour des traitements médicaux.*

Le squeezing

Cette technique qui est destinée à retarder l'éjaculation n'a aucun rapport avec le Youtubeur vedette Squeezie... Quoique. Peut-être que penser à lui pendant le sexe permettrait de ne pas jouir rapidement ?

Attendez, je reviens, je vais essayer.

han han, oh oui, vas-y, cœurni... ah... bah t'as déjà fini ?

Voilà, je suis de retour. Ça n'a pas marché.

Le squeezing consiste à presser durant 10 à 20 secondes la base du gland du pénis juste avant l'éjaculation, afin de stopper de façon temporaire le processus. Je n'ai pas essayé, mais de nombreux internautes disent que cela a fonctionné pour eux.

Éjaculation retardée

L'éjaculation retardée est le contraire de la précocité et cela peut légitimement faire souffrir les hommes qui la subissent. **Cela consiste à ne pas parvenir à éjaculer, ou alors de façon très tardive.** Il faut savoir que 85 % de ceux qui ont une éjac retardée seraient tout de même capables d'éjaculer par le biais de la masturbation, en solo donc. Les causes sont parfois l'administration de certains médicaments et la consommation excessive d'alcool ou d'autres drogues. Il arrive par ailleurs que cela soit dû à des facteurs psychologiques, telle que la peur de lâcher prise lorsqu'on est à deux. Parlez-en en toute transparence avec votre crush et n'hésitez pas à consulter votre médecin généraliste qui pourra vous conseiller ou vous rediriger vers quelqu'un de compétent en la matière.

Éjaculation féminine

OUI, l'éjaculation féminine existe ! Elle désigne **la libération d'un liquide à l'approche ou au moment même de l'orgasme.** Selon le site Salutbonjour.ca, l'émission de ce liquide (différent de la cyprine) est faible chez un grand nombre de femmes (plus ou moins 1 millilitre), mais peut être plus abondante chez d'autres. Cette éjaculation passe habituellement inaperçue.

Ce fluide corporel est composé d'urée et de créatinine (qui sont les deux composantes de l'urine). La quantité est néanmoins tellement diluée que ce liquide s'apparenterait plutôt à de l'eau.

Attention, l'éjaculation féminine est souvent confondue avec le squirting (voir ce mot).

Épectase

À l'origine, le mot « épectase » vient d'un passage de l'épître aux Philippiens de Paul de Tarse. Je ne vous ferai pas l'affront de vous faire un cours de philologie. Déjà, parce que je ne maîtrise pas le sujet et puis, parce que la seule chose grecque que je connais sur le bout des doigts (et que j'adore lécher) est la viande grillée à la broche qu'on dispose dans une galette de pain et qu'on bourre de salade, de tomates et d'oignons.

L'histoire raconte qu'en 1974, le cardinal Jean Daniélou trouve la mort dans des circonstances qui ont embarrassé l'Église catholique. Le corps inerte de ce dernier a été retrouvé au domicile d'une prostituée. #OhMyGodemichet

Dans les années 1970, l'épectase prit alors un autre sens, bien plus coquinou. Il a depuis servi à décrire la mort pendant la jouissance lors d'un rapport sexo. C'est rigolo quand on sait que « la petite mort » est une expression qui qualifie également la jouissance.

Je ne souhaite à personne de mourir, mais convenez que ce décès est peut-être le plus beau qui soit. Périr en faisant l'amour, quel luxe... Mais pour cela, il faudrait déjà avoir des relations sexuelles... « Youpi ! Je suis immortel ! »

Endométriose

J'ai décidé de ne pas faire l'impasse dans ce livre de cette pathologie (qui touche au minimum une femme sur dix), car on l'a trop longtemps mise de côté.

Pour bien comprendre ce qu'est cette maladie gynécologique, il faut d'abord s'intéresser au cycle menstruel. L'endomètre, un tissu muqueux, tapisse les parois de l'utérus. Il va subir des modifications morphologiques et physiologiques selon le cycle menstruel, afin de créer un petit cocon tout mignon pour un éventuel bébé s'il y a fécondation. Sans fécondation, une partie de l'endomètre desquame et aboutit au sang menstruel.

Il est constitué de cellules qu'on appelle des cellules endométriales, qui répondent aux hormones du cycle menstruel.

L'endométriose se définit par la présence de ces cellules en dehors de l'utérus. Elles vont donc suivre les mêmes variations de l'endomètre. On peut en retrouver dans toute la région du bas-ventre, ce qui explique les douleurs pelviennes aiguës pendant les menstruations. Et c'est souvent ce premier symptôme qui amène les femmes à consulter.

Le tabou autour des règles et des douleurs associées, ainsi que la mauvaise connaissance de la pathologie par la population médicale et générale, fait que l'endométriose est souvent difficile à diagnostiquer. D'autant qu'il n'y a pas qu'une endométriose, mais bien des endométrioses, avec différentes formes de la maladie.

Avoir des enfants

Il faut d'abord noter que 30 à 50 % des femmes qui sont stériles souffriraient d'endométriose. C'est donc une des principales causes de stérilité. Mais ce n'est pas non plus parce que vous souffrez de cette fichue maladie que vous n'aurez pas d'enfant. Chaque cas est différent et l'issue est parfois favorable, après un long parcours du combattant... ou de la combattante en l'occurrence.

Les origines de la maladie

L'endométriose ne date sans aucun doute pas d'hier... et pas d'avant-hier non plus. On ne peut évidemment pas définir de façon précise le moment où les femmes ont commencé à souffrir de cette maladie.

C'est le médecin pathologiste autrichien Karel Rokitansky, également homme politique et philosophe, qui a décrit pour la première fois l'endométriose en... 1860. Il aura cependant fallu attendre que des personnalités publiques contemporaines, telles que la chanteuse Imany ou les comédiennes Laëtitia Milot et Énora Malagré, parlent ouvertement de leur maladie pour qu'on se penche enfin sur ce qu'est réellement l'endométriose en France. Suuuuper ! J'ai tendance à dire que si l'endométriose concernait le corps des hommes, des recherches auraient sans nul doute commencé il y a bien longtemps.

Notons que certaines personnes souffrant de cette maladie gynécologique ne présentent aucun symptôme. Pour toutes les autres, les symptômes surgissent en règle générale dès leurs premières règles (ménarche) et jusqu'à la ménopause.

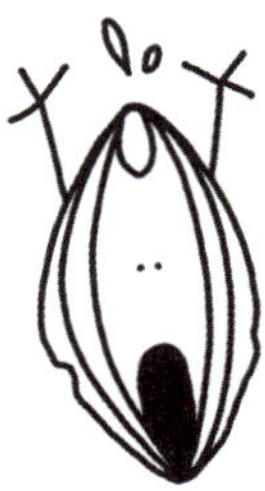

Les causes

L'endométriose est une maladie particulièrement complexe qui serait multifactorielle : son apparition serait due à des facteurs génétiques ainsi que des substances toxiques dans l'environnement. Comme on s'intéresse de façon relativement récente à cette maladie, nous ne pouvons pas encore affirmer précisément les causes de l'endométriose. Des recherches sont bien entendu en cours.

Ce que l'on sait de façon sûre est que **l'endométriose n'est ni contagieuse ni sexuellement transmissible.**

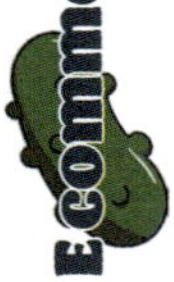

Les symptômes

Chez les personnes souffrant d'endométriose, **les règles peuvent être très abondantes.** Certaines confient d'ailleurs devoir changer de serviette hygiénique deux à trois fois par heure, ce qui complique nettement le quotidien.

À cela s'ajoutent **des douleurs qui peuvent être localisées dans le dos, dans les ovaires et parfois même dans les jambes.** Ces périodes sont dites « de crise ». Une de mes amies m'a expliqué qu'elle ne parvenait pas à trouver un comparatif à ces douleurs tant la violence de celles-ci est indicible. Il arrive également que l'on s'évanouisse tant c'est douloureux.

Mais l'endométriose ne se manifeste pas toujours pendant la période des menstruations puisqu'elle peut aussi faire vivre **un réel cauchemar de façon constante avant ou après les règles, lors d'un rapport pénétratif, aux toilettes...**

Une fatigue chronique est également ressentie lorsqu'on est « hors crise ». Vous l'avez compris, l'endométriose est énergivore.

Notons qu'une douleur de règles est dite « normale » quand elle est supportable. Si une jeune fille ou une femme doit rester chez elle et se gaver de médicaments afin de faire face à ces douleurs, il est temps d'aller consulter.

Qui cela concerne-t-il ?

Selon les données de l'Inserm (Institut national de la santé et de la recherche médicale), l'endométriose touche en France **une femme sur dix.** Mais elle devrait, en réalité, concerner **TOUT LE MONDE :** hommes, femmes, non-binaires, c'est tous ensemble que nous devons comprendre et prendre au sérieux cette maladie ainsi que toutes les autres, qu'elles nous concernent directement ou indirectement.

À l'échelle mondiale, selon les données de l'Organisation mondiale de la santé en 2023, il n'y aurait pas moins de 190 millions de personnes atteintes d'endométriose. On peut aisément s'imaginer qu'elles sont bien plus nombreuses puisque tous les cas n'ont évidemment pas encore été diagnostiqués.

Le travail ou l'école ?

Vous avez tout à fait le droit d'aller consulter votre médecin afin qu'il vous mette à l'arrêt. Les douleurs sont parfois si vives qu'il est difficilement envisageable de concilier travail ou école avec l'endométriose lors d'une crise.

Ne pensez pas à vos collègues ou camarades qui vont (peut-être) « galérer » sans vous et ne pensez pas non plus à ce qu'en pensera votre patron ou professeur : prenez votre journée ou votre semaine s'il le faut.

Certaines de mes abonnées m'ont par ailleurs confié qu'il leur a fallu beaucoup de temps avant d'aller voir un médecin généraliste ou un gynécologue, car elles avaient honte de parler de leur vagin et peur de ne pas être assez prises au sérieux. Prenez donc le temps qu'il vous faut, en étant indulgentes avec vous-mêmes, mais essayez autant que possible de ne pas rester trop longtemps dans le déni.

En avril 2023, Alexandre Bompard, P.-DG. de l'entreprise Carrefour, a déclaré lors d'une conférence de presse : « Pour faire progresser les droits des femmes et l'égalité au travail, nous avons décidé [...] d'accorder 12 journées d'absence aux femmes souffrant d'endométriose, soit un jour par mois. » Pour bénéficier de ces congés spéciaux, les salariés devront toutefois présenter un dossier attestant la situation de handicap. Ces démarches sont souvent longues et compliquées. Sur les réseaux sociaux, de nombreux internautes se sont alors émus de cette belle décision, quand d'autres ont pointé du doigt l'entreprise en les accusant de vouloir faire un joli coup de communication.

Peu importe les réelles intentions de Carrefour, qu'elles soient strictement opportunistes ou non, soulignons que cette démarche permet (enfin !) de rendre visible l'endométriose dans le monde du travail. Et ce n'est franchement pas négligeable.

Un petit pas pour la femme et un grand pas pour l'humanité.

Le traitement

On va chercher à améliorer les symptômes et à éviter les récidives. On peut avoir recours à des médicaments (antidouleurs, contraception œstroprogestative) et/ou à la chirurgie.

Le choix sera fait avec le gynécologue au cas par cas en prenant compte de plusieurs facteurs, sans négliger une prise en charge psychologique et sociale.

Aucun traitement actuel ne permet de guérir définitivement de l'endométriose.

L'AVIS DE CŒURNICHONS

Chaque endométriose étant différente, c'est à vous de trouver les petites astuces qui soulageront au mieux vos symptômes. La comédienne Énora Malagré a confié qu'elle s'allongeait sur du carrelage ou un sol froid pour tenter de soulager ses douleurs. Pour d'autres, une bouillotte chaude fera l'affaire. Chaque personne à vulve atteinte de cette pathologie fait donc au mieux pour en souffrir le moins possible.

Érection

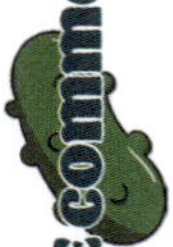

Savez-vous pourquoi on dit « avoir la gaule » ? Non ? Vos parents avaient raison, vous êtes décevants. L'érection signifie se dresser ou s'élever, et cela implique donc un mouvement vers le haut. Jusque-là, vous me suivez ? La gaule était par ailleurs une canne qui permettait d'attraper des fruits en hauteur. Avoir la gaule n'a donc rien à voir avec le général Charles de Gaulle, laissons-le tranquille, ou avec Astérix le Gaulois.

Comment ça marche ?

L'érection désigne le moment où un afflux de sang dans les corps caverneux de la verge engendre un durcissement, une élévation et un gonflement de celle-ci. C'est donc un phénomène mécanique, en plus d'être communément lié au désir et donc au mental. Pourquoi communément ? Parce qu'il est important de dire qu'on peut avoir une érection et même éjaculer lors d'un viol, incestueux ou non. Cela ne signifie pour autant pas qu'on aime ce qui est en train de se passer, d'accord ? #CommentPlomberL'Ambiance #MaisC'EstImportant

En moyenne, la durée de l'érection est de cinq à vingt minutes, soit le temps du rapport sexo. Mais si cela dure plus ou moins longtemps, il n'y a rien d'anormal… sauf quand il y a priapisme.

Le priapisme

Selon l'urologue Antoine Faix : « Le priapisme se caractérise par une érection complète ou partielle persistante, sans aucun rapport avec l'excitation ou le désir sexuel. » On dit qu'il y a priapisme lorsque votre érection dure plus de quatre heures. Honnêtement, si j'avais une érection qui dure même une demi-heure sans aucun désir sexuel, je commencerais à « m'inquiéter ».

Il existe trois types de priapisme : ischémique (veineux avec un bas débit), non ischémique (artériel avec un haut débit) et intermittent (ou récurrent).

On peut lire dans la revue *Prescrire* que cette érection est douloureuse et grave dans 95 % des cas. Et qu'il y a également un risque d'insuffisance érectile irréversible en 24 ou 48 heures en l'absence de traitement. Il est donc nécessaire d'aller aux urgences ou de voir un médecin très rapidement si cela vous arrive. Pas de honte à avoir.

La panne sexuelle

J'aborderai plus tard dans le livre le fait d'avoir des problèmes érectiles, mais ce que je peux déjà vous promettre est que dans la grande majorité des cas, on trouve des solutions. #ÀChaqueProblèmeSaSolution #LaBiteC'EstCool

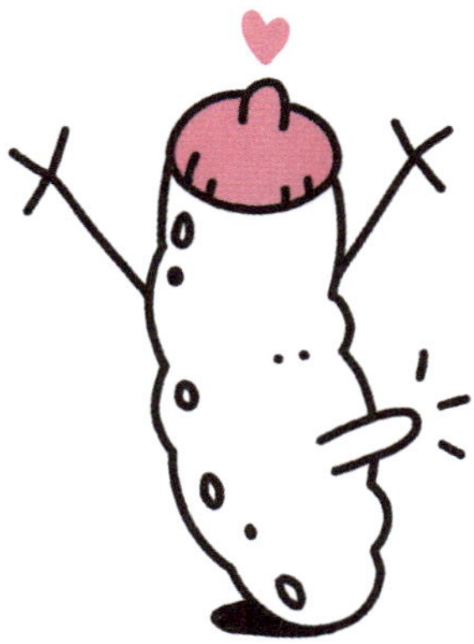

Ex

Je tiens d'abord à demander sincèrement pardon à tous mes ex d'avoir commis la terrible erreur de penser qu'ils me méritaient. #HaHa #JeSuisIndécrottable

Plus sérieusement, un ou une ex est une personne avec qui l'on a vécu une romance, avec sentiments amoureux ou non. Je ne sais pas vous, mais moi j'aime encore tous mes ex… Ou je ressens tout du moins une grande tendresse à leur égard. Qu'ils et elles m'aient fait souffrir ou non, je ne parviens jamais à « désaimer ». Quand j'aime quelqu'un, c'est pour la vie. C'est comme ça.

Recoucher avec son ex

C'est sans aucun doute l'une des questions que l'on me pose le plus souvent sur les réseaux : « *Dois-je recoucher avec un ex ?* » Certains diront qu'on ne ravale pas son propre vomi… Classe, n'est-ce pas ? Non. Mais je ne suis que partiellement d'accord avec cette expression.

Selon moi, tout dépend de nombreux facteurs… et je ne parle pas de ceux qui ne prennent parfois même pas la peine de sonner à notre porte quand ils ont un colis qui nous est destiné, nous obligeant alors à attendre le lendemain pour le récupérer à la Poste. Voilà, je suis énervé. Vous êtes contents ?

L'amour est souvent une question de timing et il arrive, dans certains cas, qu'on se perde pour mieux se retrouver. Les bonnes questions à se poser avant de recoucher ou de recommencer une romance avec un ou une ex sont donc les suivantes :

- *en ai-je réellement envie ?*
- *si oui, est-ce que cette envie est due à la peur de la solitude ?*
- *exerce-t-il des pressions sur moi pour que je le fasse ?*
- *est-ce que cela va me faire souffrir ?*
- *est-ce que les problèmes qui ont fait qu'on s'est séparé pourront cette fois-ci être résolus ?*
- *est-ce que je parviendrai à lui pardonner ?*
- *et surtout, la plus importante : est-ce que mon ex a enfin appris à pisser droit et à ne plus laisser traîner ses vieilles chaussettes puantes et trouées ?*

Cela dit, il m'est arrivé une fois de recoucher avec un ex dans l'espoir de le reconquérir. Résultat : nous sommes restés quelques semaines sex-friends et cela m'a davantage brisé le cœur que je ne lui ai brisé le cul. #Dommage

Selon une étude publiée par *Libération*, en France, 37 % des couples se remettent à nouveau ensemble consécutivement à une rupture. C'est donc très commun.

En revanche, seuls 12 % de ces 37 % parviennent ensuite à garder une relation stable. Aïe.

Une autre statistique nous apprend qu'on a plus de chance (78 %) de récupérer notre ex si : il ou elle ne s'est pas remis en couple (logique), et si on a passé moins d'un an ensemble… Ah. Cela voudrait dire que plus la relation est longue, plus la rupture pourrait être définitive ? Normal. Après quelques années, les défauts de l'autre qu'on trouvait mignons au début se transforment souvent en de vrais tue-l'amour. Et le pot de rancœur commence à déborder.

En résumé, vous faites bien entendu ce que vous voulez, mais, comme je tiens à vous, je me dois de vous dire de faire attention à votre petit cœur de beurre.

comme

F

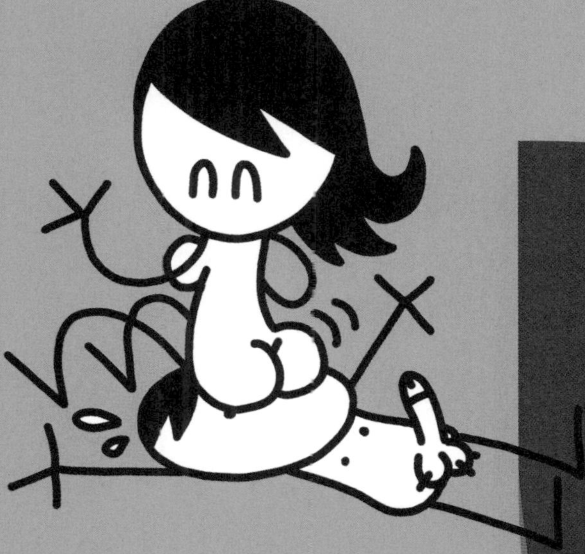

Face sitting

Le *face sitting* vient des mots anglais *face* («visage») et *to sit* («s'asseoir»). C'est une pratique sexuelle parfois considérée comme une paraphilie, soit une conduite sexuelle pathologique.

Elle s'apparente au sadomasochisme et plus largement au BDSM. Mais en quoi consiste le *face sitting* ? C'est assez simple. **L'objectif est de s'asseoir sur le visage de sa ou de son partenaire afin de profiter d'un contact orogénital (la bouche sur le sexe) et parfois oroanal (la bouche sur l'anus).** Vous pouvez appeler ça un bouffage de cul ou de chatte si vous préférez.

Le risque du *face sitting* est bien entendu l'asphyxie de sa ou son partenaire si on ne fait pas assez attention. (Voir *BDSM*.) Le poids du corps ainsi que la pression causée par l'entrecuisse peuvent être dangereux, donc faites attention... Faudrait pas que vous mouriez avant d'avoir acheté mes dix prochains livres. J'ai un empire à bâtir, moi.

Faciale (éjaculation)

J'imagine que vous savez ce qu'est l'éjaculation faciale, mais je vais tout de même l'expliquer pour les plus puritains d'entre vous. Cette pratique consiste à expulser son sperme sur le visage de sa ou son partenaire. #EtBimDansTaFace

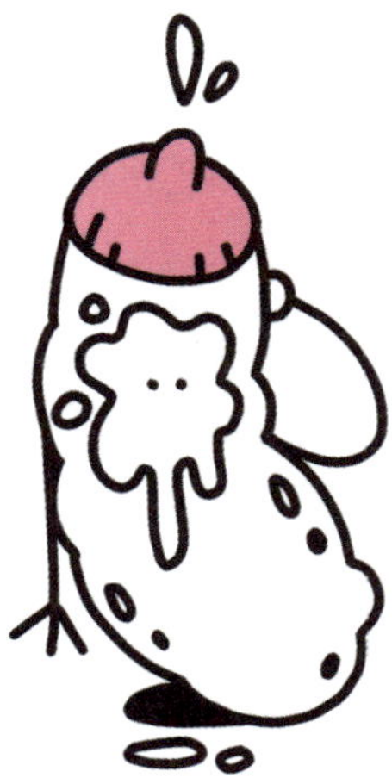

Il semblerait qu'elle ait été popularisée par les films X qui concluent régulièrement leurs scènes olé olé par une éjac faciale. Sachez cependant que cette pratique ne date pas d'hier. Le marquis de Sade la décrivait déjà au XVIIIe siècle dans l'œuvre *La Philosophie dans le boudoir*.

Je ne vais pas vous mentir, j'aime autant en donner qu'en recevoir. Pourquoi ? Eh bien, parce que cet acte entre, selon moi, dans une relation de domination et soumission. Et que c'est clairement mon kif. L'éjaculation faciale divise la société en deux. Il y a celles et ceux qui l'adorent, quand d'autres la détestent profondément. Elle ne nous laisse généralement pas indifférents (contrairement aux échographies de nos potes enceintes publiées sur Facebook alors qu'on n'a jamais demandé à voir le ver solitaire). #TuVasTropLoinIvo

Selon une enquête de l'Ifop réalisée en 2021, « seulement » 26 % des Français et des Françaises pratiqueraient l'éjaculation faciale.

Il y a plusieurs risques à l'éjac faciale : d'abord, une transmission des IST, car le sperme peut être porteur d'hépatite ou du VIH.

Ensuite, au contact de ce fluide corporel peut survenir une réaction allergique, provoquant alors des démangeaisons, rougeurs, gonflements ou ampoules... Vous vous souvenez de la scène où Pétunia Dursley, la tante de Harry Potter, gonfle tellement qu'elle s'envole ? Eh bien, la légende dit que ce serait parce que son mari, Vernon, lui aurait montré sa braguette magique de trop près et que... C'est faux, OK, mais ça me fait marrer. Bon, je vous rassure, l'allergie au sperme est quand même rarissime.

Et enfin, le dernier risque est de se faire très mal aux yeux. Selon le site Charles.co, la vitesse à laquelle le sperme est expulsé de l'urètre peut avoisiner... 45 km/h ! Vous imaginez ? Il est donc préférable de fermer les yeux, de porter un masque de plongée, ou d'avoir un mec qui sait viser (ce qui ne risque pas d'arriver, vu comment on galère déjà à pisser sans éclabousser la cuvette).

Bref, moi j'aime cette pratique et j'ai même tendance à dire que l'éjaculation faciale est bien le seul moment en couple où j'accepte d'en prendre plein la gueule.

Fantasmes

Le fantasme est une manifestation consciente ou inconsciente d'un désir. Du point de vue sexuel, il se traduit par un scénario érotique que l'on prend beaucoup de plaisir à imaginer.

Faire l'amour dans un avion, dans un train, sur la plage, dans une cabine d'essayage, en pleine forêt, dans un zoo, dans un cirque, dans le lit de nos parents, sur la tombe de Johnny Hallyday parce que le rock'n'roll n'est pas mort… Faire l'amour à trois, à quatre, à cinq, à dix, à cent, à 80 000 sur la pelouse du Stade de France… Faire l'amour à un infirmier, à une policière, à une hôtesse de l'air, à une sportive de haut niveau… Faire l'amour à un parfait inconnu, à une vedette de cinéma, à une starlette de téléréalité ou même à Cœurnichons… Bref : il y a autant de fantasmes qu'il y a d'individus.

Nos fantasmes préférés

Une enquête réalisée par Amorelie et relayée sur le site de LaDepeche.fr en juin 2023 révèle les plus grands fantasmes sexuels des Français et Françaises.

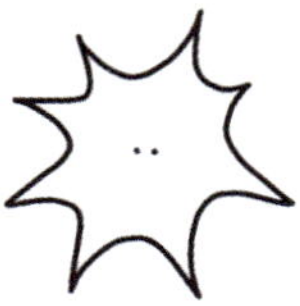

- *8e : le sexe sur la machine à laver ;*
- *7e : les jeux de rôle ;*
- *6e : le sexe en groupe (à plus de trois) ;*
- *5e : le plan à trois, à égalité avec le sexe dans une voiture ;*
- *4e : faire l'amour sur la plage, « ah-ouh, cha-cha-cha » ;*
- *3e : le sexe en plein air ;*
- *2e : sous la douche ou dans une baignoire.*

Et le fantasme le plus plébiscité (selon cette enquête) est… attention… roulements de fessier… l'amour dans un hôtel ! Ah bon ? Je suis déçu… J'aurais cru que c'était de coucher avec un Portugais ayant vécu en Belgique et vivant désormais à Bordeaux, starlette des réseaux et qui parle de sexualité sans tabous… Les gens n'ont aucun goût. Tant pis. #JeM'EnRemettrai

J'ai également demandé à mes abonnés quels étaient leurs plus grands fantasmes. En troisième position, on retrouve le BDSM, en deuxième, le plan à trois et en premier… tadam… l'endroit insolite ! Hum… Toujours pas de Cœurnichons ? Je suis à deux doigts de me vexer (à défaut de vous les mettre).

L'AVIS DE CŒURNICHONS

Tous nos fantasmes ne sont pas forcément faits pour être réalisés. L'idée de faire une partouze, par exemple, est un de mes plus grands désirs, mais j'ai peur d'être déçu et je pense qu'il est préférable que cela reste un fantasme.

Ne nous blâmons jamais quant à nos désirs sexuels, même s'il existe tout de même quelques pratiques illégales et immorales. Il est évident que certaines limites ne doivent pas être franchies, telles que le viol, la zoophilie, la nécrophilie, la pédophilie et l'inceste.

Fessée

La fessée sexuelle consiste à infliger de petites ou grosses claques sur le postérieur de votre partenaire. Souvent fantasmé et pas toujours osé, surtout au début de la relation, ce geste oscille entre la douleur et le plaisir.

Tout le monde n'aime pas la fessée, car elle implique une relation de domination pour celle ou celui qui la donne et de soumission pour celle ou celui qui la reçoit. Mais cela est théorique : est-ce que la personne qu'on croit soumise n'est pas en réalité celle qui domine ? Ah ! Sortez une feuille et un stylo, vous avez quatre heures. Notons qu'il arrive que les rôles changent au sein du même couple. Moi, j'adore donner des fessées, mais il m'arrive d'aimer en recevoir aussi.

Si l'on est mal à l'aise avec cette dimension de domination, la fessée risque de tomber comme un cheveu dans la soupe, d'être mal perçue, voire carrément inappropriée. Le popotin est une zone érogène chez certaines personnes et la fessée, quand elle est bien pratiquée, peut procurer une réelle jouissance physique.

Il n'y a aucun risque à pratiquer la fessée, si elle est consentie et si elle est donnée sans force, de façon mesurée et sporadique.

Une règle importante à respecter est de s'arrêter au bon moment, pour ne pas faire de la fessée érotique une expérience ratée et inhibitrice.

L'AVIS DE CŒURNICHONS

Visez à la bonne place : il faut se concentrer sur les parties où il y a le plus de gras.

Faites résonner la claque : outre le geste et la douleur potentielle, le bruit de la fessée a aussi son rôle dans la stimulation.

Variez le rythme : il faut alterner les gestes pour ne pas se lasser. Une fessée douce puis forte, puis une douce, puis une forte et, entre les fessées : caressez, serrez, griffez... Bref, variez !

Fétichisme

Le terme fétichisme provient de *feitiço*, un mot portugais qui signifiait d'abord « artificiel » puis « sortilège » par extension. Un sortilège, vous dites ? Wingardium Levretta !

En matière de sexualité, le fétichisme est une excitation provoquée par la présence d'un objet, par une partie du corps, par une matière ou par une situation. Ces éléments ne sont en général pas érotiquement significatifs de prime abord.

La paraphilie est une attirance sexuelle différant des actes traditionnellement considérés comme « normaux ». Le fétichisme fait donc partie des paraphilies et certaines d'entre elles sont immorales et/ou illégales. On compte huit paraphilies : le fétichisme, le sadisme, le masochisme, le transvestisme (le fait d'aimer se déguiser), le voyeurisme, l'exhibitionnisme, le frotteurisme (ces bâtards dans le métro) et la pédophilie.

Exemples de fétichismes (parmi d'autres)

- **altocalciphilie :** *fétichisme des talons hauts ;*
- **doraphilie :** *fétichisme de la fourrure ;*
- **rétifisme :** *fétichisme des chaussures et baskets ;*
- **mésomorphophilie :** *fétichisme des corps musclés ;*
- **pygophilies :** *fétichisme des fesses ;*
- **hiérophilie :** *fétichisme des objets sacrés, religieux ;*
- **trichophilie :** *fétichisme des poils et cheveux ;*
- **podophilie :** *fétichisme des pieds ;*
- **capnolagnie :** *fétichisme de la cigarette ;*

- **stigmatophilie :** *fétichisme des tattoos, piercings ;*
- **scatophilie :** *fétichisme des excréments ;*
- **nasophilie :** *fétichisme du nez.*

Depuis que j'ai créé l'incroyable compte Instagram Cœurnichons, j'ai eu la malchance de lire pas mal de conneries. Et une qui me rend tout bonnement dingue, c'est quand on juge les pratiques sexuelles des gens. Non, le fétichisme des pieds, des cheveux, du cuir et autres, ce n'est ni sale ni bizarre. Il y a autant de sexualités qu'il y a d'individus, je continuerai à le dire encore et encore.

J'ai personnellement quelques fétichismes qui sont les taches de rousseur, les oreilles et les mains. Ce n'est pas uniquement que je trouve cela esthétiquement intéressant, c'est que ces quelques fétichismes que sont les taches de rousseur sur les joues m'obsèdent et m'excitent très fortement. Les oreilles sont d'ailleurs la première chose que je regarde chez un ou une partenaire. C'est pas plus chelou que de mater le cul ou les seins.

Fist-fucking

***Fist* signifie « poing » en français et *fucking*… euh… je ne vous ferai pas de dessin. Tout d'abord, le *fist-fucking* n'est pas à confondre avec le *fisc-fucking… ça, c'est quand les impôts te prennent tout ton fric alors que t'as galéré pour le gagner… Savent-ils combien coûtent mon muesli bio et mon yaourt skyr chaque jour ?**

Le terme *fist-fucking* fait référence à l'acte sexuel qui consiste à introduire le poing dans le vagin ou l'anus, après la stimulation de l'autre partenaire sexuel. C'est une pratique marginale et spectaculaire à la limite de la performance et du sadomasochisme, source de plaisir pour celles et ceux qui la pratiquent. On parle de fisting superficiel si l'on met le poing jusqu'au niveau du poignet, ou de fisting profond ou saturé lorsque la main est dans le corps du partenaire jusqu'au coude.

Le *fisting* dans le vagin est techniquement plus facile, car les muscles vaginaux sont bien plus souples. Dans le cas de l'anus, cela nécessitera donc davantage de pratique.

Le *fisting* comporte peu de risques à condition d'être exercé selon certaines règles : un bon lubrifiant en grande quantité, des ongles coupés et des mains lavées, de la patience et pas de mouvement brusque. Je vous conseille de vous diriger vers une personne qui le pratique si vous souhaitez à votre tour essayer, afin qu'elle puisse vous donner tous les conseils nécessaires. Ce n'est pas une pratique sexuelle à prendre à la légère.

« Viser ta lune, ça ne me fait pas peur. Même à l'usure, j'y crois encore et en cœur. Des sacrés fists, s'il le faut j'en ferai, j'en ai déjà fait, mais toujours le poing serré. » #DésoléAmelBent

Fornicophilie

Si vous estimez que renifler des chaussures pendant l'acte sexo ou aimer se faire uriner dessus sont des pratiques étranges (je ne le pense pas, moi), c'est que vous ne connaissez pas la fornicopholie. Cette paraphilie risque en effet de vous surprendre.

Être fornicophile est le fait d'être attiré par les insectes. Qu'ils aient des ailes ou pas, plusieurs yeux ou non, deux pattes ou plus, qu'importe. Certains sont déjà excités à la simple vue de ces petits animaux dépourvus de vertèbres, mais d'autres vont même jusqu'à faire l'amour en leur compagnie. Oui, oui, vous avez bien lu.

L'idée est donc d'avoir du sexe en solo ou en couple avec des fourmis, araignées, larves, mouches, papillons et j'en passe, qui se promènent sur notre corps et qui, parfois même, grignotent nos parties génitales. Les médecins estiment que l'excitation doit sans doute provenir des piqûres et/ou des chatouilles.

Je rappelle que les insectes ne peuvent pas donner leur consentement et que, par conséquent, je vous déconseille de pratiquer la fornicophilie. Ils ont rien demandé, laissons-les tranquilles.

Bref, je ne sais pas vous, mais moi, franchement, ça m'a foutu le cafard. Ha, ha, jeu de mots. Boutade... Cœurnichons, bientôt aux Grosses Têtes ?

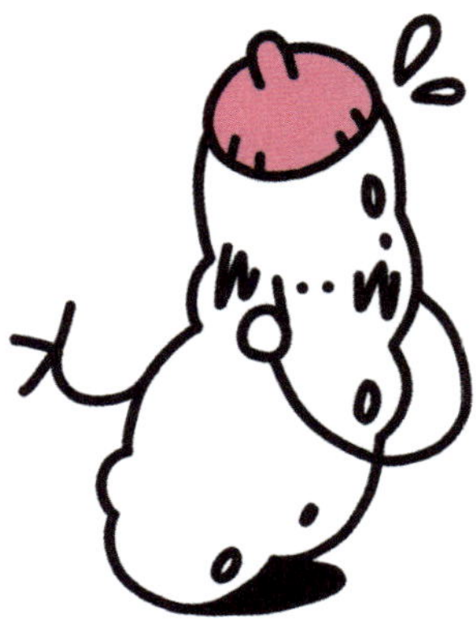

Foudre (coup de)

Je ne compte plus le nombre de fois où mes abonnés d'amour m'ont posé la question suivante : « *Le coup de foudre existe-t-il vraiment ?* » Je vais donc tenter d'y répondre enfin. Celles et ceux qui l'ont vécu le décrivent comme une expérience brutale, grisante, parfois inquiétante, où l'on discerne une évidence dans le regard de l'autre. C'est lui, c'est elle et personne d'autre. Le coup de foudre se dit d'ailleurs *love at the first sight* en anglais, soit « l'amour au premier regard ».

Sachez qu'il peut s'expliquer d'abord par une histoire de molécules chimiques, une production d'adrénaline, de dopamine, d'endorphines et de noradrénaline. Ce cocktail détonant pousse la personne à foncer vers sa cible afin de tenter de la séduire. **C'est instinctif, voire animal.** Il peut également arriver de se sentir anxieux et d'avoir une accélération du rythme cardiaque. Rassurez-vous, non, vous ne mourrez pas si vous êtes foudroyés par l'amour… Mais d'ailleurs, est-ce vraiment de l'amour ?

Amour ou attirance ?

Une étude réalisée par quatre chercheurs, publiée dans le *Journal of the International Association for Relationship Research*, démontre que le coup de foudre serait davantage une question d'attirance physique puissante qu'une question d'amour véritable. #LaDéception

Selon eux, les personnes qui ont vécu le coup de foudre vivraient même une période de confabulation. Vous ne savez pas ce que c'est ? Moi non plus, désolé. Allez, bisou. Bon, d'accord, vous pouvez remercier Google. La confabulation est un trouble ressenti par des personnes amnésiques après un traumatisme, qui confondent alors les moments vécus et les moments non vécus. Dans le cas des foudroyés du love, ceux-ci auraient donc tendance à embellir ladite rencontre. À ressentir davantage de papillons dans le ventre qu'il n'y en avait vraiment. Mais qu'importe, non ?

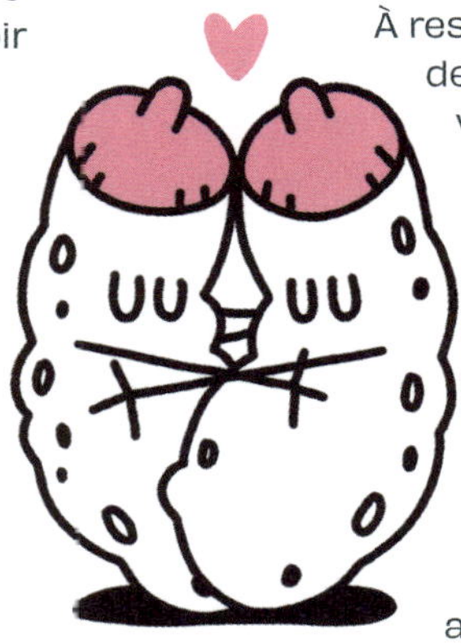

Tant qu'ils ne s'imaginent pas m'avoir vu à quatre pattes lors d'une partouze le 23 juillet 2019 dans un appartement parisien avec Kévin, Florence,

Abdel, Jean-Charles, Léa, Paolo et Fiona, ainsi que Roberta, la voisine octogénaire, qui tenait la caméra d'une main et se frottait l'entrejambe de l'autre... Hum... Je n'y étais pas, d'accord ?

Le coup de foudre serait, selon ces scientifiques, une « simple » attraction qui dépendrait de nombreux facteurs : chimiques, physiques et émotionnels. Cette attirance n'est pas éternelle, mais pourrait se transformer, grâce à la production d'ocytocine, en un véritable lien d'attachement.

Selon une autre étude, menée cette fois-ci par l'Institut national d'études démographiques (INED), on ne serait attiré que par les personnes qui correspondent déjà à nos critères physiques : la coiffure, les vêtements, les traits du visage, la voix, etc.

L'étude révèle également que 45 % des couples seraient composés de conjoints qui proviennent du même milieu et 69 % de milieux voisins. Lors d'un coup de foudre, il y aurait une reconnaissance spontanée de signes nous rappelant le milieu duquel on est issu. Cela nous rassurerait, en quelque sorte.

Le *love at the first sight* aurait donc des dimensions sociales et déterministes. C'est décevant ? Peut-être. Cela voudrait-il dire que la rencontre entre Julia Roberts et Richard Gere dans *Pretty Woman* et celle entre Leonardo DiCaprio et Kate Winslet dans *Titanic* n'auraient pas été possibles dans la vie réelle ? Je ne sais pas. Ce que je sais, c'est que cette étude vient tout juste de détruire mes rêves... Adieu.

Le Graal

Depuis des décennies, Walt Disney et d'autres producteurs de films et séries à l'eau de rose nous ont fait croire à l'existence du coup de foudre. Ils ont usé et abusé de ce filon, souvent avec maestria.

Selon la psychanalyste Fabienne Kraemer : « Si on attend finalement à travers le coup de foudre qu'une instance supérieure nous envoie un signe comme quoi c'est le ou la bon(ne) [...] avec la garantie de ne pas se tromper pour éviter de souffrir [...] l'histoire n'est pas aussi simple, rien ne garantit jamais la qualité à venir de cette histoire. »

Nous sommes nombreux à avoir grandi avec l'espoir qu'un jour notre prince charmant viendra ou que nous trouverons une princesse à sauver (hyperpatriarcal et viriliste, mais passons). Et puis, le temps passe, on grandit, on rencontre l'amour,

on le perd, on le retrouve, on le perd à nouveau et on se rend compte que la vie, ce n'est pas du gâteau... On continue pourtant à attendre le coup de foudre, impatiemment, jusqu'au jour béni où on le vit... et qu'il n'est pas réciproque. #VieDeMerde

Qui y croit ?

L'application de rencontres Once a réalisé une enquête en 2022 auprès d'un panel de célibataires français, britanniques, italiens et allemands. Ce qui est frappant est que les résultats divergent d'une nation à l'autre.

Est-ce que le coup de foudre est en lien avec le physique ? 10 % des Français le pensent, contre 30 % des Anglais, 40 % des Italiens et 45 % des Allemands.

En France, 77 % des sondés ont révélé croire au coup de foudre et 10 % ont déclaré que ce phénomène n'est que légende.

Alors... mythe ou pas mythe ? Simple attraction physique ou amour véritable ? Je ne sais, mais je vous souhaite d'avoir un très grand coup de foudre suivi de très bons coups de foutre.

Friendzone

C'est un mot qu'on utilise de plus en plus en France depuis quelques années et qui signifie littéralement « zone de l'amitié ». Il a été popularisé en 1994 par *Friends*, l'une des meilleures sitcoms au monde, lorsque Ross est qualifié de « maire de la *friendzone* » par son pote Joey. Ross est en effet raide dingue de la belle Rachel, mais, snif, elle n'a pas l'air très enthousiaste à l'idée de passer de la zone d'amitié à la zone d'humidité... Triste ? Oui. Et cette situation arrive malheureusement à beaucoup d'entre nous.

La *friendzone* consiste donc à dire ou entendre dire « *je préfère qu'on reste amis* ». C'est une situation qui peut être très mal vécue, autant par la personne friendzonée parfois amoureuse, que par la personne qui friendzone, souvent gênée de devoir le faire.

La zone d'amitié peut prendre deux formes :

- *soit lorsqu'on est déjà ami avec quelqu'un depuis un petit bout de temps et qu'on aimerait basculer dans une romance ;*
- *soit lorsqu'on a rencontré quelqu'un récemment (un plan*

cul, un amoureux) et qu'il nous dit que, finalement, il « préfère qu'on reste amis ».

Le terme s'est réellement démocratisé en 2016 quand un internaute a publié un logo sur le site Reddit représentant d'un côté une main qui fait un demi-cœur et de l'autre une main qui lui répond avec… un pouce. Aïe, ça pique.

L'Ifop et l'IPSOS ne se sont pas encore penchés sur la question de la *friendzone* #BougezVosCuls. J'ai donc décidé de prendre les devants (expression excitante) en interrogeant mes abonnés :

- *à la question : « Avez-vous déjà friendzoné quelqu'un ? », 35 % des sondés ont répondu « oui, une fois », 45 % « oui, plusieurs fois » et seulement 20 % « non, jamais » ;*
- *à la question : « Avez-vous déjà été friendzoné ? », 30 % ont déclaré « oui une fois », 43 % « oui, plusieurs fois » et 27 % « non, jamais ».*

Ce sondage n'a aucune espèce de valeur scientifique, mais sachez que je m'en carre l'escargot au beurre persillé.

Friendzone, vraiment ?

On ne va pas se mentir (désolé, ça va vous faire mal) : la *friendzone* est souvent utilisée de façon malhonnête. Il faut distinguer celles et ceux qui souhaitent VRAIMENT rester amis avec vous, de celles et ceux qui utilisent la *friendzone* pour simplement rompre ou refuser vos avances sans vous faire trop de peine… à défaut de vous faire des pénés.

L'AVIS DE CŒURNICHONS

On peut retrouver pas mal de conseils sur les moteurs de recherche qui aideraient (souvent les hommes) à « sortir de la friendzone ». Je ne vous ferai pas l'injure de partager ces sottises simplement parce que, si vous avez été friendzoné, c'est qu'il y avait une bonne raison.

Si la femme ou l'homme a décidé de ne pas dépasser le stade de la camaraderie ou de l'amitié avec vous, il faut bien entendu respecter ce choix… Même si c'est difficile. Dans un monde idéal, il ne faudrait pas prendre cela trop personnellement. On a en effet tendance à se remettre en question, à douter de son sex-appeal, de son physique, de son comportement, voire carrément de qui on est.

Mettez-vous bien dans la caboche que ce n'est pas votre faute si vous avez été friendzoné et qu'on s'en remet avec le temps… Promis, juré, craché ! Parole de mec friendzoné au moins autant de fois que vous avez éternué dans votre vie.

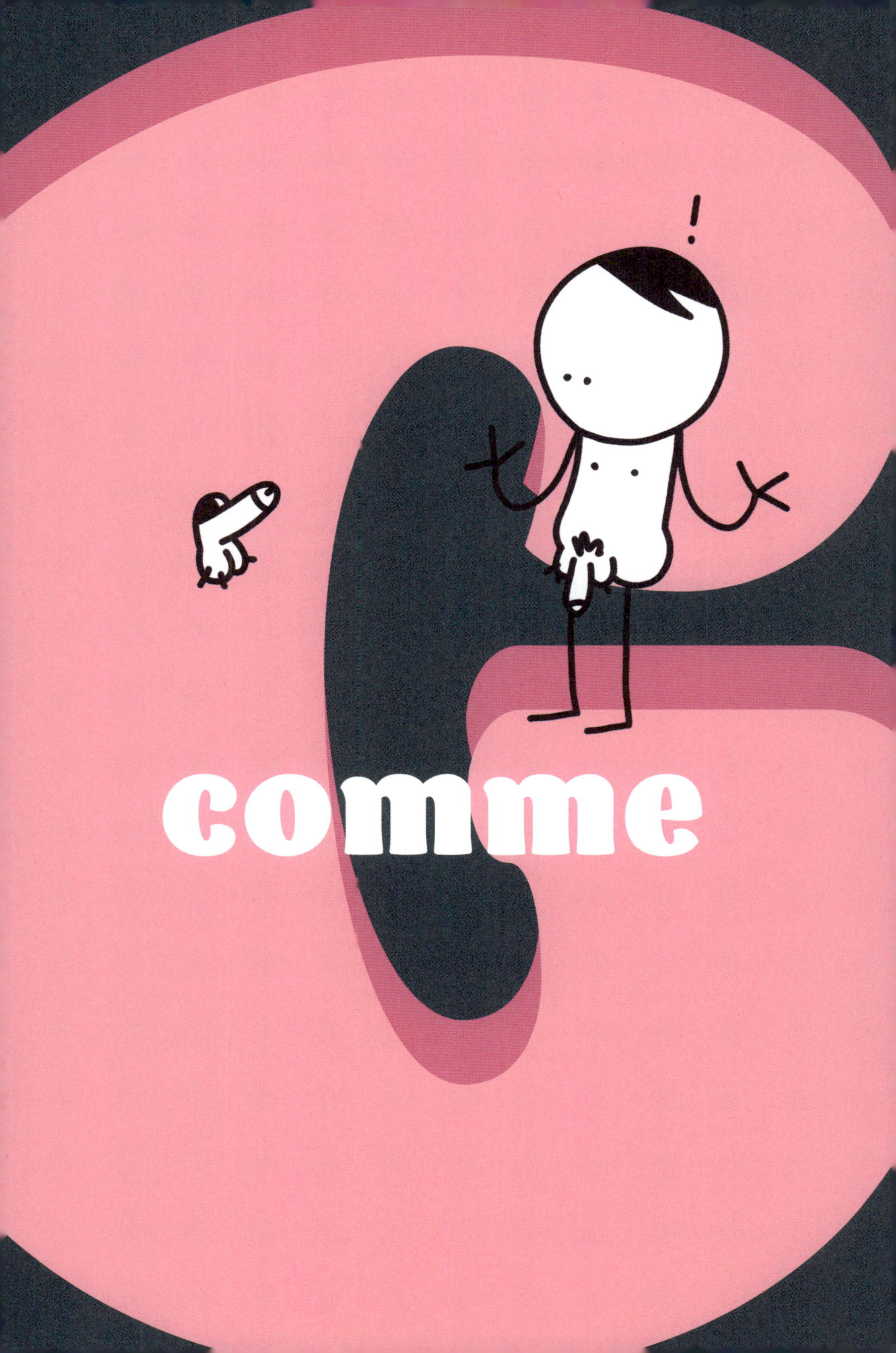
!
comme

Gang bang

Le gang bang n'a rien à voir avec le Big Bang qui est un modèle cosmologique pour décrire l'origine et l'évolution de l'Univers… Quoique. Dans le gang bang, il y a aussi un grand boum, une énorme explosion, mais cette fois-ci de votre fion. #VulgaritéMonAmour

Différence entre gang bang et partouze

On utilise parfois le terme gang bang à tort pour qualifier une orgie. Que nenni !

- *Le gang bang est un acte sexuel où une personne se retrouve au centre, entourée d'individus qui lui font l'amour de façon simultanée ou à la queue leu leu.*
- *La partouze est un acte sexuel où les personnes couchent toutes ensemble, où tout le monde se mélange.*

Le gang bang a également une dimension violente où le « sujet » au milieu est censé être humilié. Ce type de relation sexo se conclut parfois par un bukkake. (Voir ce mot.)

Gaydar

Le gaydar est un mot-valise formé de *gay* et de *radar*. Il désigne la (pseudo) capacité intuitive de quelqu'un à deviner l'orientation sexuelle d'une autre personne, en se référant uniquement à son apparence et à son comportement.

Désolé de vous décevoir, mais je ne pense pas qu'il existe réellement de gaydar. À mon sens, il n'existe que des personnes plus ou moins observatrices. Prenons mon cas. Je suis bisexuel. Quand un homme me plaît, je m'empresse de l'analyser, de l'écouter, de le regarder, afin de savoir s'il est potentiellement du même bord que le mien. Et devinez quoi ? Je me trompe régulièrement. Si vous saviez le nombre de fois où j'ai pensé qu'un mec était gay alors qu'il ne l'était pas, qu'un homme était hétéro alors qu'il était en réalité bi ou gay et qu'une femme était hétéro alors qu'elle était lesbienne…

Le problème du concept de gaydar est qu'il est basé sur des stéréotypes LGBTQIA+. Si l'homme est efféminé, cela ne veut pourtant pas dire qu'il aime les autres hommes. Si la femme est masculine, cela ne veut pas dire non plus qu'elle aime les autres femmes. Si l'homme est tactile avec les autres hommes, cela ne signifie pas qu'il est attiré par eux. Si une femme est conductrice de camion, ça ne veut pas dire non plus qu'elle préfère les vulves aux pénis. Bref, il faut sortir de ce schéma superhypermégaultragigaréducteur. #ParPitié

Scientificité du gaydar

Comme souvent, les études se contredisent et il est hardi de pouvoir affirmer aujourd'hui avec certitude que le gaydar existe ou qu'il n'existe pas. Des chercheurs italiens ont publié une étude en 2023 dans le *Journal of Homosexuality*. Ils ont proposé à différents panels composés de personnes LGBTQIA+ de dire si les personnes en face d'elles étaient hétéros, lesbiennes, homos, bisexuelles, fluides ou autre, du seul fait de leur voix ou de leur apparence.

Résultats : les LGBTQIA+ sont plus susceptibles que les hétéros d'imaginer que des personnes sont homosexuelles, sauf que leurs avis se basent sur des stéréotypes (une façon de s'exprimer, une attitude...). Et au final, ils ont le même taux de réussite que quelqu'un qui choisirait... au hasard. Bon, pas très convaincant donc.

D'autres études datant de 1983, 1999, 2008 et 2010 ont prétendu démontrer l'existence d'une capacité intuitive à reconnaître les homosexuels. Une expérience réalisée par des chercheurs du Wisconsin a par ailleurs établi l'hypothèse que la « perspicacité » du radar dépendrait simplement de la qualité des photos. *What the fuck ?* Je vous explique. Les tests effectués le sont régulièrement à partir de photos proposées par les personnes elles-mêmes.

Résultats : les personnes sondées avaient plus tendance à croire qu'une personne était LGBTQIA+ lorsque le cliché était de meilleure qualité, car les gays seraient plus susceptibles de proposer des photos de meilleure qualité que le feraient les hétéros. C'est dingue, ça, non ? Attendez... moi qui suis bisexuel, cela signifie-t-il qu'une photo sur deux est floue ?

Plus sérieusement, peu importe qu'il existe ou non un gaydar, car on ne le dira jamais assez : l'habit ne fait pas le moine... Et la bite ne fait pas le moite non plus (les doigts et la langue suffisent). Ça ne veut rien dire, vous dites ? Oui, mais comme c'est mon livre, je fais ce que je veux et je vous emmerde.

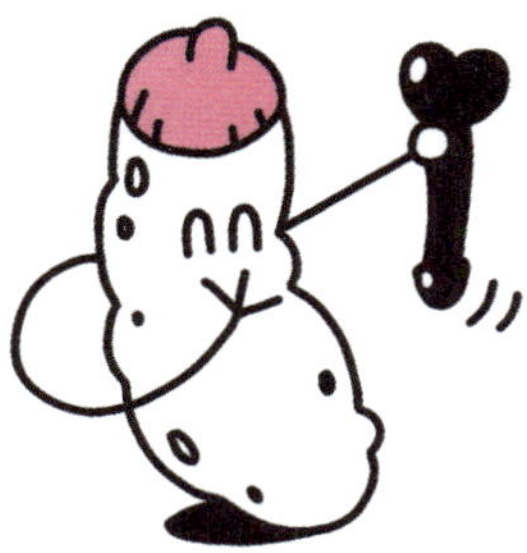

Ghosting

Le *ghosting* ou l'histoire de ma vie. Ce mot anglais qui vient de *ghost* (« fantôme ») semble remonter à 2006 selon le site Wikipédia. Le *ghosting* consiste à disparaître du jour au lendemain en ne donnant plus aucune nouvelle… C'est une façon de rompre particulièrement cruelle, n'est-ce pas ?

Le fantômage (j'invente des mots, et alors ?) peut survenir à n'importe quel stade de la relation : sur l'application de rencontres grâce à laquelle vous avez matché, après le premier baiser, après la première fois que vous avez sexé, après que vous avez accouché et même le jour de votre mariage quand votre partenaire ne se pointe finalement pas, alors que vous avez payé 20 000 balles pour une cérémonie horrible où Tata Marcelline se bourre la gueule en critiquant tous vos choix de vie… JE NE VEUX PAS ME MARIER.

Selon la psychopraticienne Cécile Guérêt, le ghosting « est une rupture radicale qui témoigne d'un rapport consumériste et utilitariste dans le rapport à l'autre, comme on le voit dans d'autres relations sociales, par exemple dans le travail avec des licenciements brutaux ou des usines déménagées dans la nuit sans prévenir les ouvriers ».

Un mal moderne ?

Le *ghosting* est en hausse depuis l'apparition des applications de rencontres. Combien de personnes ont commencé à discuter avec un potentiel futur partenaire pendant des heures, des jours ou des semaines, qui s'est soudainement volatilisé ? Cela s'explique sans doute par le fait qu'on a un choix de partenaires presque infini *via* ces applis. En plus, ghoster derrière son écran est à la portée de tous. Par ailleurs, ne plus répondre ou bloquer la personne sans lui en expliquer les raisons est lâche et irresponsable… mais je dois vous confier que je l'ai déjà fait. Et je n'en suis pas fier. Nul n'est parfait.

Qui est concerné ?

En 2020, le magazine *Elle* a réalisé un sondage qui révélait que le *ghosting* toucherait davantage les femmes (24 % des sondées) que les hommes (seulement 16 %). Selon un autre sondage réalisé par l'appli de rencontres AdopteUnMec, 72,4 % des personnes confiaient avoir déjà été ghostées et 58,5 % admettaient avoir ghosté. Les chiffres diffèrent, mais ce qui est sûr est que cette rupture brutale concerne beaucoup de gens.

Faire le mort, ça tue !

Le *ghosting* est bien entendu excusé si vous êtes décédé, là, bon, voilà, hein, oui, d'accord... mais, heureusement, c'est rarement la raison à l'origine du fantômage. Il est donc important de rappeler que la personne ghostée peut être très inquiète à l'idée que vous soyez simplement mort. Cela peut être très anxiogène.

Ghoster quelqu'un peut être à juste titre reconnu comme une violence psychologique. J'ai lu certains témoignages bouleversants de personnes amoureuses, qui avaient confiance en leur partenaire et qui ont eu beaucoup de mal à se remettre d'avoir été ainsi ignorées. Sans raison apparente. L'incompréhension, la frustration, la perte d'estime de soi, la culpabilisation et la honte que crée le *ghosting* peuvent même mener, dans certains cas, une personne à la dépression.

Dans un monde idéal, quand vous ne souhaitez plus parler à une personne, dites-le-lui simplement, avec vos mots empathiques. « *Désolé, mais je dois te dire que, finalement, je ne suis pas sûr qu'on soit faits pour être ensemble* » ou « *Tu as énormément de qualités, mais, malheureusement, tes propos sur X ou Y m'ont dérangé* ». Peu importe, soyez bienveillants, mais pas mythomanes.

Si vous avez été ghosté et que vous le vivez mal, n'hésitez pas à en parler à des amis à l'oreille attentive qui vous rassureront. J'ai lu qu'il était déconseillé de chercher à tout prix des explications de la part du fantôme, car cela pourrait s'avérer fatigant psychologiquement. Je ne suis pas tout à fait d'accord. Certaines personnes ressentent le besoin de confronter la personne pour pouvoir entamer le deuil de leur relation. Et c'est tout à fait légitime.

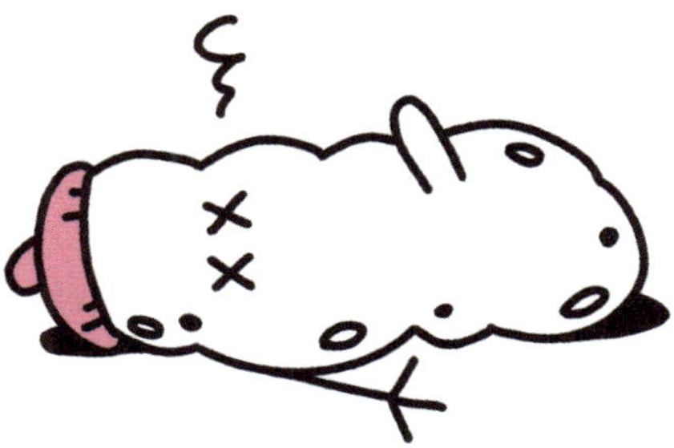

Glory hole

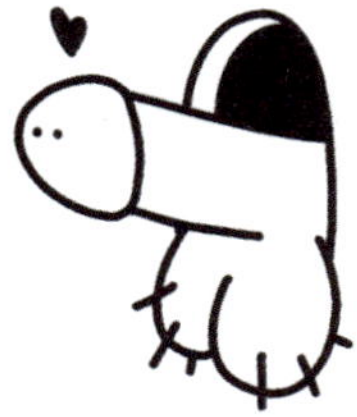

Le *glory hole* qui se traduit littéralement par « trou de la gloire » est un orifice destiné à des pratiques sexuelles. À l'origine, l'expression anglaise *glory hole* signifiait « fourre-tout ». Tu m'étonnes ! Le mot *glory* est également utilisé dans l'expression *morning glory* pour qualifier l'érection du matin… Euh… Est-ce vraiment glorieux d'avoir la bite toute dure ? Les hommes et leur obsession de leur pénis, j'vous jure.

Très populaire sur certains sites pornographiques et dans certains lieux (sex-shops, clubs échangistes…), le *glory hole* prend ordinairement la forme d'un trou dans un mur ou dans une cloison.

Ce trou permet soit de regarder (sans être vu) l'autre en train de faire l'amour ou ses besoins s'il s'agit de WC, soit d'y insérer un pénis afin de sucer ou de se faire sucer.

Le *glory hole* permet donc de garder son anonymat et de mettre une séparation entre les partenaires. S'il est aussi populaire auprès de certains, c'est sans nul doute parce que le trou de la gloire induit un mystère du fait de faire l'amour à un inconnu. Sur papier, me faire pomper par un inconnu m'excite fortement. Mais en théorie seulement, car je suis plutôt du genre à paniquer (et à pas niquer non plus) si je ne connais pas un minimum la personne.

Petit point prévention : du fait de ne pas savoir qui est votre partenaire de pipe, le risque d'infection à une IST reste bien entendu présent, sauf s'il y a l'utilisation d'un préservatif.

Gorge profonde

La gorge profonde est une pratique sexuelle qui consiste à insérer le pénis de la personne à qui on fait une fellation le plus loin possible dans la bouche et gorge de son partenaire.

La technique

C'est une technique qui nécessite un certain entraînement afin d'éviter de s'étouffer ou de vomir. Pour que cela fonctionne, il faut déjà que le pénis soit assez grand pour atteindre la gorge du ou de la partenaire, mais pas trop grand non plus au risque de ne pas parvenir à le gober complètement.

On appelle gagging la version extrême de la gorge profonde. Il s'agit d'un « engobage vorace », une insertion violente du pénis dans la bouche de sa ou de son partenaire, avec des mouvements de va-et-vient rapides, jusqu'à faire suffoquer l'autre ou jusqu'à ce qu'il vomisse. Ceux qui le pratiquent racontent que ce qui les excite est l'idée d'humilier ou d'être humilié, ainsi que la douleur que cela peut procurer.

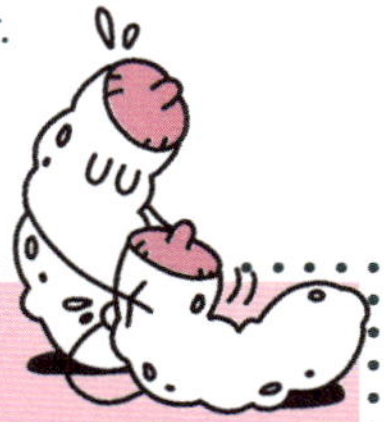

ATTENTION

Le pénis doit régulièrement être sorti de la gorge afin de permettre la respiration, puisque, pendant la gorge profonde, les voies respiratoires sont naturellement obstruées. Manquerait plus que la personne qui suce ait le nez bouché et là... badaboum, hôpital, cimetière. Ouin, ouin. Sa famille vous en voudra à vie. Déconnez pas

Grapefruiting

Le *grapefruiting* vient du mot anglais *grapefruit* qui signifie « pamplemousse » en français. Cette technique ne peut être pratiquée que si vous ou votre conjoint avez un pénis.

Le *grapefruiting* peut paraître rigolo au premier abord, voire un peu risible, mais je vous assure que **c'est très efficace pour prendre un plaisir dingue.**

Petit tuto :

- *prenez un pamplemousse à température ambiante et faites-le rouler sur une surface pendant une minute afin qu'il soit aussi détendu que votre cu ;*
- *découpez-le en deux et faites un petit trou au centre ;*
- *passez le pénis (en érection !) dans le pamplemousse en faisant les mouvements de votre choix (en haut, en bas, à droite, à gauche) ;*
- *pressez le fruit de façon à bien le faire juter.*

Le *grapefruiting* permet de faire une fellation du tonnerre ou une masturbation divine tout en faisant le plein de vitamines. #OuDeBitamines

Mais important, alerte info, *breaking news* : ne pratiquez pas le *grapefruiting* si vous avez des lésions sur le sexe parce que ça peut piquer très fort. Ouch. N'oubliez surtout pas de bien vous laver le pipou après et en particulier si vous comptez le mettre dans le minou ou l'anus de quelqu'un.

Grossesse

Une question revient régulièrement quand un bébé est en route : peut-on continuer à faire l'amour en étant enceinte ? Eh bien, rassurez-vous, d'un point de vue médical, il n'y a aucun problème à le faire. Par ailleurs, une idée reçue est de penser que le sexe peut favoriser le risque de fausse couche… C'est archifaux. Et, en parlant de cela, j'adresse une pensée émue à toutes les personnes qui ont vécu une fausse couche. Selon le site Gynandco, environ 15 à 20 % des grossesses confirmées finissent par cette issue tragique… Tout mon soutien.

Ce n'est pas non plus possible de faire du mal au futur enfant pendant la pénétration, à moins d'avoir une bite aussi longue que mon célibat. Plus sérieusement, le pénis ne peut pas perforer la poche des eaux, grâce à la présence du bouchon muqueux qui ferme le col de l'utérus. Nous sommes si bien faits.

Le premier risque de faire l'amour en étant enceinte est d'abord de se faire mal. Le ventre s'arrondit de plus en plus et certaines positions ne sont donc plus propices à faire crac-crac. Privilégiez uniquement les postures où vous vous sentez à l'aise. Ensuite, si le partenaire est porteur d'une IST, il est plus que conseillé qu'il se protège, sinon cela pourrait causer une infection au futur bébé.

Impossible de faire une généralité quant à la libido des personnes enceintes. Certaines auront beaucoup plus de désir sexuel et d'autres beaucoup moins, voire pas du tout. Et comme la libido fluctue quel que soit l'état, on peut être très excitée un jour puis plus du tout le lendemain.

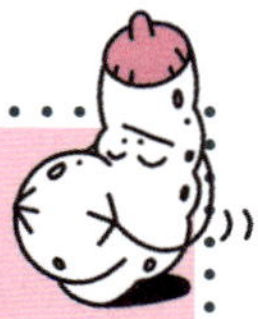

CONTRE-INDICATIONS

Notons qu'il est tout de même déconseillé ou proscrit de faire l'amour si, entre autres : vous avez une dilatation prématurée de l'utérus, si vous avez déjà perdu les eaux (car le bébé ne sera plus protégé) ou si vous avez des saignements durant votre grossesse. Consultez votre médecin ou sage-femme qui seront mieux placés que moi pour vous aiguiller sur ces questions.

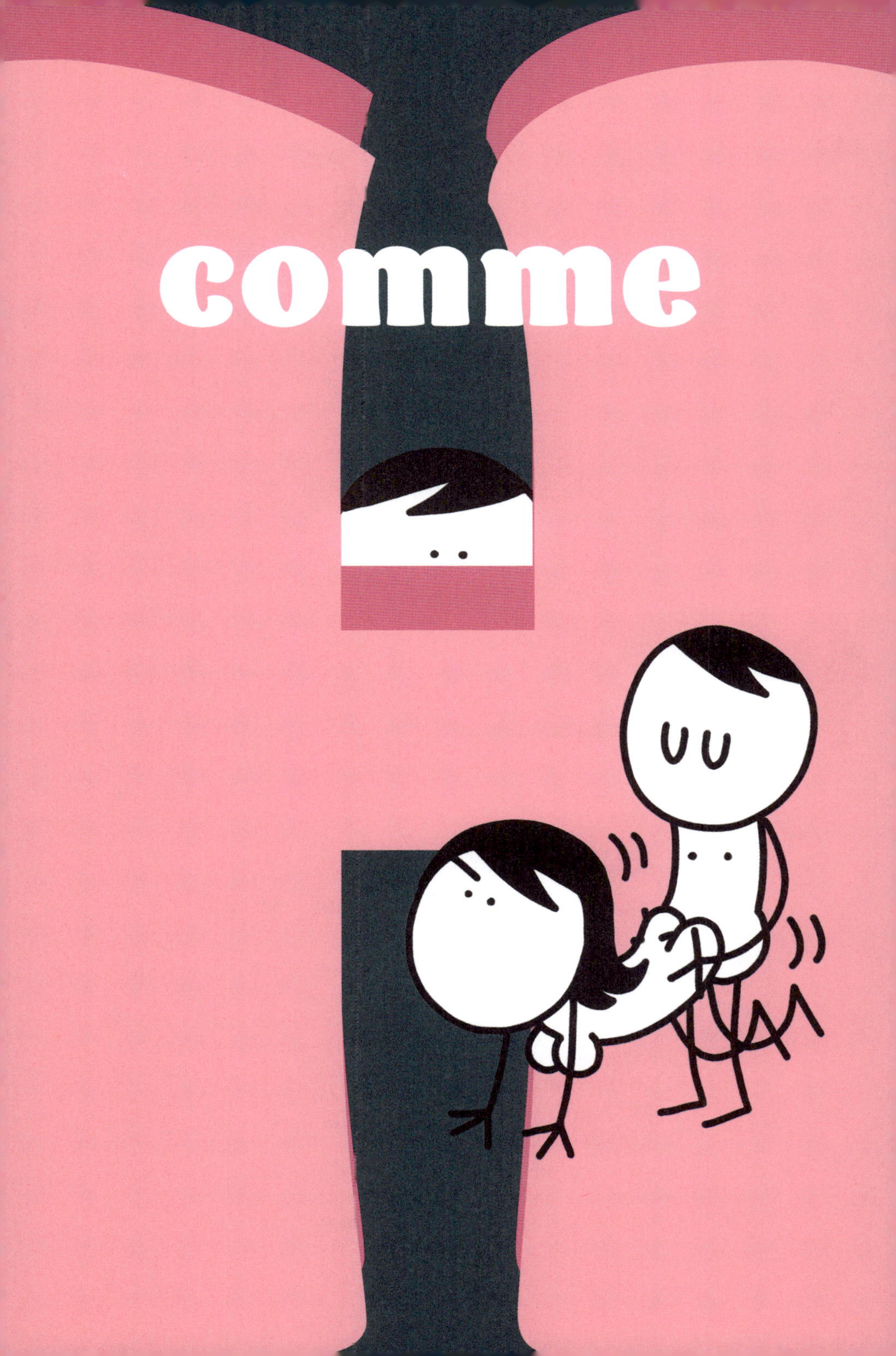
comme

Handicap

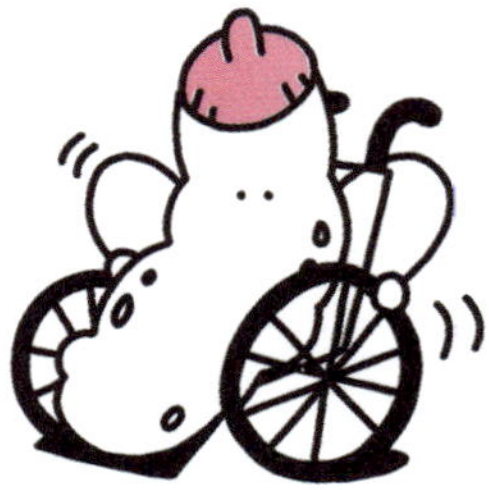

Et un tabou de plus, un ! Nous sommes nombreux à fermer les yeux quant à la sexualité des personnes en situation de handicap. Cela s'explique sans doute parce que cela renvoie les personnes dites valides à leurs propres peurs.

Il me serait impossible ici de décrire de façon précise la sexualité de toutes les personnes en situation de handicap, d'abord parce que chaque handicap est différent et ensuite parce que, comme pour les personnes valides, chaque sexualité est différente de celle de nos voisins.

Les assistants sexuels

Les assistants sexuels sont des personnes qui accompagnent la vie sexuelle des personnes en situation de handicap si elles en font la demande.

L'assistanat sexuel est une forme de prostitution à visée thérapeutique. C'est une pratique humaniste et humanisante. Une pratique d'utilité publique qui ne devrait plus être jugée, tant ces personnes font du bien à celles qui ne peuvent plus s'en faire.

La loi française du 13 avril 2016 instaure une infraction pénale incriminant le client de la prostitution. Dans ce sens, les clients de ces assistants sexuels prennent le risque d'être pénalisés (tout comme l'est n'importe quel autre client d'un professionnel du sexe). Je trouve cela honteux. La frustration sexuelle peut rendre malheureuses ces personnes en situation de handicap qui n'ont pas d'autre choix que d'être accompagnées sexuellement afin de combler ce besoin physiologique.

Fabrice Flageul, porte-parole de l'Association pour la promotion de l'assistance sexuelle (Appas), déclare qu'il est « urgent d'arrêter l'hypocrisie et de répondre à une détresse par une démarche positive, bénéfique, qui permet à des êtres humains de se sentir un peu plus humains. »

Vers un mieux ?

Le Conseil national consultatif des personnes handicapées (CNCPH) est depuis 2023 favorable à une expérimentation en France sur le sujet de l'assistanat sexuel. Il a dans ce sens formé treize propositions en faveur de la vie sexuelle et affective de ces personnes. Celles-ci seront évaluées par un comité d'éthique, afin de les intégrer possiblement dans les discussions de la loi de financement de la Sécurité sociale 2024. L'accompagnement sexuel pour les personnes en situation de handicap pourrait à l'avenir être financé par la Sécu ou par la prestation compensatoire du handicap (PCH).

En conclusion, il faut arrêter de penser que ces personnes n'ont ni désir ni réelle activité sexuelle. Et il faudrait peut-être commencer à les écouter et à les respecter.

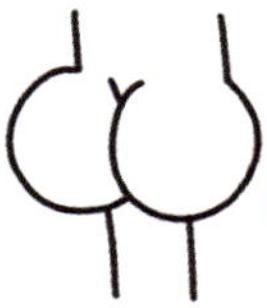

Hotdogging

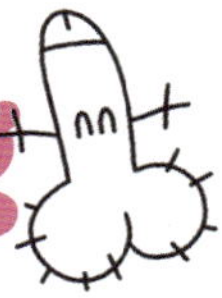

Le *hotdogging* tient son nom du célèbre sandwich américain le hotdog, qui signifie en français littéral « chien chaud ». Ah bah, j'en ai connu, des hotdogs, dans ma vie sexo.

Il s'agit d'un acte sexuel sans pénétration que l'on pratique à deux, d'une masturbation qui peut se faire sans les mains. Le *hotdogging* est également appelé « branlette grecque ». Attendez, je reviens, je dois prendre des billets pour Athènes.

Le *hotdogging* est une super bonne option pour celles qui n'aiment pas faire l'amour pendant leurs règles ou encore pour celles qui ont des douleurs pendant la pénétration en raison de problèmes de santé. (Voir *Endométriose*.)

Allez, petit tuto. La personne dotée d'une saucisse doit se placer derrière sa ou son partenaire et venir glisser son sauciflard entre son popotin, le long de son sillon interfessier (donc entre les deux tranches de pain). Il doit ensuite effectuer un mouvement de va-et-vient. Ça m'a ouvert l'appétit, tout ça. Ça me rappelle le film *Sausage Party* que j'avais commencé à voir avec le fils d'une amie, avant de me rendre compte qu'il n'était clairement pas destiné aux enfants.

L'AVIS DE CŒURNICHONS

Si celui ou celle qui est en dessous contracte le fessier, cela viendra apporter plus de plaisir à celui qui a sa saucisse en position de hotdogging. On peut également presser les fesses l'une contre l'autre avec ses mains afin de resserrer la zone de passage, d'accentuer le frottement et ainsi d'augmenter le plaisir.

Le hotdogging est une position parfaite pour diversifier de temps en temps ses rapports. N'hésitez bien sûr pas à utiliser du lubrifiant posé sur la saucisse et/ou sur le pain afin de rendre l'acte plus fluide.

Hymen

Du grec *humen* signifiant « membrane », l'hymen est situé à l'entrée du vagin et a une forme variable d'une personne à vulve à l'autre.

L'hymen est percé d'un orifice qui permet de laisser passer le sang des menstruations. Et si je vous parle de cette membrane, c'est surtout pour vous dire qu'elle peut être rompue lors du premier rapport sexuel, mais que, *a contrario* de ce qui se dit parfois : ce n'est pas systématique !

Il est donc inutile d'associer un hymen qui n'est plus intact à la perte de virginité. De plus, l'hymen est absent chez certaines femmes.

Selon la gynécologue Odile Bagot, « l'hymen n'a pas de rôle spécifique. On peut dire que chez la petite fille, il protège un peu l'intérieur du vagin, mais il n'a aucun rôle ni physiologique ni sexologique. La seule utilité de l'hymen serait peut-être culturelle et religieuse en tant que symbole de la virginité, mais cela ne reste qu'un symbole ».

Hypersexualité

L'hypersexualité est l'addiction à une pratique sexuelle. Certains d'entre nous peuvent se sentir dépendants de choses comme la masturbation, les fantasmes, la pornographie, le sadomasochisme sexuel, la prostitution ou encore le voyeurisme et l'exhibitionnisme. Ces dépendances engendrent notamment un sentiment de culpabilité, des pensées et fantasmes obsessionnels ou un excès de réflexion.

Je vais être tout à fait franc avec vous (comme à ma grande habitude) : j'ai eu pendant quelques mois une obsession au voyeurisme. Cela remonte déjà à une douzaine d'années. J'ai toujours été grandement curieux de façon générale : enfant, je m'asseyais sur un banc et j'observais les passants durant des heures, en m'imaginant ce qui pouvait les rendre heureux ou malheureux. Leur passé, leur présent, leur futur. Ce qui les animait et les révoltait. Il m'arrivait

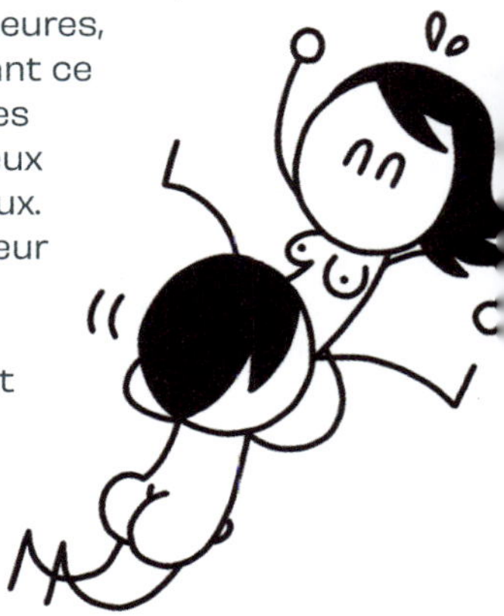

également de grimper sur un arbre du talus près de chez moi afin d'avoir une vue privilégiée sur ce qui se passait dans les jardins des voisins. Au départ, ces comportements n'avaient rien de sexuel. Une curiosité innocente. Mais, quand j'ai commencé à découvrir le plaisir charnel, j'ai développé des comportements obsessionnels qu'on pourrait qualifier d'immoraux... Je me suis mis à espionner mes voisins en me cachant derrière mes rideaux pendant de longues heures (sans même me caresser), en espérant assister à un ébat sexuel... Plus de dix ans plus tard, je me sens toujours honteux d'avoir fait cela... Je me sens tellement mal. #JeNeSuisPasFierDuTout

Heureusement, je suis rapidement parvenu à comprendre que ce voyeurisme était chez moi le symptôme d'une grande frustration sexuelle. J'en ai alors parlé à une psychologue et, à force d'introspection et d'indulgence vis-à-vis de moi-même, j'ai réussi à « soigner » cela. Aujourd'hui, mes envies voyeuristes sont très rares et je parviens, lorsqu'elles surgissent, à ne plus les laisser prendre le dessus. Youpi ! Je ne passe donc plus à l'acte. Et j'en suis très fier.

Car être dépendant à la masturbation, par exemple, n'engage (parfois) que notre propre personne, bien que cela soit également source de grande souffrance. Le voyeurisme, quant à lui, engage par définition d'autres personnes qui ne sont souvent pas consentantes...

Mais à quoi sert-il de jeter la pierre aux personnes qui ont des obsessions sexuelles ? À rien. Vous entendez, à rien. Je répète : à rien. Ce qu'il faut faire dans cette situation est de les écouter sans jugement et de les convaincre d'aller consulter un professionnel de santé et de la sexualité si cela les fait souffrir et/ou fait souffrir d'autres personnes. #LhumainEstComplexe #NeJugeonsPas #Aidons

Hystérectomie

L'hystérectomie est une procédure chirurgicale visant à l'ablation totale ou partielle de l'utérus.

Si cela s'appelle comme ça, c'est parce que le mot « hystérie » vient du grec *hustera*, qui signifie « matrice », c'est-à-dire l'utérus... Ah bon ? Attendez, est-ce bien ce que je pense ? Malheureusement, oui. À l'époque de la Grèce antique, l'hystérie est décrite comme une maladie liée à l'utérus... En un résumé un poil grossier (car la flemme m'habite), on attribuait aux femmes cette maladie, car, c'est bien connu, elles sont beaucoup plus casse-bonbons et gueulent davantage que nous, les hommes. #LeSecondDegré N'EstPasQu'UneTempérature

Plus sérieusement, je ne comprends pas qu'on utilise encore le terme « hystérectomie » à notre époque pour qualifier cette intervention chirurgicale. Enfin, bref, je ne parviendrai pas à changer le monde. Ce n'est pas l'envie qui manque.

Les types d'hystérectomie

Selon le Collège national des gynécologues et obstétriciens français, il existe quatre types d'hystérectomie selon le problème à traiter et l'âge de la patiente :

- *subtotale ;*
- *totale ;*
- *totale avec salpingo-ovariectomie (dite non conservatrice) ;*
- *et radicale.*

L'hystérectomie est donc parfois nécessaire pour traiter certaines pathologies, mais peut aussi être volontaire dans le cas d'une stérilisation. L'utérus étant enlevé, l'effet premier est bien entendu l'arrêt des menstruations.

C'est une opération qui est bien maîtrisée en France et son déroulement est simple dans la grande majorité des cas. Sachez qu'en 2019, environ 60 000 hystérectomies ont été réalisées dans l'Hexagone.

Une des préoccupations fréquemment exprimées par les patientes est de savoir si l'hystérectomie affecterait leur libido. Don't worry ! Selon le docteur Matefy, gynécologue et sexologue : « il faut attendre environ 3 à 6 mois après l'opération pour avoir une sensation agréable lors d'une pénétration, le temps que tout cicatrise bien. » Il ajoute également : « L'hystérectomie ne touche pas non plus au clitoris, organe qui donne du plaisir à la femme. La sexualité peut donc être épanouie même sans utérus. [...] L'envie de faire l'amour reste également présente. »

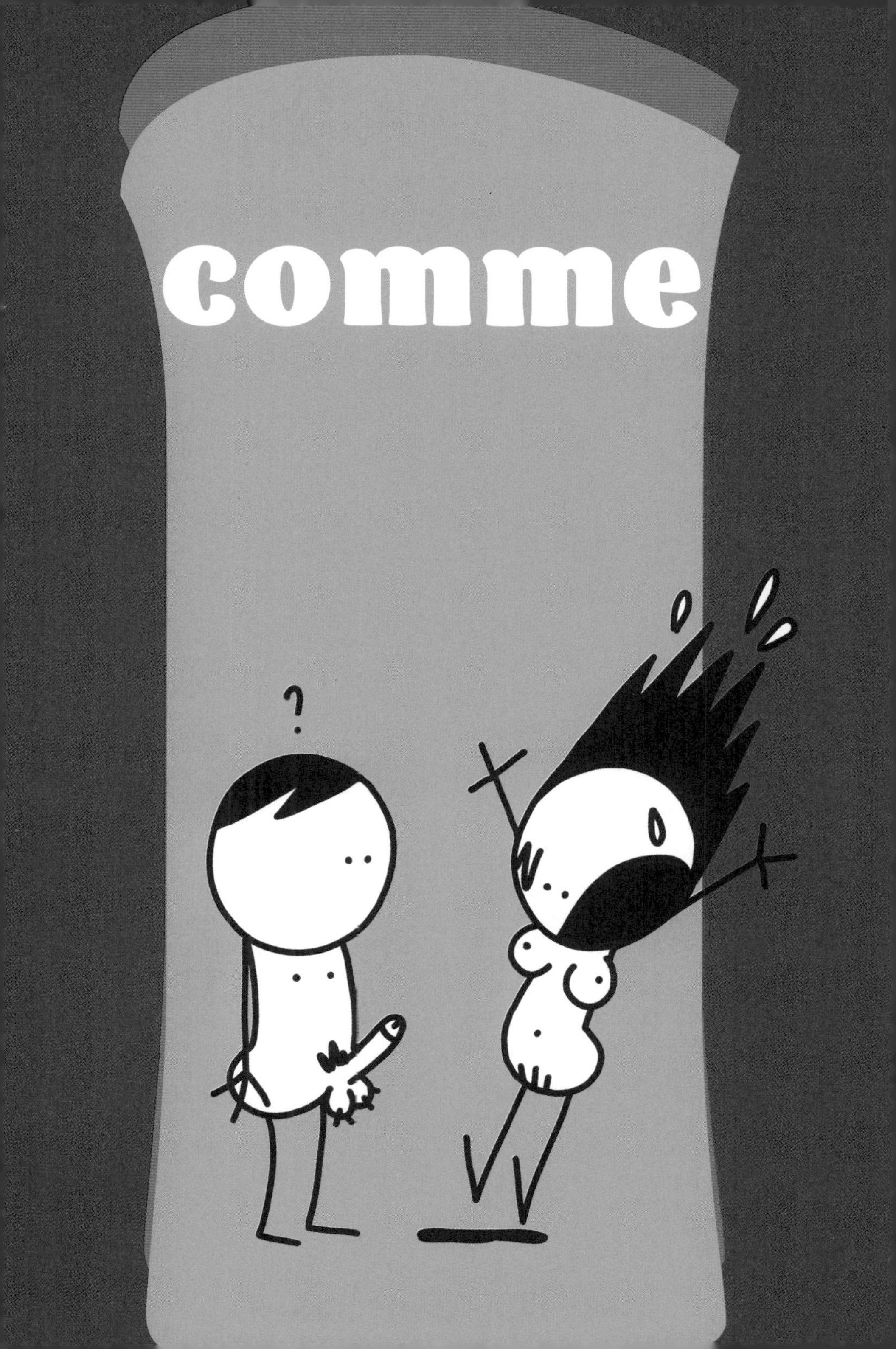
comme

Infidélité

Quand commence l'infidélité ? Pour certains, le simple fait de rêver de quelqu'un d'autre ou même de penser à un ou une amie est déjà de l'infidélité. Certains estiment également que leur partenaire les trompe chaque fois qu'il se masturbe sans eux.

Comme s'est questionné l'animateur Thierry Ardisson : *est-ce que sucer, c'est tromper ?* Eh bien, je ne sais pas vraiment, car chacun a sa propre définition de ce qu'est l'infidélité. Pour moi, sucer, c'est juste donner un coup de main… mais avec la bouche. #PTDR #CœurnichonsBaise-Nous

Plus sérieusement, chaque duo ou trio fixe ses propres limites. Ce qui peut vous sembler être de l'infidélité dans la relation d'un couple d'amis ne le sera pas forcément pour eux.

Selon une enquête réalisée par l'Ifop pour Gleeden (website leader des rencontres extraconjugales) et datant de 2014 : pour 62 % des Français et Françaises, embrasser une autre personne, est déjà de la tromperie. Ils sont 57 % à déclarer que l'échange de sextos est aussi de l'infidélité.

Prenons mon exemple (oui, j'adore parler de moi) : j'ai vécu une relation ouverte pendant quelques années. Mon ex embrassait et couchait donc régulièrement avec d'autres personnes (moins intéressantes que moi)… Était-ce de l'infidélité ? Non, puisque nous avions accepté tous les deux qu'il le fasse. En revanche, s'il avait développé des sentiments amoureux pour ces partenaires d'un soir, j'aurais alors estimé qu'il y avait rupture de notre pacte. Ce qui peut arriver, cela dit. L'amour ne se contrôle pas, pas plus d'ailleurs que mes éjaculations lorsque je pense à vous.

Pour les polyamoureux, la notion d'infidélité est très différente puisque, par définition, ils peuvent tomber *in love* de plusieurs personnes (voir Polyamour).

Une question de genres ?

Selon une autre étude, cette fois-ci orchestrée par l'université Chapman aux États-Unis, l'infidélité est perçue différemment selon les genres : 54 % des hommes considèrent qu'une rencontre sexuelle « est plus grave que tout autre type de trahison », tandis que pour les femmes, il est plus inquiétant lorsque leur conjoint est affectivement attiré par d'autres personnes.

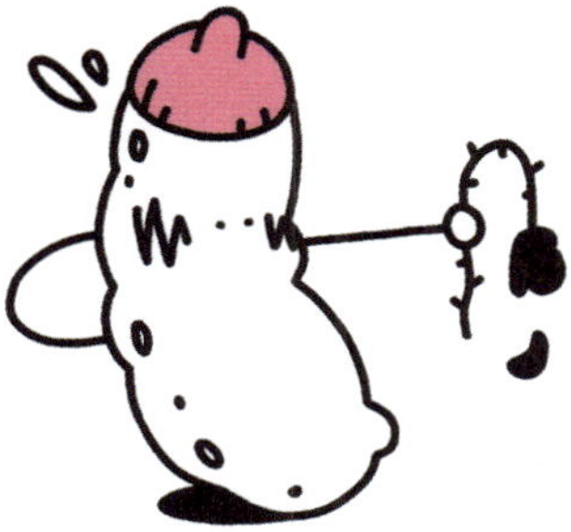

Le pardon

Je déteste la petite mélodie qui dit qu'une personne « qui trompe une fois trompera plusieurs fois ». D'abord, on n'en sait strictement rien et ensuite, l'erreur est humaine... Regardez, vos parents, par exemple, ils vous ont bien mis au monde, non ? Faut-il les lyncher pour autant ? #OkJeVaisTropLoin

Au même titre que chaque couple ou trouple a sa propre définition de ce qu'est l'infidélité, chaque individu décide ou non que la solution est de pardonner ou de rompre. Et puis, cela dépend de chaque situation et relation. J'ai déjà pardonné une tromperie et j'en ai souffert par la suite, car cela a exacerbé ma jalousie et ma crainte de l'abandon. Mais ce n'est pas le cas de tous. Je pense que la seule chose qui compte vraiment quand il y a infidélité est d'être transparent et de communiquer de façon non violente, afin de comprendre les raisons qui ont poussé à cette tromperie.

Instagram

J'ai créé le compte Cœurnichons juste avant le premier confinement, à un moment où ma solitude me serrait la gorge du matin au soir et où ma maladie chronique me serrait les intestins.

Je suis porteur de la RCH : rectocolite ulcéreuse hémorragique, mais pas de quoi en faire un caca nerveux. En résumé, tout semblait se serrer, sauf moi qui ne serrais plus personne. Pfiou. Au départ, j'avais simplement besoin d'écrire et je n'avais pas pour objectif de devenir la starlette du Net qui rêve de sucettes et de levrette que je suis devenu. C'est ainsi, un beau matin, le succès frappe à votre porte et vous devenez en un claquement de doigts un sex-symbol. Sachez que le jour où j'écrirai une autobiographie, je l'appellerai sans doute **Moules et Melon**, en référence à ma vie en Belgique et à mon ego plus gros encore que vos fesses.

Peu à peu, j'ai remarqué à quel point Instagram avait une dimension salvatrice pour moi. Discuter au quotidien avec des inconnus et tenter de les faire sourire m'a fait le plus grand des plaisirs. Je me suis rendu compte également que nous étions nombreux à avoir besoin d'extérioriser, de nous confier nos vies sexuelles et amoureuses, d'envoyer foutre les jugements et les tabous. Pour comprendre que nous n'étions simplement pas seuls.

Certains peuvent bien critiquer les réseaux sociaux – à juste titre, parfois, vu les conneries qui s'y trouvent –, ils ne parviendront jamais à comprendre à quel point ceux-ci sont importants pour nous. Et pas que dans un but divertissant, non. Instagram et compagnie sont les liens (virtuels, mais pas fictifs) entre nous tous, entre nos histoires, entre nos villes, pays et continents. Ils permettent aussi d'apprendre beaucoup de choses, ce à quoi je m'efforce de contribuer au quotidien depuis des années. Je mérite une statue à mon effigie. Mais comme j'en ai marre de parler de moi (faux), voici quelques comptes Insta sexo-love que vous devez suivre, si ce n'est déjà fait :

- *@Wicul_ et @Mashasexplique : mes deux copines ! Ces femmes font également de l'éducation sexo en proposant, entre autres, des textes explicatifs et des vidéos courtes fun et instructives. Je les aime d'amour et je veux les épouser, toutes les deux oui, en même temps, ouais, mais promettez-moi que cela restera entre nous.*
- *@Orgasme_et_moi : la queen des queens ! Charline est pétillante (pas comme un Coca-Cola), brillante (pas comme un panneau solaire) et intelligente (pas comme vous). Elle y livre souvent les témoignages passionnants de ses abonnés. Elle prône, entre autres, des valeurs de consentement et de sport.*
- *@Jordy.Oumira, @Sexopsycho et @Tubandes : trois hommes pour le prix d'un ! Ces trois comptes sont d'utilité publique. Leur parcours est différent, mais leur mission (brillamment atteinte) est le même : donner les clés de compréhension pour une sexualité épanouie et éclairée. Cœur sur eux. Et puis, franchement, ça me fait plaisir de voir d'autres couillasses que moi parler de cul sur Insta.*
- *@aina_sexotherapeute : un soleil sur pattes ! Son approche est holistique : du sexo, du tantra, de la sonothérapie et des neurosciences. Rien que ça. Cette sexothérapeute de talent ensoleille donc Instagram à travers, entre autres, des vidéos qui font réfléchir, comme celle nommée Génération YouPorn.*

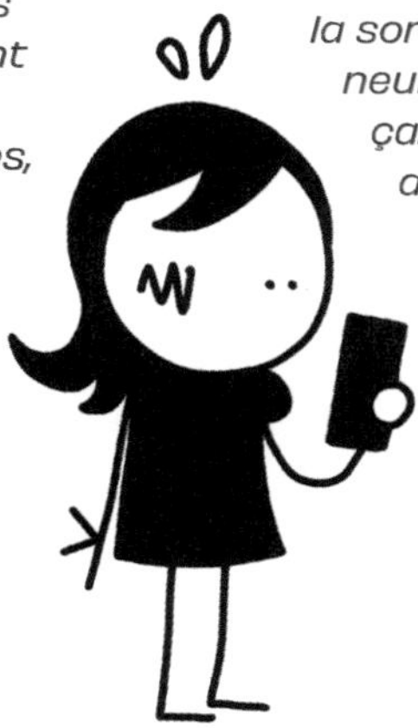

Il existe de nombreux autres comptes à suivre, certes, mais mon éditrice me tuerait si je continuais à être aussi loquace. Citons donc rapidement : @jemenbatsleclito, @jouissance.club, @gangduclito, @no.dck.pic, @les.sapphos, @paintofficiel, @polyamour_euse, @clubsexu, @mariecasays, @clemenlegrand, @clemityjane, @mercibeaucul_, @mydearvagina, @aulitavecannemarie, @jeneveuxpasdenfant, @corpscools, @corpsjetecoute, @thebodyoptimist... Et j'en oublie sûrement certains qui vont m'en vouloir à vie.

Intersexué

Une personne intersexe ou intersexuée est née avec des caractéristiques génitales qui ne sont ni exclusivement masculines ni exclusivement féminines. De nos jours, le mot « hermaphrodite » est réservé aux plantes et aux animaux.

Certains confondent par ailleurs « androgyne » et « intersexe » : la première est une question d'apparence et de ressenti, tandis que la seconde est un fait biologique.

Contrairement à ce que l'on peut penser, l'intersexuation n'est pas un fait si rare, car, selon les spécialistes, elle concernerait 1,7 % de la population, soit autant qu'il y a de personnes rousses en France. Les personnes intersexuées sont invisibilisées pour deux raisons : d'abord, parce qu'il y a très peu de modèles intersexes auxquels se référer dans les médias ou la culture, mais aussi, car c'est une caractéristique qui ne se remarque pas au premier regard. À la naissance, leur corps possède les attributs des deux sexes, mais atrophiés. Il est donc commun que des interventions soient pratiquées dès le plus jeune âge afin de « normaliser » la personne et qu'elle ait une apparence socialement reconnue comme masculine ou féminine.

Ces opérations, décidées par les parents et le corps médical, sont imposées aux enfants avant même qu'ils aient l'âge de pouvoir décider par eux-mêmes. Cela est sans doute dans le but qu'ils s'intègrent facilement dans la société et se sentent mieux dans leur corps en grandissant. Ces procédures chirurgicales consistent notamment en une réduction du clitoris, en une ablation de gonades (testicules ou ovaires), en la création d'un nouveau vagin ou en la normalisation de l'apparence du pénis.

L'intersexuation n'a aucun rapport avec la transidentité, car les caractéristiques biologiques n'ont rien à voir avec l'identité de genre dans laquelle on s'identifie. On peut être né intersexué et se sentir bien dans le genre qui a été favorisé par nos parents à la naissance.

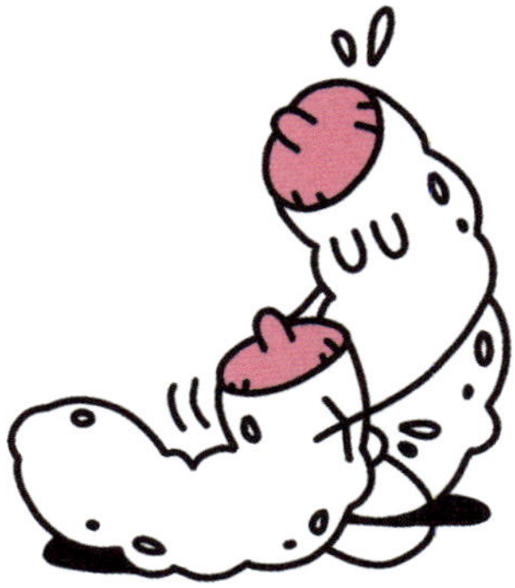

Irrumation

L'irrumation désigne la phase durant laquelle, lors d'une fellation, le pénis effectue des va-et-vient dans la bouche de sa ou son partenaire. C'est une pipe, quoi !

Eh bien, oui, mais la différence est que lors de cet acte, la personne qui suce reste immobile. Et c'est donc au « donneur » de faire les mouvements.

Voilà. Ce chapitre était court, mais intense, ça vous dérange ? Oh et puis flûte, quand allez-vous enfin accepter que ce n'est pas la taille qui compte ?!

C'est l'odeur.

IST et ITSS

Comment pourrais-je écrire *Le F*cking Guide du love* sans proposer un chapitre consacré à ces (foutues) maladies ou infections ? Impossible. Le sexe, c'est beau, oui, on est d'accord, à condition de le pratiquer en connaissance de cause. Surnommez-moi Docteur Cœurnichons et venez quand vous voulez en consultation dans mon cabinet. Il est situé au 69 rue du Septième Ciel, 696969, Jouissance Land. 69 euros la consultation.

D'abord, le sigle IST (infection sexuellement transmissible) a remplacé il y a quelques années le sigle MST (maladie sexuellement transmissible). Ce sont l'INPEE et l'OMS qui se sont mis d'accord afin de changer ce terme, car, selon eux, l'appellation IST inciterait le dépistage même en l'absence de symptômes, tandis que MST induisait la présence de symptômes pour recourir au dépistage.

Aujourd'hui, on voit de plus en plus souvent apparaître le sigle ITSS pour « infection transmissible sexuellement ou par le sang » (surtout au Québec).

Bon, ça, c'est pour la sémantique, mais ce qu'il faut déjà retenir, c'est que les IST sont provoquées par des microbes (bouh les vilains) comme des bactéries, des parasites ou encore des virus. Ces petits microbes peuvent se transmettre lors de rapports sexuels vaginaux, anaux ou oraux, avec ou sans pénétration. Ils peuvent également se transmettre de la mère à l'enfant lors de la grossesse, de l'accouchement ou de l'allaitement.

En chiffres

Selon le site Who.int, chaque jour dans le monde, plus d'un million de personnes contractent une infection sexuellement transmissible (IST), asymptomatique dans la majorité des cas. Ce chiffre me donne le tournis. D'après les estimations, toujours dans le monde, plus de 500 millions de personnes (15 à 49 ans) ont une infection génitale par le virus *Herpes simplex* (HSV ou herpès). Toujours selon les estimations, près d'un million de femmes enceintes étaient infectées par la syphilis en 2016, ce qui a entraîné lors de l'accouchement plus de 350 000 issues défavorables. L'infection par le papillomavirus humain (PVH) est associée à plus de 311 000 décès dus au cancer du col de l'utérus chaque année.

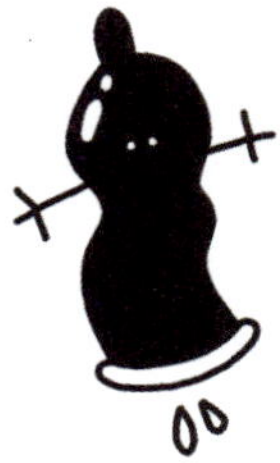

Les différentes IST

- ♥ **mycoplasme :** *responsable d'infections respiratoires ou urogénitales chez l'homme ;*
- ♥ **herpès :** *en France, on estime à 2 millions le nombre de personnes qui ont un herpès génital. Le plus souvent bénin ;*
- ♥ **trichomonas vaginalis :** *une des IST les plus répandues. Généralement bénigne et asymptomatique ;*
- ♥ **papillomavirus humain :** *près de 80 % des personnes seront infectées par le virus PVH au cours de leur vie, souvent lors des premiers rapports sexo. Dans l'énorme majorité des cas (90 % environ), le virus PVH disparaît dans les deux ans et l'infection sera sans conséquence. C'est un grand type de virus, dont certains peuvent entraîner des condylomes (ou verrues génitales), d'autres des lésions précancéreuses pouvant*

affecter la santé des hommes comme des femmes en fonction de leur localisation : utérus, oropharynx, anus et pénis ;

- **chlamydiae trachomatis :** *responsable d'infections génitales chez l'homme, la femme et la personne non binaire. La chlamydia touche plus souvent les jeunes. Une inflammation engendrée par cette IST peut provoquer la stérilité ;*
- **gonocoque :** *il y a une nette augmentation depuis plusieurs années de la transmission de cette IST, qui peut conduire à des infections de l'urètre ou vaginales ;*
- **hépatite B :** *maladie infectieuse d'origine virale très répandue. En France, il y aurait un peu moins de 300 000 personnes infectées. On estime que 80 % des cancers du foie seraient induits par cette hépatite ;*
- **hépatite C :** *Environ 600 000 individus dans l'Hexagone, c'est énorme. Souvent diagnostiquées trop tard, seules 20 % des personnes atteintes guérissent avant que la maladie soit dans la phase aiguë et devienne donc chronique ;*
- **syphilis :** *elle fait partie des IST les plus courantes dans le monde et peut être transmise sexuellement ou pendant la grossesse (de la mère à l'enfant) ou encore via l'échange de matière injectable (chez les personnes toxicomanes, entre autres). La syphilis peut causer de grandes complications ;*
- **VIH :** *l'espérance de vie des personnes séropositives s'est nettement améliorée ces dernières années, mais de nombreuses personnes ne sont pas médicalement prises en charge, car elles ne savent pas qu'elles ont contracté le VIH. Et même si les conditions de vie en étant séropo ont progressé, je vous assure que ce n'est toujours pas une partie de plaisir d'avoir le VIH.*

Sur ces infections, certaines peuvent (parfois) être guéries : les mycoplasmes, la syphilis, la gonococcie, la chlamydiose, l'hépatite C et la trichomonase. Les quatre autres sont des infections virales incurables : l'hépatite B, le virus de l'herpès (HSV), le VIH et le papillomavirus humain (PVH).

Conclusion

Je n'ai que trois choses à vous dire :

- *faites-vous dépister régulièrement ;*
- *sortez couverts pour vous protéger et protéger les autres ;*
- *et ne discriminez jamais celles et ceux qui ont chopé une ou plusieurs de ces foutues ITSS.*

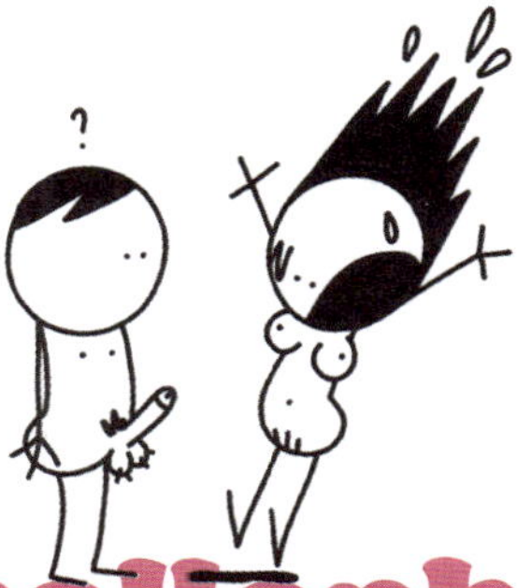

Ityphallophobie

L'ithyphallophobie est la peur des pénis, mais seulement lorsqu'ils sont en érection.

Cette phobie est dans certains cas la conséquence d'un abus sexuel. Elle fait partie des phobies sexuelles, au même titre que :

- **la sérophobie :** *la peur de contracter le VIH, ce qui peut être une crainte légitime en soi #SortezCouverts. En revanche, la sérophobie peut aller jusqu'à exclure les personnes séropositives et, dans ce cas-ci, ce n'est rien d'autre que de la discrimination ;*
- **la tocophobie :** *la peur de tomber enceinte ;*
- **l'aphrophobie :** *la peur du désir sexuel, du sien et/ou des autres ;*
- **l'érotophobie :** *la peur des conversations qui parlent de sexualité ;*
- **la gymnophobie :** *aucun rapport avec la salle de sport, c'est la phobie de se montrer nu. Une pudeur exacerbée et handicapante ;*
- **la médomalacuphobie :** *la peur de ne pas avoir d'érection ;*
- **l'agraphobie :** *concerne certaines des personnes qui ont vécu des traumatismes sexuels tels qu'une agression, un viol, de l'inceste. C'est une grande anxiété à l'idée de faire l'amour, même avec quelqu'un qui nous respecte et qu'on aime ;*
- **la caligynéphobie :** *c'est la peur des belles femmes. Je vous jure, ça existe. L'individu se retrouve alors totalement « paralysé » et ne sait pas quoi faire ou comment aborder cette beauté fatale.*

Les phobies sexuelles sont considérées comme des pathologies et il est important de consulter un sexothérapeute si cela pourrit vos relations intimes. Le docteur pourra ainsi vous aider à définir les causes de ces symptômes et trouver des pistes de solutions.

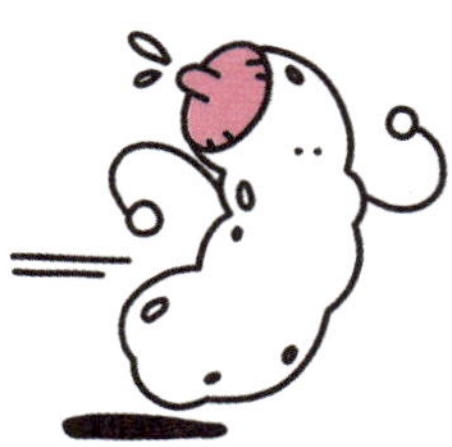

IVG

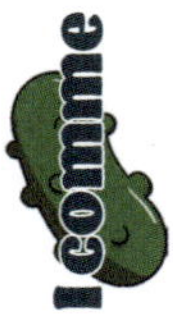

Lors de l'écriture de ce livre, je suis tombé de ma chaise de bureau en allumant BFMTV. La journaliste révèle qu'un collectif dit « pro-vie » a placardé l'arrière de milliers de Vélib' à Paris d'une affiche qui m'a juste donné envie de mourir... Leur pari était raté, donc.

« *Et si vous l'aviez laissé vivre ?* » sont les sept mots assassins que j'ai pu lire avec effroi, accompagnés d'une illustration bien dégueulasse montrant un fœtus grandissant devenant un nourrisson, puis un cycliste heureux... J'ai cru que j'allais gerber les dix-sept cafés ingérés en deux heures et me noyer dans mon vomi caféiné, mais j'ai finalement préféré vous en parler ici.

Le collectif qui s'appelle Les Survivants se décrit comme « un groupe de jeunes révoltés qui ne comptent pas se taire face aux souffrances et injustices provoquées par l'avortement ».

Bien. Vous connaissez mon combat pour la liberté d'expression et pour que chacun ait le droit d'avoir sa propre opinion. On attribue souvent à Voltaire (et à tort, semble-t-il) la citation : « Je ne suis pas d'accord avec ce que vous dites, mais je me battrai jusqu'à la mort pour que vous ayez le droit de le dire. » Peu importe qui l'a prononcée en premier, j'en ai fait depuis des années mon mantra.

Je me retrouve néanmoins partagé entre le fait de dire à ces « extrémistes de la vie » de toucher à leur cul avant de se mêler de ceux des autres et le fait de leur dire : exprimez-vous, toutes les opinions sont dans la nature et doivent être entendues. Je n'aurai pas la prétention ici de déterminer à moi seul quelles sont les limites de la liberté d'expression, si limites il y a, car ce qui m'importe réellement est de revenir rapidement sur l'histoire de l'IVG.

Les dates clés

Le 26 novembre 1974, Simone Veil, alors ministre de la Santé, présente son projet de loi devant l'Assemblée nationale qui vise à autoriser l'interruption volontaire de grossesse. L'ambiance est survoltée dans l'hémicycle, et Simone Veil reste droite et ferme quant à ses positions. Un exemple de courage et de force venant d'une femme, à l'époque où être dotée d'une vulve lorsque l'on fait de la politique était particulièrement difficile. Ça l'est toujours, cela dit. Elle a donc essuyé des tsunamis de critiques, dont beaucoup étaient sexistes et certaines même antisémites. Une honte.

Quelques mois plus tard, le 17 janvier 1975, la loi est autorisée pour cinq années, puis le 31 décembre 1979, elle est rendue définitive. Définitive, vraiment ? Je le souhaite, pour toutes les femmes qui ont le droit de disposer de leurs corps. Leur corps : leurs choix. Mais il semblerait que, depuis quelques années, des mouvements conservateurs parviennent à faire entendre leurs voix avec fracas. Beaucoup de personnes prétendent que le droit à l'IVG n'est pas menacé. Permettez-moi d'en douter, quand on voit que la Cour suprême des États-Unis (un pays dit libéral et libertaire) a annulé l'arrêt Roe v. Wade, qui avait légalisé l'avortement en 1973. Chaque État peut désormais interdire ou non l'IVG.

À l'heure où j'écris ces lignes, en France, le gouvernement Borne envisage d'inscrire le droit à l'avortement dans la Constitution afin d'en faire un droit fondamental. Je croise les doigts pour que, au moment où vous lisiez ce livre, cette loi en fasse partie.

D'abord, il est important de rappeler qu'aucune femme ne requiert à l'avortement de gaieté de cœur. C'est une épreuve difficile, parfois terrible, et un geste qui n'est pas anodin. Il y a encore trop de personnes qui pensent que les femmes utilisent l'avortement comme moyen de contraception ou le font aussi facilement que d'aller acheter du pain à la boulangerie. Ça suffit. Personne n'est dans la tête de ces femmes.

Selon le site Statista.com, il y a eu 223 282 interruptions de grossesse en 2021 dans l'ensemble de la France, ce qui équivaut à quinze femmes sur mille qui auraient avorté. Ce nombre est stable depuis le début des années 2000.

La région où il y a le plus grand nombre d'IVG est l'Île-de-France, sans doute parce qu'il s'agit de la région française la plus peuplée. Mais quand on prend en compte le nombre d'avortements pour mille femmes, alors là, c'est en Guadeloupe et en Guyane qu'on y a le plus souvent recours.

Recourir à l'IVG

La majorité des femmes qui avortent a entre 20 et 34 ans, bien qu'il existe évidemment des adolescentes ou personnes plus âgées qui le font.

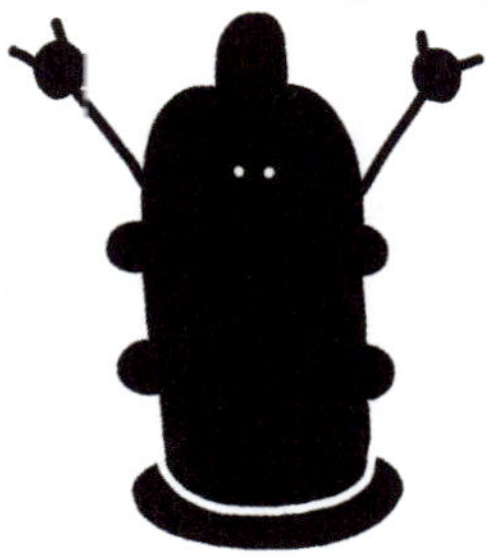

Il n'y a pas de condition d'âge à respecter pour pouvoir avorter. En revanche, si vous êtes mineure, il y a deux possibilités :

- *soit vous demandez le consentement à vos parents ou représentant légal afin d'être accompagnée pour l'IVG ;*
- *soit vous avez le droit que vos parents ne soient pas au courant et, dans ce cas-ci, il vous faudra vous faire accompagner par une personne majeure de votre choix.*

Deux méthodes d'avortement :

- **l'IVG instrumentale (chirurgicale)** *est pratiquée en établissement de santé (hôpital ou clinique). Il arrive qu'elle ait lieu dans un centre de santé autorisé qui a établi une convention de coopération avec un établissement de santé ;*
- **l'IVG médicamenteuse** *est pratiquée en établissement de santé (clinique ou hôpital), en cabinet de ville, ainsi qu'en centre de santé ou de planification.*

En France, depuis 2022, l'avortement peut être pratiqué jusqu'à la fin de la 14e semaine de grossesse, soit 16 semaines après le premier jour des dernières règles.

La méthode suivie dépend de votre choix et du terme de votre grossesse. Elle se décide avec le médecin ou la sage-femme.

L'interruption volontaire de grossesse est remboursée à 100 % sur la base d'un tarif forfaitaire, quels que soient la technique choisie, la région où elle sera effectuée ou l'âge de la femme. Vive la République, vive la France.

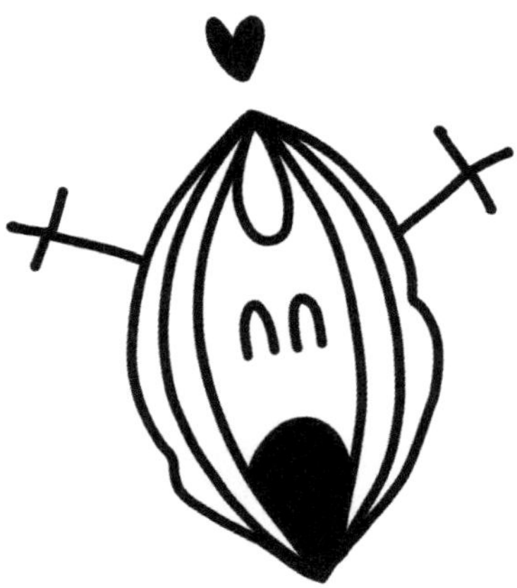

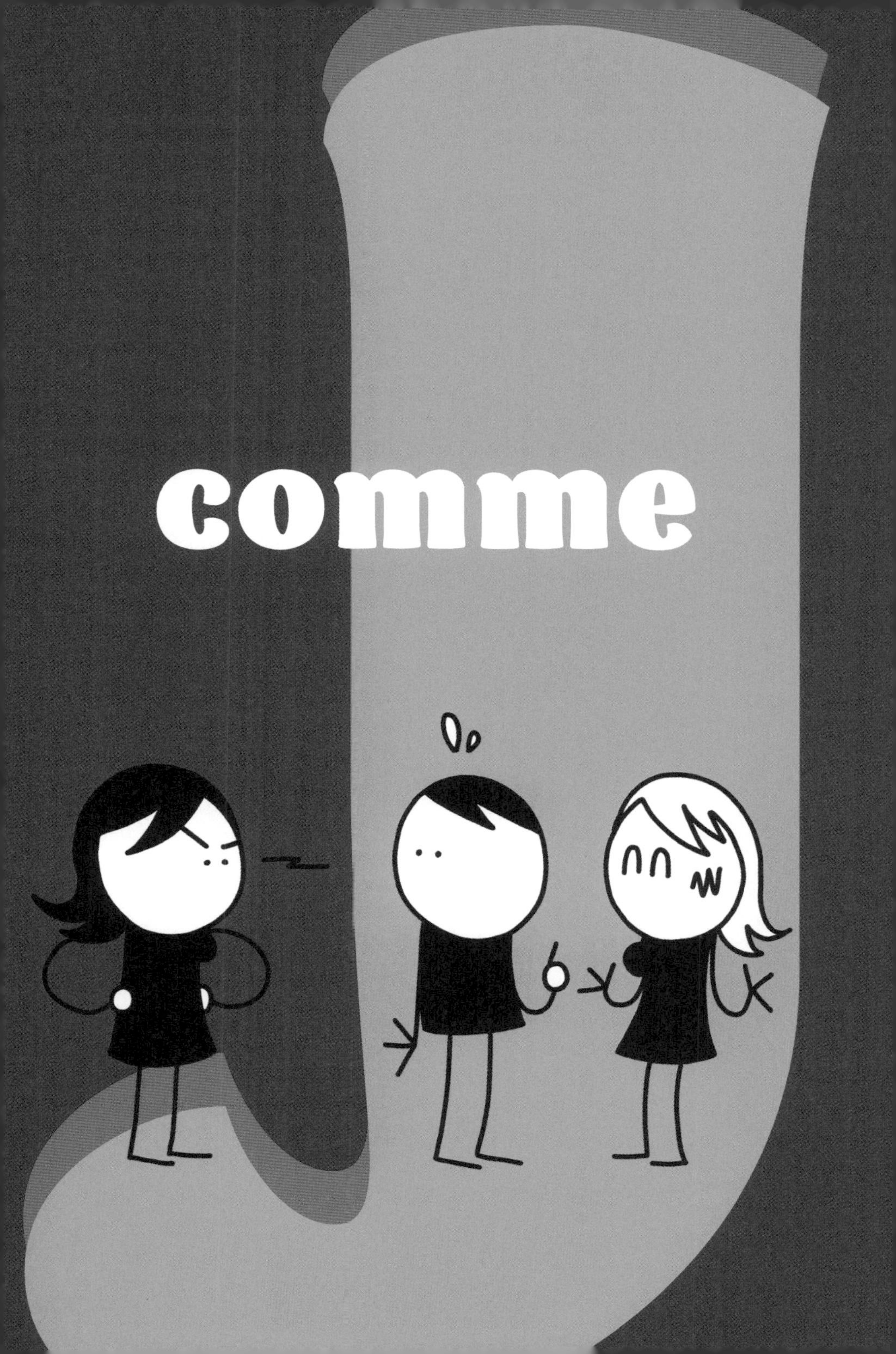
comme

Jalousie

Que celui qui n'a jamais été jaloux lève la main ! Allez, faites-le chez vous… Vous voyez ! Vous n'avez pas levé la main…

La jalousie est souvent décrite comme une émotion négative qui peut se transformer en un vrai cauchemar lorsqu'elle devient maladive. **Cette émotion est habituellement le symptôme d'un sentiment d'insécurité sentimentale, d'une peur de l'abandon ou du rejet, d'un manque de confiance en soi, en son partenaire ou en son couple.**

Par ailleurs, on est rarement jaloux sans la présence d'un rival, imaginaire ou réel. La collègue de votre chéri qui, selon vous, n'arrête pas de le draguer. Le meilleur pote de votre meuf qui est beaucoup trop tactile à votre goût.

Les théories de la jalousie

On pourrait distinguer trois types de jalousie :

- **sexuelle :** *la jalousie lorsque notre partenaire a ou pourrait avoir une relation sexuelle avec une autre personne que soi, sans sentiment amoureux ;*
- **émotionnelle :** *la jalousie lorsque notre partenaire a ou pourrait développer des sentiments vis-à-vis d'une autre personne que soi ;*
- **pathologique :** *la jalousie dite maladive qui survient quel que soit le partenaire avec qui l'on est et quelle que soit la situation présente.*

Moi ? Jaloux ? et si on testait…

J'ai trouvé ce test sur le site Passeportsante. Il semble destiné aux femmes, mais peut aussi être utile pour les hommes et personnes non binaires. Pour chacune de ces affirmations, il faut vous demander si vous ressentez de la jalousie ou non. Confrontez ensuite votre ressenti aux statistiques afin de vous situer.

- *votre partenaire sort un vendredi soir avec des copains ou copines (4 à 5 % des femmes sont jalouses dans ce cas de figure) ;*
- *votre partenaire prend sa pause quotidienne seul avec une nouvelle collègue de travail (environ 40 % des femmes sont jalouses dans ce cas de figure) ;*
- *votre partenaire dîne seul au restaurant avec une ancienne amie (environ 40 % des femmes sont jalouses dans ce cas de figure) ;*

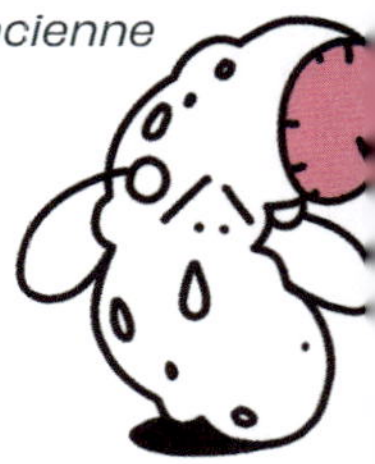

- *votre partenaire dîne seul chez une ancienne amie (environ 45 % des femmes sont jalouses dans ce cas de figure) ;*
- *votre partenaire prend un café après le travail seul avec une nouvelle collègue (environ 60 % des femmes sont jalouses dans ce cas de figure) ;*
- *votre partenaire dîne seul chez une nouvelle amie (environ 80 % des femmes sont jalouses dans ce cas de figure) ;*
- *votre partenaire dîne seul au restaurant avec une nouvelle amie (environ 85 % des femmes sont jalouses dans ce cas de figure) ;*
- *votre partenaire reste dormir chez une amie, car il ne peut revenir en voiture ce soir-là parce qu'il dit avoir pris trop d'alcool (environ 85 % des femmes sont jalouses dans ce cas de figure).*

J'ai moi-même fait le test et je crois que je ne suis définitivement pas (ou plus) jaloux parce qu'aucune de ces situations ne me ferait souffrir si, bien entendu, je n'ai jamais trouvé une sextape de ma ou mon partenaire avec un ou une collègue. #JeSuisSympaMaisPasMaso

L'AVIS DE CŒURNICHONS

Pour atténuer la jalousie, il est important de davantage communiquer dans la bienveillance et, selon moi, éviter les mensonges... car tout finit par se savoir un jour ou l'autre. Une thérapie de couple peut également être une bonne option. N'hésitez jamais à consulter.

« Je t'aime »

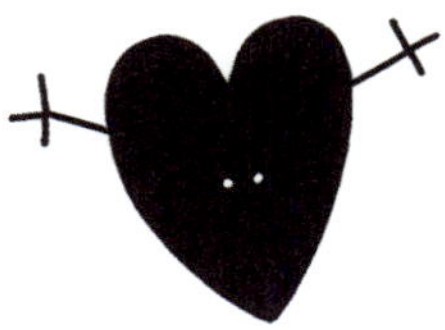

Selon la psychologue Maïté Tranzer, le fait de se dire « Je t'aime » est une étape tout aussi importante et légitime que le fait de vouloir vivre ensemble, le PACS, le mariage ou d'autres engagements.

J'y vais, j'y vais pas...

Quand dire « Je t'aime » ? Est-ce trop tôt ? Ou trop tard ? Est-ce réciproque ? Est-ce que ça ne va pas lui faire peur ? Est-ce que cela va changer notre relation ? Est-ce que j'ai bien tiré la chasse ? Ah non, pas ça.

Selon la psychologue Tranzer : « Le seul bon moment pour le dire, c'est quand on le ressent vraiment, quand on a suffisamment confiance en soi et en ses sentiments pour s'ouvrir à l'autre. Car quand on le dit, on se rend vulnérable d'un certain point de vue, puisqu'on ne sait pas comment l'autre va le recevoir.»

On peut ressentir une pression légitime du fait de dire «Je t'aime» ou d'attendre que sa ou son partenaire nous le dise. Chaque relation est différente et c'est à vous de sentir le moment le plus opportun pour le dire, mais je crois également qu'il ne faut pas attendre à tout prix que l'autre nous le dise en retour. J'ai toujours trouvé un poil égoïste d'attendre la même réponse. Égoïste, mais pas anormal, car nous avons besoin d'être rassurés, de connaître les intentions de l'autre, de sécuriser la relation et l'avenir.

Paroles et paroles... rien que des mots !

Ces trois petits mots sont doux et ouateux comme des nuages, certes, ils nous rassurent, nous grisent, nous font vibrer le corps et le cœur, oui, bon, d'accord, mais tout le monde ne parvient pas à les prononcer (et parfois même à les entendre). Alors, dites «Je t'aime» si vous le pouvez, cool, mais le plus important est de faire en sorte que notre partenaire sache qu'on l'aime sans qu'on ait à lui dire tout le temps... Savez-vous comment on fait ?

- *en s'intéressant vraiment à qui il est, à ce qu'il aime. En lui posant des questions sur son travail, sur ses études, sur ses passions ;*
- *en le rassurant quand il en a besoin. En le laissant parler s'il y arrive, en l'écoutant sans tout ramener à soi ;*
- *en lui accordant du temps ;*
- *en le câlinant, en l'embrassant, en l'enlaçant ;*
- *en le défendant quand il est attaqué ;*
- *en lui pardonnant (si c'est possible pour vous, si pas : c'est OK) ;*
- *en le soutenant, en l'encourageant ;*
- *en lui disant que vous êtes fier·ère de lui, que vous aimez passer du temps avec lui et que vous tenez à cette relation ;*
- *en lui laissant la liberté d'être un individu à part entière, qui a des amis et une vie en dehors de votre relation ;*
- *en acceptant son passé ;*
- *en le laissant pleurer sans juger. En lui tendant un mouchoir et en lui prêtant votre épaule ;*
- *en le faisant rire ou sourire ;*
- *et bien d'autres choses. Notons que chacun fait ce qu'il peut et a sa propre façon d'exprimer et de recevoir l'amour. Les preuves d'amour peuvent varier d'une personne à l'autre.*

En résumé : dire «Je t'aime», c'est bien. Mais le prouver, bordel, c'est tellement mieux. #MoiJeVousAime #EtJeVousLeProuverai

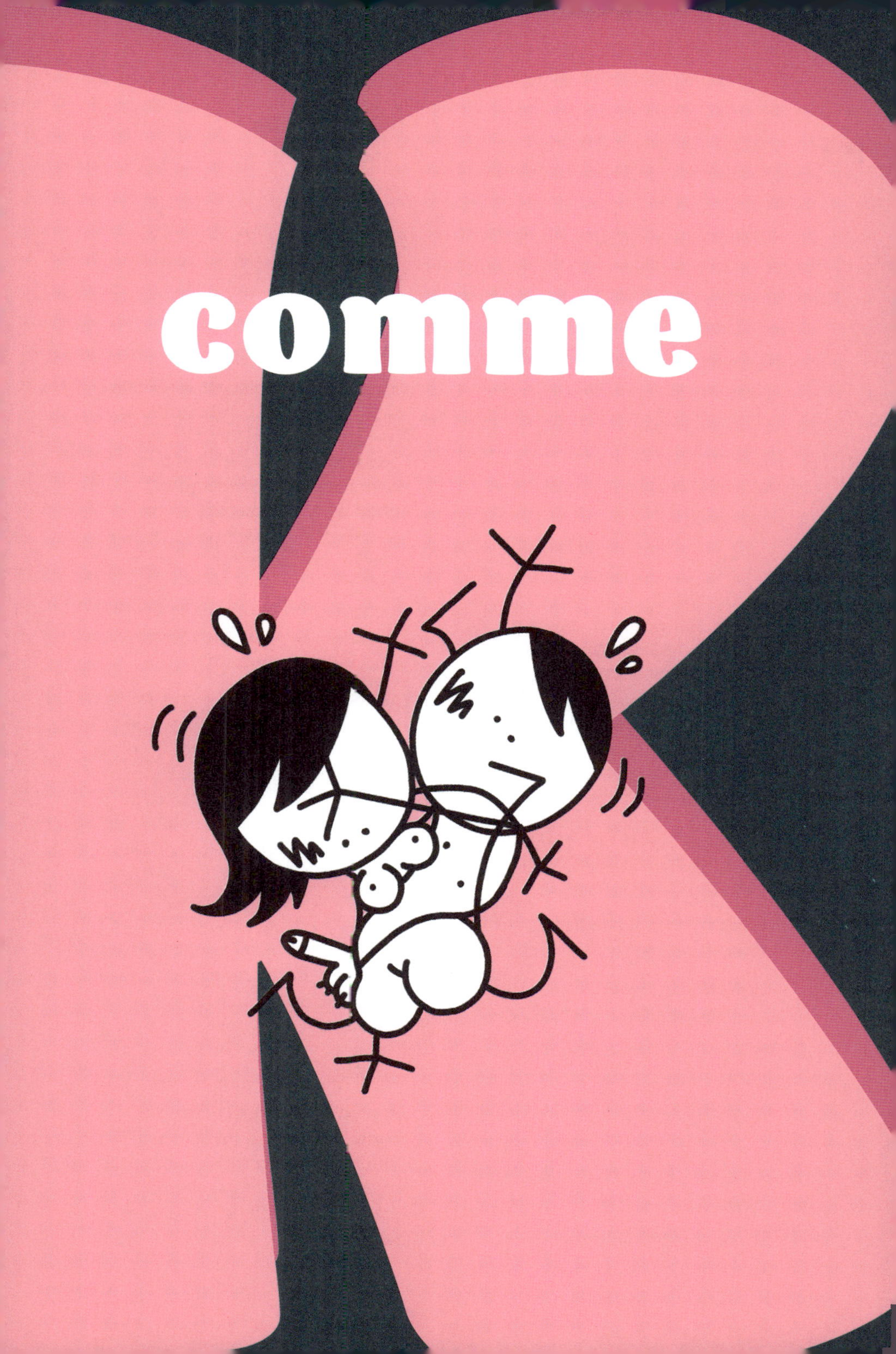
comme

Kāma-sutra

Ce traité était destiné principalement aux hommes et aux courtisanes, *a contrario* de l'*Ananga Ranga* (voir ce mot), qui s'intéressait à l'amour exclusif entre un homme et une femme mariés. Avant d'entrer dans les détails quant à ce livre mondialement connu (moins que le mien, mais plus que tous les autres guides sexuels), il est important de dire que le *Kāma-sūtra* est aussi le plus incompris.

En Occident, on a eu tendance à résumer cet ouvrage aux positions sexuelles qui y sont décrites. Cette œuvre, écrite entre le IVe et le VIIe siècle par le philosophe Vâtsyâyana, est pourtant bien plus riche que cela. C'est un traité hindou classique.

Le *Kāma-sūtra*, qui peut se traduire par « guide du plaisir », est composé de sept chapitres :

1. Sadharana (questions générales) ;

2. Samprayogika (embrassements, etc.) ;

3. Kanya Samprayuktaka (union du mâle et de la femelle) ;

4. Bharyadhikarika (sa propre épouse) ;

5. Paradarika (les femmes des autres) ;

6. Vaisika (les courtisanes) ;

7. Aupamishadika (les arts de la séduction, les médecines toniques, etc.).

Les positions

Les positions sexuelles ne sont d'ailleurs qu'un seul chapitre à proprement parler. Les six autres chapitres traitent de nombreuses thématiques, telles que la grossesse, les fantasmes, le mariage, le désir, la taille des sexes ou encore le don de Cœurnichons à procurer des orgasmes puissants à ses partenaires en moins de trois secondes... On y croit ?

Concernant les positions (bande de petits coquins, je sais que vous n'attendez que ça), il y en a huit de base à partir desquelles il existe des variantes, pour un total de 64 positions sexuelles (ou 84, selon les écoles). Je ne pourrai toutes vous les décrire, elles sont trop nombreuses, mais je vais faire mieux que ça ! *Exit* la levrette et le missionnaire (très connues), j'ai choisi cinq des positions les plus originales et *caliente* du *Kāma-sūtra*. Rien que pour vous parce que je suis généreux (et que c'est mon job).

La berceuse. Contrairement à son nom, cette position ne vous fera pas tomber dans les bras de Morphée. Cette position permet de se régaler de merveilleux va-et-vient, bien qu'un poil acrobatique et propice aux crampes. L'homme s'assoit sur le lit puis replie sa jambe vers son fessier. La femme le rejoint et se positionne sur lui puis s'allonge sur le dos une fois la pénétration commencée.

La boule gagnante. L'homme s'assoit, les jambes partiellement repliées. La femme s'assoit sur lui en lui tournant le dos puis avance son buste pour former une boule humaine. Le ventre de l'homme sera donc collé contre le dos de la femme. Également appelée « balle gagnante », cette position vous donnera envie de vous mettre en boule, votre boule contre les boules de votre partenaire.

Le marteau-piqueur. Cette position est périlleuse, donc faites attention à vous. Il ne faudrait pas vous briser la nuque quand même. En pratique : la femme s'allonge au sol, lève les jambes et l'homme, debout, attrape ses jambes avant d'attraper son minou. Pour plus de facilité, la femme peut tenir le bas de son dos afin d'être plus stable. Je vous déconseille de la pratiquer à moins d'être un gymnaste de haut niveau.

Le tape-cul. *« Et tu chantes, chantes, chantes ce refrain qui te plaît. Et tu tapes, tapes, tapes, c'est ta façon d'aimer. »* Je parle bien sûr des fesses, hein. Car les seuls coups qu'on accepte de recevoir sont les coups de cœur, de foudre, de foutre et de reins (quand ils sont consentis). Le tape-cul est une position qui consiste à prendre du plaisir tout en fixant son partenaire dans les yeux. L'homme s'allonge sur le dos, se redresse légèrement, puis la femme pose son popotin contre le pubis de son conjoint. Ils se tiennent la main tout en faisant des va-et-vient délicieux. « Ça s'en va et ça revient, comme dans de tout petits reins. »

L'arc-en-ciel. Et on finit ce petit tour de mes positions préférées avec un arc-en-ciel qui vous fera mouiller comme un nuage et rayonner de désir. Et le tout, sans grande acrobatie. Les deux partenaires se couchent sur le côté et l'homme se place à la perpendiculaire pour créer la forme d'un arc à flèches... Serait-ce celui de Cupidon ?

Le *Kāma-sūtra* regorge d'autres positions aux noms plus imagés les uns que les autres : le petit pont en bas, la bascule, le bateau ivre, la liane, le lotus, la brouette, le papillon ou encore la pieuvre. Ça fait rêver.

Livre féministe ?

Contrairement à ce que l'on pourrait imaginer du fait de son vieil âge, le *Kāma-sūtra* comporte, en quelque sorte, une réelle dimension féministe. Il décrit certes ce qu'est « une bonne épouse » et ce qu'elle doit faire pour « satisfaire son mari ». Il ne mentionne certes pas le clitoris – auquel on ne s'est intéressé que

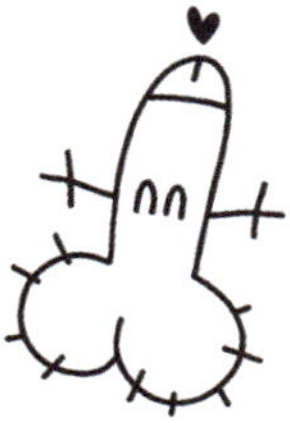

récemment (voir *Clitoris*) – et on ne trouve pas non plus le mot « consentement » parmi ces lignes. Mais l'idée d'actes consentis est bien présente puisque l'auteur y affirme que le désir féminin doit être respecté et que cela est même la condition *sine qua non* afin que la femme s'épanouisse… Amen ! Et dire que seize siècles plus tard, certains n'ont pas encore assimilé cela…

Vâtsyâyana y décrit les femmes comme actrices de leur propre plaisir et explique même que l'adultère est « naturel » quand on n'est pas épanoui sexuellement… Et ce, même lorsqu'on est pourvu d'une vulve. C'est plutôt progressiste pour l'époque, non ? Il dépeint les femmes non pas comme de grossiers objets sexuels, mais comme des êtres humains complexes qui ont autant de désir que les hommes. Double Amen.

Et les LGBTQIA+ dans tout ça ?

Vous l'aurez remarqué, le *Kāma-sūtra*, tout comme l'*Ananga Ranga*, est considérablement hétéronormé… Ce qui est tout à fait compréhensible puisqu'ils ont été écrits il y a des siècles. Heureusement, des auteurs et autrices ont depuis proposé des ouvrages dédiés à toutes les identités avec des positions pouvant être pratiquées par tous les corps et toutes les orientations sexuelles. Je pense notamment au superbe *Kamasutra+*, édité par le Sidaction, qui propose 69 positions *caliente* illustrées par 67 artistes. On peut y lire ces jolis mots : « Jouissons de nos identités sans rien enlever à celles des autres. Assumons tous les plaisirs, les solitaires et les partagés. […] Et protégeons tous les amours. » On y voit des hommes, des femmes, des non-binaires, aux formes et origines variées : minces, en surpoids, noires, blanches, tatouées, poilues, imberbes… Un livre inclusif comme on les aime.

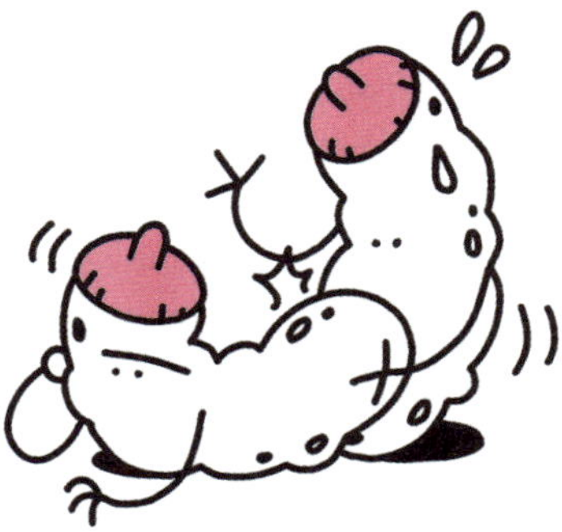

Kinky sex

Le *kinky sex* regroupe de nombreuses pratiques, en opposition au *vanilla sex* (considéré comme le sexe doux) : le BDSM (voir ce mot), dont le shibari ou le bondage, les jeux de domination et soumission ou encore les fétichismes. En effectuant des recherches, j'ai constaté que le *kinky sex* était régulièrement traduit par « sexualité tordue ». Euh… m'oui. La seule chose qui est tordue dans cette histoire, c'est le pénis d'un de mes ex (et ce n'était pas désagréable). Ce qualificatif est péjoratif et, vous commencez à le savoir : je déteste quand on juge les pratiques sexuelles des uns et des autres. Je préfère le terme « excentricité », à la rigueur. Et encore, ça se discute.

Une sexualité bizarre ?

Non, non, non. On considère parfois le *kinky sex* comme hors norme alors que bon nombre de ces pratiques font partie de la sexualité d'énormément de gens, sans même qu'ils s'en rendent compte. Prenons la fessée par exemple (voir aussi ce mot). Nous sommes très nombreux à pratiquer ce geste au quotidien (pour les plus chanceux), sans pour autant que cela nous paraisse spécialement excentrique, n'est-ce pas ?

Il n'existe donc pas de réelle description qui conviendrait à tout le monde. Le *kinky sex*, dans mon cas, est de faire une partouze, de se faire lécher les pieds ou de se faire uriner dessus, car ce ne sont pas des pratiques que je maîtrise et que j'ai pour habitude d'exercer. Alors que pour d'autres personnes, la « simple » pénétration anale ou l'éjaculation faciale est déjà *kinky*.

Fétichisme

Un *kink* n'implique pas toujours un fétichisme, mais un fétichisme (voir ce mot) est considéré comme un *kink*.

Prenons (encore) la fessée, est-ce un *kink* ? Elle l'est, selon de nombreux websites. Mais est-ce que la fessée est un fétichisme ? Non, simplement une pratique sexo.

<u>Autre exemple</u> : l'attrait sexuel pour les baskets de sport. C'est un fétichisme qui se transforme ensuite en pratiques sexuelles : lécher, embrasser, se masturber contre ces chaussures. Ça devient donc un *kink*. J'espère que vous suivez parce que, même moi, le dieu portugais du sexe, je commence à m'y perdre.

Je ne compte pas vous rappeler une nouvelle fois (mais je vais le faire quand même) que tout geste sexuel – qu'il soit *kinky* ou *vanilla* – doit être motivé et accompagné tout du long par le consentement de votre partenaire. #RadoteurProfessionnel

Kunyaza

Le Kunyaza est une méthode ancestrale rwandaise qui vise à replacer au centre de l'échange le plaisir féminin. Si, si. Elle se base sur une tradition qui a pour objectif de provoquer l'éjaculation de la femme. Et le tout, sans avoir forcément recours à la pénétration. Hypermoderne.

Selon la légende, la reine Kamagere, au temps de la Troisième Dynastie, en avait marre d'attendre le retour de son époux parti en guerre. Elle eut alors l'idée de demander à un soldat de la garde royale de la satisfaire (vous voyez très bien de quoi je parle, ne faites pas semblant). Ce dernier, qui avait peur des répercussions que son geste pouvait engendrer, a tout de même tenu à honorer la demande de sa reine. Il tenta alors de lui faire l'amour, mais ne parvint guère à la pénétrer tant il était tremblant. Ce qui est dingo est que les vibrations de ses tremblements auraient procuré à la reine beaucoup de plaisir, ce qui l'aurait même fait éjaculer. Elle, pas lui. Pardon ?

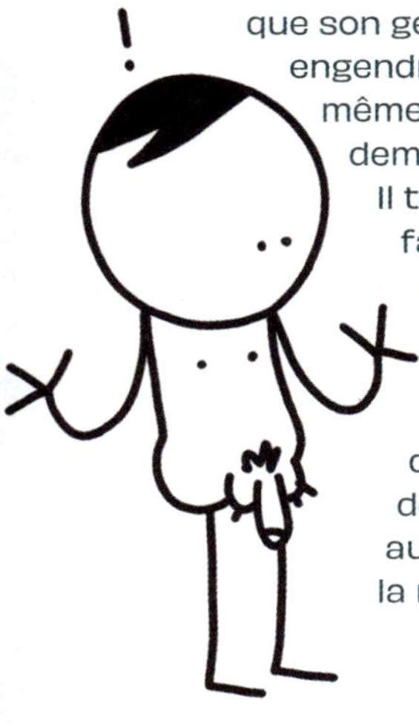

Incroyable ! Le *sex-appeal* du garde était plus puissant que mon meilleur sexe à piles. La légende raconte également que c'est grâce à cette éjaculation que la reine Kamagere donna naissance au lac Kivu... Bon, ça, j'ai du mal à y croire, mais « c'est un beau roman, c'est une belle histoire. C'est une romance d'aujourd'hui ».

Concrètement, parce que les légendes, bon, ça va bien un instant, l'homme est censé tapoter son pénis contre le clitoris de sa reine à lui. L'objectif est de se focaliser sur la stimulation clitoridienne et de faire éjaculer sa partenaire (voir éjaculation). On peut également pratiquer le Kunyaza en faisant des mouvements de haut en bas, voire en zigzag, et d'y accompagner des doigts ou un sex-toy.

En bref, **c'est une façon de donner du plaisir à sa meuf qui n'est, somme toute, pas hyperoriginale.** La façon, pas votre meuf. #Chérissez-LaSVP #OuJeLeFeraiÀVotrePlace

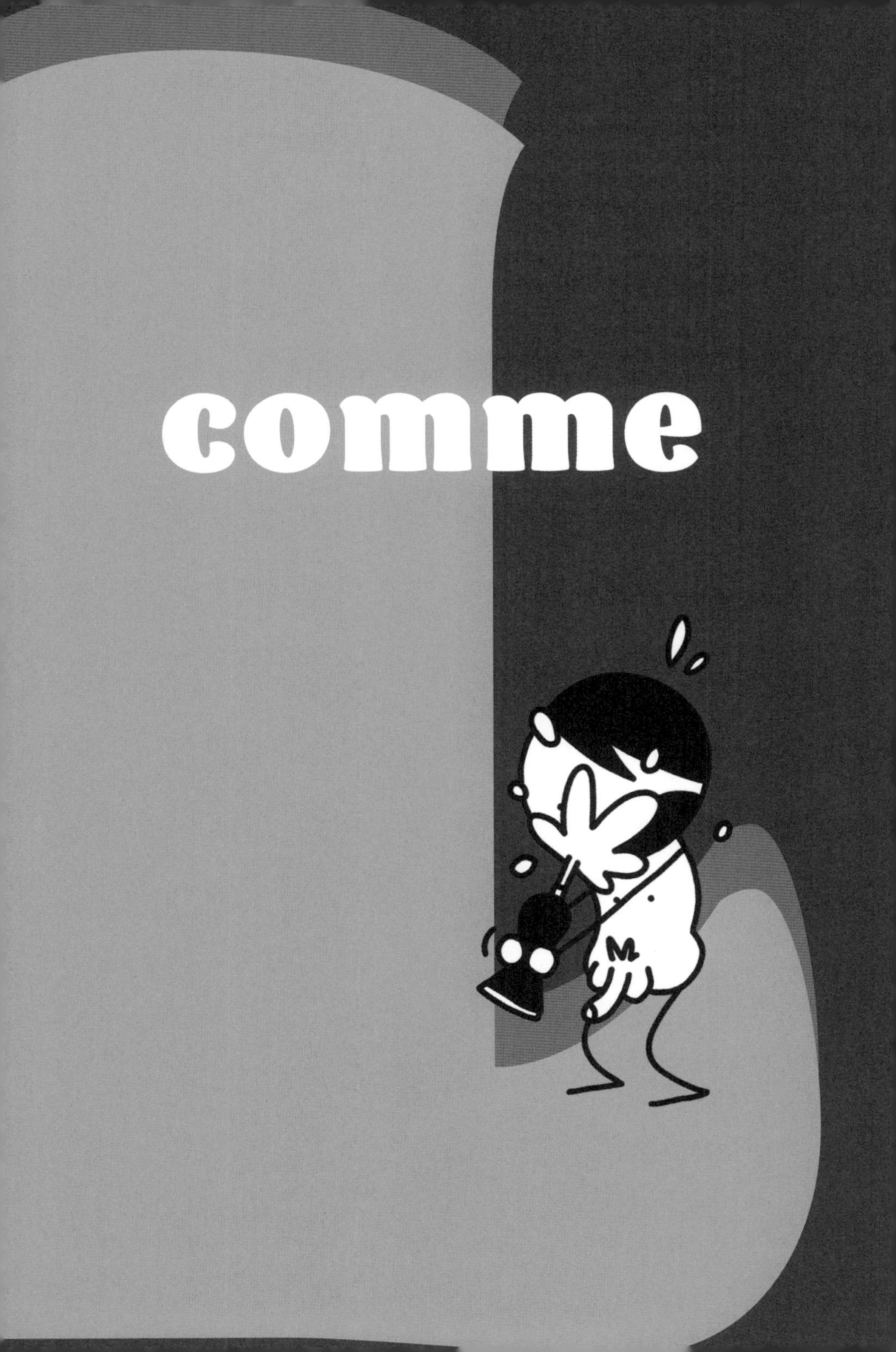
comme

Langage

Vous le savez déjà, pour qu'un couple dure, il faut bien sûr de la patience, de la tendresse, de l'amour, de l'écoute, de la bienveillance, de la tolérance et du pardon. Mais il existe un autre facteur qu'il faut prendre en compte (aucun rapport avec mon facteur ultra beau gosse qui me livre mes sex-toys) : le langage que parle chaque individu. Selon l'auteur et conseiller conjugal Gary Chapman, il existerait cinq langages de l'amour qui permettent de se sentir aimé pour ce qu'on est et de remplir notre réservoir émotionnel :

La valorisation

C'est mon langage, celui que je pratique le plus en couple. La valorisation se traduit par les encouragements, les paroles valorisantes, les excuses sincères, les compliments et le soutien émotionnel. J'aime particulièrement soutenir ma ou mon partenaire au quotidien et j'aime également qu'on me parle comme ça.

Les moments

Ce langage consiste à accorder des moments de qualité (je répète : de qualité) à l'autre. Lui accorder du temps et proposer des activités qui renforcent les liens. C'est aussi accepter de temps en temps de ne pas faire ce qu'on aime si cela fait plaisir à celle ou celui qu'on aime.

Les cadeaux

Offrir des cadeaux régulièrement est considéré comme un langage, que le présent soit trouvé, acheté ou confectionné, qu'il vaille cher ou qu'il ne vaille rien du point de vue marchand. C'est une façon pour certains de montrer à l'autre qu'on pense à elle ou à lui.

Les services

Toutes les aides et les assistances exigeant de la réflexion, de l'organisation, du temps, de l'effort et de l'énergie. C'est un langage sain quand ces services sont accomplis dans un esprit positif, qu'on ne les réalise pas en attendant quelque chose en retour.

Le toucher

Une caresse, une main dans les cheveux, un baiser, un enlacement, un bisou sur le front… Ce langage consiste à exprimer son amour par le contact physique. Pour rappel, il faut toujours respecter la limite de l'autre : le corps est fait pour être touché et en aucun cas abusé.

Un seul ? On ne parle généralement pas qu'un seul langage de l'amour : on peut très bien adorer faire des cadeaux, aimer rendre des services et les moments de qualité. Il faut par ailleurs préciser que le langage qu'on préfère parler n'est pas obligatoirement celui que l'on aime recevoir. Je m'explique : vous pouvez apprécier d'offrir régulièrement des présents mais détester que l'on vous en offre et attendre plutôt que l'autre vous accorde du temps.

Pourquoi ça coince ? La problématique de certains couples est que l'un, l'autre ou les deux des partenaires ne tentent pas de s'adapter au langage amoureux de leur bien-aimé. Prenons un exemple : si ma ou mon partenaire est très tactile et que je ne le suis absolument jamais, cela va créer une frustration et, sur le moyen ou long terme, provoquer la rupture. Dans ce cas précis, ce qui est préconisé est de faire des efforts, des compromis, sans pour autant se renier ou en devenir malheureux en les faisant.

Bref, vous l'avez compris, l'amour est un langage complexe qui... Un langage complexe qui a... euh... Oh et puis merde ! Je cherchais une punchline pour terminer ce chapitre en beauté mais je n'ai pas envie de réfléchir pendant des heures... Désolé, j'ai d'autres chattes à fouetter. Bisous.

LGBTQIA+

Pour comprendre les terminologies qui se cachent derrière le sigle LGBTQIA+, il est nécessaire de préciser que l'orientation sexuelle (et/ou affective) est l'attirance sexuelle (et/ou affective) qu'on ressent vis-à-vis d'une personne, basée sur le sexe biologique ou sur le genre.

Orientations sexuelle et affective

Une orientation sexuelle n'est donc pas qu'une affaire de sexualité, mais est également une question de sentiments. Eh oui, nous sommes des animaux complexes et très évolués (à l'exception, peut-être, de certains candidats de téléréalité). #Bouh #Punissez-Moi #OhOuiPlusFort

***L**esbienne : une femme attirée par des femmes.*

***G**ay : un homme attiré par des hommes.*

***B**isexuel : une personne attirée par au minimum deux genres. (Voir Bisexualité.)*

Trans (voir ce mot) : une personne qui est née homme ou femme et qui ne se sent pas appartenir à ce genre.

Queer (voir ce mot) : une personne dont l'orientation et/ou l'identité sexuelles ne correspondent pas aux modèles dits dominants.

Intersexué (voir ce mot) : une personne présentant, ou ayant présenté, des caractères sexuels mâles et femelles.

Asexuel (voir ce mot) : une personne qui ne ressent pas (ou peu) de désir sexuel.

***Le +** : il englobe toutes les autres personnes dont, entre autres, les alliés (hétéros qui soutiennent la cause) ou les pansexuels (qui revendiquent une attirance sexo et/ou sentimentale indépendamment du genre). (Voir Allié et Pansexuel.)*

L'histoire du drapeau arc-en-ciel

Avant ce drapeau universellement connu, le seul symbole visuel servant à qualifier les homosexuels masculins était le triangle rose (*Rosa Winkel* en allemand) que faisait porter Hitler aux gays afin de les différencier des hétérosexuels. Ce triangle servait à marquer également les bisexuels et les femmes trans que les nazis considéraient comme des homosexuels. Bref : ce n'est pas joyeux, mais il faut rappeler que c'était hier, ou avant-hier. #DevoirDeMémoire

Par la suite, certains LGBT+ se sont réapproprié ce symbole de persécution et de discrimination afin de porter fièrement leur sexualité aux yeux de tous. L'association Act Up l'a utilisé dans la lutte contre l'épidémie du VIH-SIDA.

Le drapeau arc-en-ciel, symbolisant le mouvement LGBT+, a été pour la première fois aperçu lors de la Pride de San Francisco en juin 1978. On le doit à l'artiste américain Gilbert Baker, demandé par son ami politicien Harvey Milk. Celui-ci a été le premier politique américain à assumer ouvertement son homosexualité.

À l'origine, le drapeau était composé de huit couleurs qui avaient chacune une signification :

- ♥ **le rose :** *la sexualité ;*
- ♥ **le rouge :** *la vie ;*
- ♥ **l'orange :** *la guérison, la santé ;*
- ♥ **le jaune :** *le soleil ;*
- ♥ **le vert :** *l'importance de la nature ;*
- ♥ **le turquoise :** *la magie et l'art ;*
- ♥ **le bleu :** *l'harmonie et la sérénité ;*
- ♥ **le violet :** *l'esprit.*

Gilbert Baker a expliqué son choix graphique : « Ce que j'ai aimé dans l'arc-en-ciel, c'est qu'il nous convient à tous. C'est toutes les couleurs. Ça représente tous les genres. Ça représente toutes les races. C'est l'arc-en-ciel de l'humanité.» Une année plus tard, en 1979, le drapeau a été amputé de deux couleurs (le rose et le turquoise), car ces colorants étaient estimés trop onéreux par les industriels. C'est donc à ce moment-là que naît le drapeau LGBTQIA+ à six couleurs que l'on connaît toutes et tous aujourd'hui, et ce, à travers le monde entier.

De nombreux drapeaux ont vu le jour depuis afin d'être plus inclusifs ou de mettre sur le devant de la scène une orientation sexuelle ou une identité de genre, dont :

Le drapeau des fiertés bisexuelles, plus épuré que le drapeau LGBTQIA+ traditionnel. Il se compose de trois couleurs dont voici la symbolique :

♥ **le magenta** *symbolise l'attraction pour le même genre ou sexe ;*

♥ **le lavande** *symbolise l'attraction pour deux genres ou sexes différents ;*

♥ **le bleu** *royal symbolise l'attraction pour le genre opposé.*

Le drapeau des fiertés lesbiennes, la version la plus récente de ce drapeau qui date de 2019 est composée de cinq couleurs :

♥ **la bande orange foncé** *symbolise la non-conformité de genre ;*

♥ **la bande orange clair** *symbolise le sentiment de communauté des lesbiennes ;*

♥ **la bande blanche** *au centre représente les femmes lesbiennes transsexuelles et non binaires ;*

♥ **la bande rose clair** *symbolise l'amour, la paix et la sexualité ;*

♥ **la bande rose foncé** *symbolise la féminité dans son ensemble.*

Le drapeau des fiertés pansexuelles, très populaire au sein de la communauté LGBTQIA+ a permis à des millions de personnes d'avoir leur propre symbole reflétant la complexité de leur identité sexuelle. C'est dans les années 2000 que le mouvement pansexuel a commencé à prendre plus d'ampleur. Ses trois couleurs sont le rose (pour les femmes et la féminité) ; le jaune pour les agenrés (trans et non binaires) et le bleu pour les genres opposés.

Je vous invite à vous renseigner sur les nombreux autres drapeaux (polyamour, intersexe, omnisexuel, etc.).

La pride

La marche des fiertés est née en 1969 aux États-Unis à la suite des émeutes de *Stonewall In* à New York. Dans les années 1950 et 1960 aux États-Unis, les homos et personnes trans subissent un système juridique pour le moins homophobe, lesbophobe et transphobe. Le mouvement LGBT+ se développe donc au même moment que d'autres mouvements tout aussi utiles : celui des droits civiques contre la ségrégation raciale, celui de la contre-culture des années 1960, ainsi que les manifestations pacifistes contre la guerre du Viêt Nam.

Pour vous la faire courte (comme ma bite), le 28 juin 1969, la police fait une descente dans le Stonewall Inn qui est un bar très populaire auprès de la communauté LGBT+. Les flics expulsent alors les LGBT+, mais là... bim bam boum... badaboum... youpla boum ! Ils perdent rapidement le contrôle en raison d'une foule particulièrement révoltée.

Ce soir-là marque le début de plusieurs semaines tendues entre les policiers et les LGBT+ de Greenwich Village. Des groupes militants se forment et s'organisent pour trouver des lieux où ils pourront passer leurs soirées sans être arrêtés. S'ensuivent diverses créations visant à faire connaître et accepter les LGBT+ au sein de la société américaine, dont trois journaux et des organisations de soutien. Précisons que le début des luttes pour les droits LGBT+ remonte à bien plus longtemps.

Pile un an après les émeutes de Stonewall, le 28 juin 1970, ont lieu les premières marches des fiertés (*pride parades*) à New York et Los Angeles.

La pride internationale

En France, il faudra attendre sept ans avant d'y voir la première marche des fiertés. C'était le 25 juin 1977 à Paris, marche qui allait de la place de la République à la place des Fêtes. République et Fêtes ? Tout un symbole. Notons que la dépénalisation de l'homosexualité n'a eu lieu qu'en 1982, soit cinq années plus tard, quand l'Assemblée demande (entre autres) de détruire les fiches de police qui recensaient les homosexuels... Ça fait flipper quand même. Et c'était il y a seulement quarante ans...

Par la suite, la pride a su conquérir le monde entier : du Brésil à l'Espagne en passant par Taïwan, Israël ou l'Afrique du Sud. Le monde entier ? Oui, enfin... presque. Car, aujourd'hui encore, il existe des nations qui refusent catégoriquement que les LGBT+ manifestent et s'expriment, sous peine de subir de graves sanctions. Selon le rapport 2020 de l'ILGA (Association internationale des personnes lesbiennes, gays, bi, trans et intersexes), **l'homosexualité est interdite dans 69 pays sur 193.** Ce nombre est sans doute sous-estimé, car l'ILGA ne recense pas les réglementations locales dans les États fédéraux.

En Afrique : 32 pays sur 54 punissent l'homosexualité, dont le Maroc, l'Algérie, le Cameroun et l'Égypte.

En Amérique latine et aux Caraïbes : 9 pays sur 33 punissent l'homosexualité, dont la Jamaïque et la République dominicaine.

En Asie : 22 pays sur 42 punissent l'homosexualité, dont l'Iran, l'Irak, le Bangladesh ou encore l'Indonésie.

Et d'autres.

D'une part, tous les pays qui pénalisent les actes homosexuels en théorie ne vont pourtant pas jusqu'à poursuivre les gays dans la pratique. D'autre part, certains pays qui « autorisent » l'homosexualité vont tout de même jusqu'à humilier et violenter les LGBT+...

Ce qui me semble important à dire ici est qu'il existe encore onze pays où le simple fait d'avoir des relations sexuelles avec une personne du même sexe est passible de la peine de mort. Je remercie donc Dieu (si on y croit), mes parents ou le hasard, d'avoir eu la chance de ne pas être né en Arabie Saoudite, au Brunei, en Iran, en Mauritanie, au Nigeria, au Yémen, au Qatar, en Afghanistan, aux Émirats arabes unis, au Pakistan ou en Somalie. Une pensée émue à tous ces « gayrriers » et autres qui doivent se cacher pour s'aimer.

Je rêve du jour où il n'y aura plus de Pride (et pas Gay pride, ce n'est pas inclusif), car on n'en aurait plus besoin... Ou alors juste pour se souvenir de tout ce parcours entrepris pour nos droits. #FierDeNous

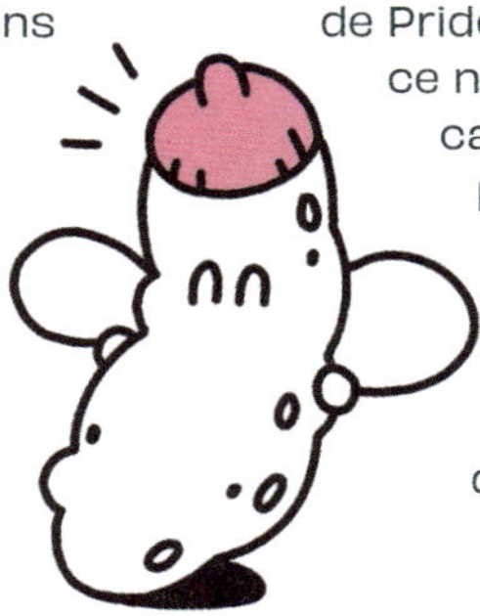

Libertinage

De façon générale, une personne libertine est adepte de la liberté de pensée et se permet de s'écarter des normes de son époque. Qu'elles soient intellectuelles, morales, culturelles ou sexuelles. Nous allons nous intéresser ici au libertinage sexo.

Cette pratique, parfois appelée échangisme, est le fait d'échanger nos cartes Pokémon avec nos potes de récré #Souvenirs #Émotion #Rendez-MoiMes8Ans

Bon, j'arrête les conneries.

Le libertinage regroupe différentes formes :

- *le côte-à-côtisme : le fait de faire l'amour en couple à côté d'un ou plusieurs autres couples sans les toucher ;*
- *le candaulisme (voir ce mot) : c'est le fait de laisser sa ou son partenaire coucher avec*

quelqu'un d'autre et (parfois) de regarder ces ébats ;

- *l'échangisme : le fait d'échanger les partenaires pour des petits plans coquinous.*

Notons que lors d'un acte libertin, les individus peuvent se contenter de regarder ou de se montrer, sans pour autant passer à la casserole. Il y a un tas de façons de pratiquer le libertinage. Le plus important reste, comme souvent : **le consentement !**

Selon un couple d'abonnés qui pratiquent le libertinage, la façon de demander le consentement en milieu libertin est unique et peut créer des malentendus auprès de personnes qui n'utiliseraient pas les mêmes formes de consentement. Ce couple a préféré ne pas être nommé donc, promis, je ne dirai pas que vous vous appelez Mike et Alice. Hi, hi. #JePlaisante

Selon le site Nouveauxplaisirs, on demande le consentement de la personne avec laquelle on couche *via* des « interactions » et celles-ci se font, la plupart du temps, en posant sa main sur une partie du corps. Or, on le sait (j'espère !), en règle générale, poser une main sur le corps de l'autre sans avoir eu un oui clair, libre et éclairé est perçu comme une agression sexuelle.

Toujours selon ce site : « Le type de consentement en milieu libertin consiste donc à partir du principe que c'est oui sauf si un non est formulé. Attention, malgré ce que l'on pourrait croire avec cette description, l'attention portée au consentement est TRÈS forte, et le non peut être simplement le fait de lever la main, de faire un signe subtil de tête. Il faut de ce fait être à l'écoute de son partenaire qui, de toute façon, s'il est expérimenté, saura de manière très explicite dire non si le partenaire ne le·la respecte pas. »

Si l'on en croit un sondage Ifop (ils devraient me payer à force de les citer) qui date de 2014, 5 % des Français et Françaises auraient déjà pratiqué l'échangisme.

Le plus souvent, on ne devient pas libertin par hasard. Les couples qui pratiquent le libertinage ont longuement discuté à deux, avant de converser également avec le ou les couples en compagnie desquels ils vont s'adonner aux plaisirs charnels. Il n'y a pas d'infidélité dans la mesure où les deux partenaires ont consciemment (et sans pression) accepté de « prêter » leur corps à d'autres.

Le libertinage est bien plus qu'une pratique sexuelle : c'est un véritable mode de vie, tout un état d'esprit. Pour devenir libertin, il « suffit » de commencer par faire part de ce désir à sa ou son partenaire et d'en discuter. De peser les pour et les contre et de se lancer quand les deux sont prêts. Vous pouvez faire cela chez vous ou chez d'autres couples, peu importe. La grande règle à respecter pour que cela ne dynamite pas votre couple est... vous allez être surpris... ou pas... la communication ! Encore et toujours ! Si l'autre n'a plus envie, respectez son choix.

Libido

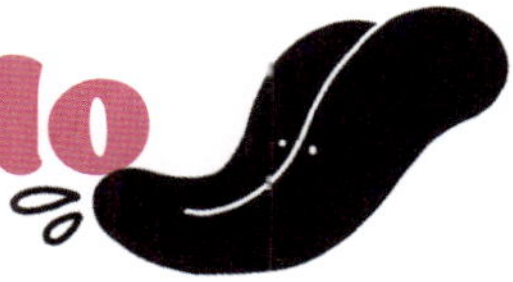

Vous voulez avoir des informations sur la libido ? C'est compréhensible. Mais vous devrez attendre un peu, ou vous diriger tout de suite à la lettre Y.

Je n'avais aucun mot pour cette lettre et j'ai donc pensé à mettre la libido dans Yoyo. Si vous n'êtes pas contents, veuillez adresser une plainte à ma mère portugaise ultraprotectrice... Vous serez bien reçus.

Libre

Le libertinage est parfois confondu avec la relation libre, à tort. Le premier consiste à avoir des relations sexuelles en duo en présence d'autres personnes, tandis que le second est le fait d'accepter que sa ou son partenaire aille goûter à la chaleur d'autres chauds lapins sans nous.

Selon une enquête de 2022 réalisée par Gleeden et YouGov, il semblerait que 18 % des Français aient déjà expérimenté ces expériences non exclusives.

LA VIE DE CŒURNICHONS

Je suis resté quatre ans et demi avec un jeune homme brillant et très beau. Nous étions convenus au départ d'une relation dite exclusive, puisque j'étais tombé fou de lui et lui, fou de moi. Mais au bout de quelques mois, patatras, c'est la bérézina ! Pire : c'est l'inébranlable débandade (jeu de mots approprié), puisque j'ai appris qu'il m'avait trompé. Comment ça, trompé ? *A-t-il osé trahir la confiance que je lui ai accordée les yeux fermés* (et la bouche ouverte, car, ouais, je suis aussi un coquinou) *? Se rend-il compte du chagrin qu'il m'a causé en posant ses mains sur le corps* *d'un autre ? Et pense-t-il que je vais pardonner cet écart de conduite et celui de jambes qui n'étaient pas les miennes ?*

Comme dirait la célèbre philosophe contemporaine belge Lara Fabian : « *Tout, tout, tout est fini entre nous. Tout. J'ai plus la force du tout. Tout. D'y croire et d'espérer.* » Mais après de longues discussions, nous sommes convenus d'un commun accord (même s'il était plus d'accord que moi) que la solution était évidente : la relation libre.

Nous avons alors établi quelques règles, quelques limites, qu'il ne fallait en aucun cas franchir : ne jamais dormir avec les autres, ne les rencontrer que pour le sexe (pas de restau, de cinéma et tout le tralala romantico-réservé-à-moi-ou-je-me-fâche), se protéger des IST et tout faire pour que notre couple dure… Et dur… ça l'a été. Vraiment.

J'ai très mal vécu cette période, en particulier dès qu'on a habité le même appartement. Mon ex s'apprêtait régulièrement dans la salle de bains pour aller s'amuser ailleurs. Au départ, l'idée que d'autres hommes le touchent m'excitait terriblement. J'étais donc candauliste. Puis, au fur et à mesure de ses escapades sexuelles, je me suis mis à douter. De lui, de moi, de nous. À douter que je l'attirais toujours ou qu'il m'aimait réellement. Je devenais jaloux et vivais avec la peur constante qu'il trouve mieux que moi. Quand il rentrait et m'embrassait, ses baisers avaient le goût de ses amants. Ou peut-être n'était-ce qu'une impression. Parfois salés, poivrés ou sucrés, mais toujours amers.

Cela me peinait, mais j'avais accepté (par peur de le perdre). Nous sommes donc restés plus de quatre ans en relation libre… Et franchement, ce n'était clairement pas fait pour moi. Mais bonne nouvelle : au moins, maintenant, je le sais.

Voilà, c'est caca-chagrin, ouais, mais sachez que la relation libre peut très bien fonctionner lorsque les partenaires conviennent de règles précises et font tout pour les respecter.

Lubrifiant

Selon un sondage réalisé par la radio VL, 70 % des Français disent avoir déjà utilisé un lubrifiant au cours de leurs rapports amoureux.

Il reste néanmoins beaucoup de personnes qui sont mal renseignées sur ce merveilleux produit. Voilà donc tout ce qu'il faut savoir d'essentiel sur ce liquide magique.

Le lubrifiant naturel

Le lubrifiant le plus naturel est bien entendu celui que nous sécrétons nous-même, comme la cyprine dans le cas de la lubrification du vagin ou le liquide préséminal pour le pénis. Il arrive cependant que certaines ne sécrètent pas assez de cyprine et cela s'appelle la sécheresse vaginale... (Voir *Cyprine*.)

Les trois lub

Il existe trois grandes familles de lub et c'est notre pratique sexuelle qui nous dirige vers l'un plutôt que vers l'autre.

- **le lubrifiant à base d'eau** *:* **compatible avec les sex-toys et avec les préservatifs.** *Sensation de glisse naturelle. En plus de lubrifier, ces lubrifiants à forte teneur en eau vont également* **hydrater votre peau et la laisser douce.** *Pour mieux la lécher, miam. Leur petit défaut est qu'ils peuvent parfois sécher rapidement et nécessitent une seconde application. Attention donc à choisir un lubrifiant à base d'eau qui soit plutôt épais afin de garantir une glisse qui soit de longue durée ;*
- **le lubrifiant à base d'huile** *:* **compatible avec les sex-toys, mais pas avec les préservatifs.** *À base d'huile de coco, de jojoba ou d'amande. Parfaits pour réaliser des massages, ces lubrifiants enduisent le corps de manière sensuelle en y déposant une douce odeur. À ne pas utiliser avec un préservatif, car l'huile rend le latex poreux, favorisant son déchirement... Et un préservatif déchiré est un risque d'IST et de grossesse non désirée. Notons aussi que l'huile de coco est totalement proscrite pour la lubrification du vagin, car elle perturbe la flore vaginale. Utilisez-la plutôt pour une pénétration anale ;*
- **le lubrifiant à base de silicone :** *compatible avec les préservatifs, mais pas avec les sex-toys en silicone.* **Le lubrifiant siliconé est épais et apporte un glissant de très longue durée.** *Hydrophobe donc parfait sous la douche ainsi que pour les longs rapports. À ne pas utiliser avec des sex-toys de la même matière, car le frottement entre silicones crée des minilésions à la surface du joujou et cela peut à terme favoriser l'apparition de germes.*

Le lubrifiant permet aussi d'améliorer les éjaculations chez les éjaculateurs précoces. Eh oui. Le pénis est très sensible aux frottements et à la pression. Un lubrifiant rend les frottements moins intenses et, de ce fait, a tendance à faire diminuer l'excitation, donc à retarder l'éjaculation.

L'AVIS DE CŒURNICHONS

Si vous n'aimez pas le contact des capotes sur votre sexe, mettez une goutte de lub dans le préservatif et cela sera bien plus agréable. Cette méthode est à réaliser avec grande précaution, car si vous en mettez trop, cela ferait glisser la capote et peut donc être risqué.

La salive n'est pas un lubrifiant. Je répète : ce n'est pas un lubrifiant. Vous pouvez bien sûr n'en faire qu'à votre tête et l'utiliser en pensant que c'est un lubrifiant, mais je vous répète que ce n'est pas un lubrifiant. Le problème de la salive est d'abord qu'elle assèche et par conséquent produit l'effet contraire à celui recherché. En plus, cela favoriserait la transmission d'IST. Alors, je répète : la salive n'est pas un lubrifiant. Je pense que vous avez compris. Cela dit, je ne vous jette pas la pierre : j'adore quand un mec ou une fille me crache sur le pénis, car ça m'excite terriblement.

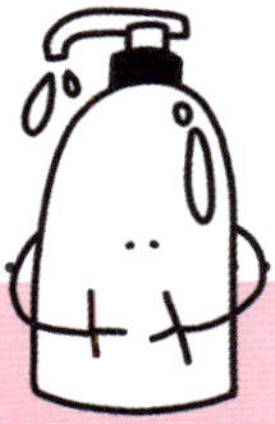

L'AVIS DE CŒURNICHONS

Comme pour tout autre produit, je vous conseille de faire un petit test à un endroit du corps avant de l'utiliser, afin d'être sûr que vous n'êtes pas allergique à un des composants. Un de mes abonnés m'avait d'ailleurs confié en message privé sur Instagram : « *J'ai essayé de nombreux lubrifiants et ils chauffent trop, au point que j'ai l'impression que mes muqueuses prennent feu et c'est très désagréable.* » Sans doute est-il intolérant à la glycérine ou aux dérivés de glycérine, ce qui pourrait expliquer cette sensation avec les lubrifiants à base d'eau qui sont souvent hyperosmotiques. Je lui ai alors conseillé d'essayer des lubrifiants aux algues bio, sans glycérine et iso-osmotiques, donc parfaits pour ses muqueuses sensibles.

Les prix des lubrifiants sont variables : il y en a des qui sont bon marché (que je vous déconseille, sauf si vous n'avez pas le choix) et des plus chers qui sont de meilleure qualité.

Alors, oui, le lubrifiant a un certain prix, mais vaut vraiment le coup de reins. Moi, j'en utilise même quand je suis seul : ça rend la masturbation tellement plus agréable. Je n'oublie pas non plus de vous dire que le lubrifiant est essentiel pour la pénétration anale, grâce auquel ça glisse tout seul... comme dans du beurre.

Mais vous êtes bien entendu libres d'aimer ou de ne pas aimer en utiliser. Il n'y a aucune injonction à le faire, d'autant que tout le monde ne peut pas s'en procurer facilement, en particulier les plus jeunes d'entre nous.

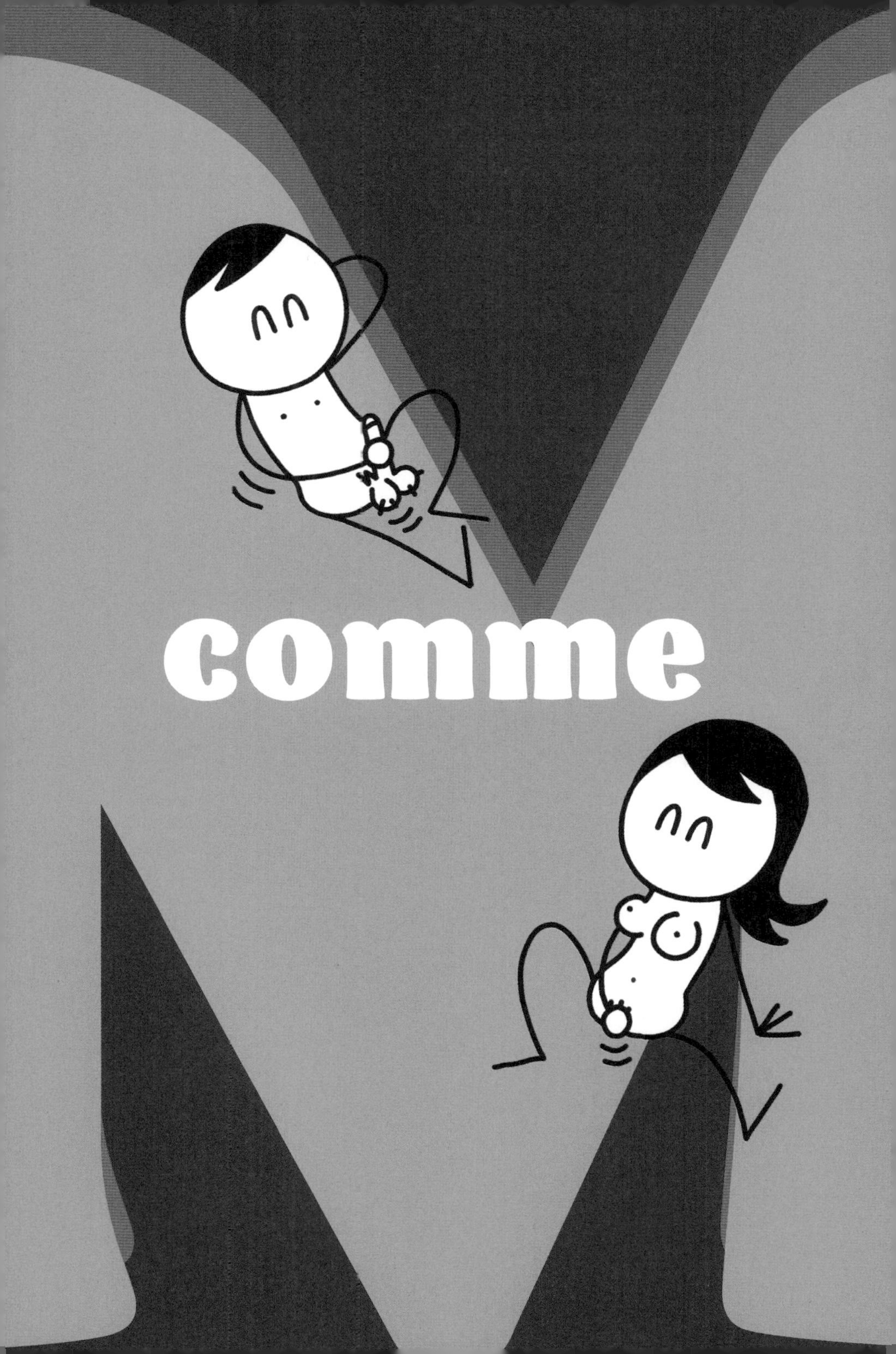
comme

Mariage (et divorce)

Le mariage est traditionnellement décrit comme « l'alliance entre deux âmes » et implique une responsabilité et un engagement puissant de fidélité et d'assistance entre les partenaires. C'est beau, hein ?

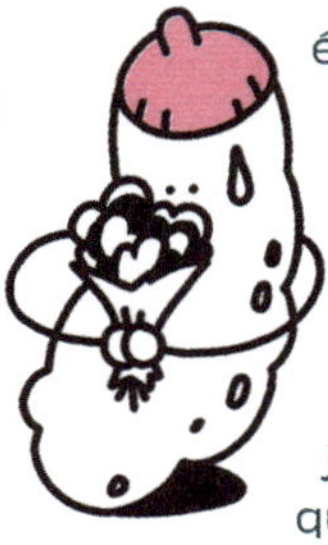

L'institution du mariage reste aujourd'hui très importante pour beaucoup d'entre nous. Oui… mais peut-être pas pour la majorité. Selon un sondage OpinionWay réalisé pour Sofinco en mai 2022, 59 % des sondés déclarent être opposés au traditionnel échange des vœux. Et « seulement » 4 sur 10 ont un avis favorable quant au fait de se marier. Cela s'explique sans doute par le fait qu'un mariage est en général onéreux, mais aussi parce que certains considèrent qu'il n'y a pas besoin de cela pour avoir une relation sérieuse, stable et pleine d'autres engagements tout aussi importants.

Pas de mariage, pas de divorce !
Eh oui, éviter de se faire passer la bague au doigt pour éviter le divorce. Nous sommes nombreux à avoir des parents (ou d'autres proches) divorcés qui ont souffert de ce pseudo-échec et avons légitimement peur de reproduire cette situation. Si je dis pseudo-échec, c'est qu'il me semble préférable de se séparer que de continuer à être malheureux à deux. Et puis, je connais certains couples qui ont « réussi leur divorce » à base de communication, de bienveillance et d'empathie.

Selon le site Justifit.fr : « en France, le nombre de divorces varie d'une année à l'autre, mais la moyenne se trouve à 130 000 par an. » Si l'on y regarde de plus près, on constate qu'environ 46 % des mariages se terminent par un divorce. Ah ouais, quand même.

La première cause du divorce est… devinez… l'infidélité.
Les autres raisons sont, entre autres, l'égoïsme, un mauvais caractère ou une incompatibilité. Les femmes demandent bien plus souvent le divorce que les hommes et sont à l'initiative de plus ou moins 75 % des divorces. Un mariage dure en moyenne quinze ans. Je trouve cela positif, non ? J'aimerais déjà avoir une relation de plus de deux nuits.

En France : entre 1920 et 1938, il y avait entre 20 000 et 40 000 divorces par an. En 2016, soit près d'un siècle plus tard, nous étions plus de 120 000 à rompre ce pacte. Cela s'explique également parce qu'à l'époque les femmes qui souhaitaient divorcer étaient régulièrement déshonorées par leur famille et étaient bien plus dépendantes à leur partenaire d'un point de vue financier qu'elles ne le sont (heureusement) aujourd'hui.

Bref, que vous souhaitiez vous (re)marier ou pas, je vous souhaite de trouver la perle rare et d'être les plus épanouis possible.

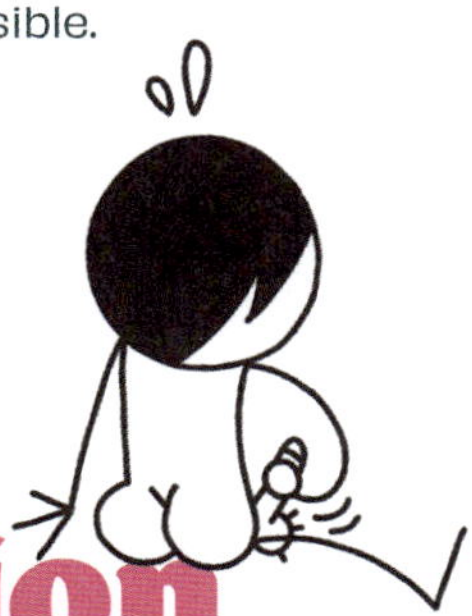

Masturbation

La masturbation est un moment privilégié avec soi-même, qu'on soit un homme, une femme ou une personne non binaire, qui est bon pour la santé physique et mentale.

Qui se masturbe ?

Selon le site Statista.com, en mars 2023, 80 % des hommes français âgés de 18 à 34 ans et 64 % des femmes du même âge ont déclaré pratiquer et aimer la masturbation. Précisons que d'une étude à l'autre, le résultat diverge quelque peu… ou dis « verge » ?

Verge !

Voilà, c'est dit.

Si l'on prend en compte d'autres enquêtes, on pourrait avancer la théorie que les hommes aiment davantage se masturber que les femmes.

L'étude révèle également que 15 % des femmes de cette tranche d'âge ne se seraient jamais masturbées, contre 3 % des hommes. Un grand écart à la Jean-Claude Van Damme. #UneDesFiertésBelges

Dans une étude de 2014, les femmes déclaraient en majorité se masturber au moins une fois par mois, tandis que la majorité des hommes le font une fois par semaine. Moi, je le fais au moins trois ou quatre fois par semaine, parfois même tous les jours. Cela dépend bien entendu de ma libido.

En 2015, les femmes affirmaient avoir plus facilement un orgasme en se masturbant seules (70 % d'entre elles) plutôt qu'en faisant l'amour avec leur partenaire (65 %).

Vous l'aurez compris : la masturbation est pratiquée par (presque) tout le monde, quel que soit l'âge, le sexe ou la situation familiale.

Ces enquêtes se sont concentrées principalement sur les 18-34 ans, mais il n'y a évidemment pas d'âge pour apprécier la masturbation. Qu'on ait 85 ou 16 ans, tant qu'on en a envie, pourquoi s'en priver ?

Commencer la masturbation

J'ai commencé à me masturber à l'âge de 10 ou 11 ans. À l'époque, mon grand frère avait un ordinateur de bureau dans sa chambre où trônaient des dizaines de disquettes. Ouais, je sais, je ne suis plus tout jeune. J'étais fasciné par cet objet « du futur » ; l'écran, le clavier, la souris et le ronronnement qu'il faisait dès que je l'allumais. Je m'amusais à insérer dans la petite fente les disquettes et j'y découvrais des photos, des jeux, des textes et puis, un beau matin, une disquette a attiré mon attention.

Elle comportait des photos de femmes dénudées, toutes belles. C'est à ce moment-là que j'ai découvert la joie de l'onanisme. Et j'ai halluciné du plaisir que cela me procurait. Je me souviens également de la première fois où du sperme a été éjecté de mon petit pénis de préadolescent. La date coïncidait plus ou moins avec la sortie en salles du blockbuster *Spider-Man*. C'était en 2002, j'avais 11 ans. Je m'étais alors fait la réflexion suivante : « *Oh mon dieu, je crois que je suis l'homme-araignée !* » Ha, ha, que j'étais con. J'ai essuyé ce liquide blanchâtre qui ne m'était pas encore familier avec une paire de chaussettes, que ma mère a prises dans ses mains quelques heures plus tard pour les mettre à laver. J'étais si gêné... C'était mignon.

Selon une enquête de 2019 réalisée auprès de femmes âgées de 18 à 24 ans par le laboratoire français Terpan Prevention, 45 % d'entre elles s'essaient à la masturbation entre 13 et 14 ans, 17 % s'y adonnent entre 15 et 16 ans et 14 % entre 16 et 17 ans. En revanche, 24 % des sondées attendent d'avoir au moins 18 ans pour découvrir ce plaisir.

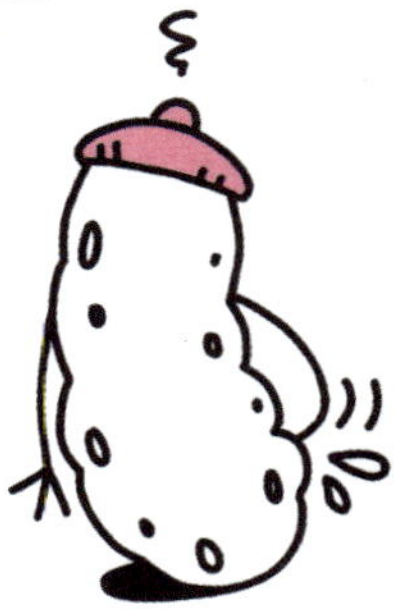

Il est difficile de trouver d'autres enquêtes récentes à ce sujet. Une étude réalisée par l'ACSJ et qui date de 1994 révélait que 9 hommes sur 10 se masturberaient pour la première fois entre 9 et 17 ans et que près de la moitié le ferait entre 13 ou 14 ans. Mais le début des années 1990 est une époque lointaine où nous n'avions pas facilement accès au porno et où les ados ne fantasmaient pas encore sur Ariana Grande... Mamma, que je les comprends !

La masturbation infantile

Ce sujet est grandement délicat, car il touche à l'enfance (et au passage : on ne touche pas aux enfants). La masturbation infantile est souvent associée à tort comme une forme de déviance. Elle est pourtant fréquente et n'a rien d'anormal. L'enfant est juste en pleine découverte de son corps.

Il faut néanmoins que ce dernier comprenne que ce geste relève de l'intime et ne doit pas se faire en public. Qu'il a le droit de le faire dans sa chambre, très bien, dans son bain ou aux toilettes – pourquoi pas ? –, mais pas devant d'autres personnes.

Les phrases à éviter, que vous le surpreniez en public ou non, sont les suivantes : « *C'est dégoûtant* », « *C'est sale* », « *Tu ne peux pas faire ça* », « *C'est réservé aux adultes* », « *Ne recommence plus* »... Il faut être bienveillant et à l'écoute de son bambin. Ce n'est pas parce que celui-ci est en pleine découverte de son corps qu'il va devenir accro à la masturbation lorsqu'il sera adulte.

Notons tout de même que si la masturbation chez l'enfant devient excessive et envahissante, il est recommandé de consulter un pédopsychiatre. Ce geste est parfois le symptôme d'une grande anxiété.

La masturbation est-elle dangereuse ?

C'est une question qui revient parfois chez mes abonnés et en particulier chez les plus jeunes d'entre eux. Jusqu'à la fin du XIXe siècle, certains prétendaient que la masturbation était la cause de nombreux maux : la surdité, la cécité, la folie et même la tuberculose. Oui, vous avez bien lu.

Pratiquer la masturbation, même de façon quotidienne, ne représente aucun danger... si cela est fait de façon raisonnable et que ça ne devient pas une obsession. Vous n'aurez pas non plus d'enfants souffrant d'une malformation si vous vous masturbez régulièrement.

Toutes ces théories faisaient partie d'une énorme propagande religieuse qui voyait d'un mauvais œil la masturbation, puisque ce geste sexuel n'a pas de portée reproductrice.

Et même le Larousse s'y est mis, puisqu'en 1922, on pouvait y lire que l'onanisme (un synonyme de masturbation) pouvait engendrer « la diminution de la mémoire et de l'intelligence, ainsi qu'un état d'abrutissement intense ». Aïe, aïe, aïe. Si cela était avéré, je serais le mec le plus imbécile de la planète.

Autre inquiétude :
la modification du pénis si on le touche trop souvent. Rassurez-vous, votre sexe ne rétrécira pas, ne grandira pas et ne se courbera pas non plus à force de le masturber. On ne risque pas non plus de devenir impuissant ou stérile, ni même d'avoir un cancer comme certains le prétendaient à une époque (je l'espère) révolue.

Les bienfaits

La masturbation n'est donc pas dangereuse pour la santé… bien au contraire !

- *chez les femmes, elle aide à prévenir les infections du col de l'utérus ;*
- *chez les hommes, elle diminue le risque de cancer de la prostate ;*
- *les contractions régulières du plancher pelvien préviennent l'incontinence ;*
- *c'est la seule pratique sexuelle sans aucun risque d'infection sexuellement transmissible ;*
- *elle aide à lutter contre la dépression en produisant des endorphines ;*
- *elle permet un endormissement plus facile. C'est d'ailleurs mon cas, j'ai moins de mal à me laisser enlacer par les bras de Morphée quand je me suis masturbé au préalable ;*
- *la masturbation stimule le système immunitaire en ayant un impact sur la production de cortisol et de globules blancs ;*
- *et enfin, elle permet de mieux connaître son corps et, par conséquent, de se sentir mieux dans ses pompes. C'est un moment intime avec soi-même où on se reconnecte à ses émotions et à son désir.*

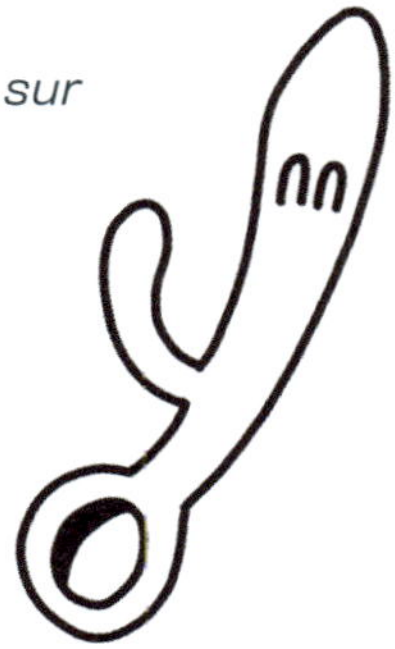

Une pratique honteuse ?

Il n'y a pas de honte à se masturber et cela ne veut pas dire que vous ne parvenez pas à trouver un ou une partenaire. **La masturbation est un acte sexuel à part entière et les orgasmes ressentis lors de celle-ci peuvent être différents de ceux que procure un coït.** Il est donc intéressant de varier les plaisirs.

L'infidélité ?

Ce n'est pas parce que votre partenaire se masturbe en solo alors que vous êtes en train de faire du yoga avec votre *bestie* ou que vous jouez avec le chien dans le jardin que cela signifie qu'il vous trompe. Vraiment. J'ai très souvent lu que certains – et en particulier des femmes – estimaient que l'onanisme était un acte d'infidélité.

Je conçois que cela peut être déroutant d'apprendre que son amoureux ou amoureuse se caresse l'entrejambe alors qu'il ou elle pourrait faire une partie de jambes en l'air avec nous. Mais arrêtons de lui tenir la jambe ! Oui, je suis très jambes en ce moment. Il faut différencier le plaisir que votre partenaire ressent en votre compagnie avec celui qu'il ou elle prend en solo. Les deux ne sont pas incompatibles.

Le problème surgit quand la masturbation au sein du couple devient excessive. Je me souviens d'une relation où mon ex et moi ne nous faisions plus l'amour et où nous passions notre temps à nous masturber en cachette... Dans ce cas-ci, je reconnais que cela peut entraîner des conséquences quant à l'estime de soi ou à la confiance qu'on accorde à l'autre. Mais il est bon de savoir que la masturbation permet également, lorsque la libido d'un des deux partenaires est en baisse, de répondre à une pulsion sexuelle sans pour autant aller voir ailleurs.

Cela dit, en y réfléchissant bien : si le couple a décidé d'un commun accord (un consentement clair, précis qui ne pâtit d'aucune pression) que si l'un des deux se masturbait en solo, c'était de la tromperie... alors, c'est de la tromperie. Qui suis-je pour dire si les gens se sont trompés ou non ? Personne.

Ménopause

La ménopause est la période de vie d'une femme ou d'une personne à vulve, qui est marquée par l'arrêt de l'ovulation et, par conséquent, la disparition de ses règles.

La ménopause survient en général entre 45 et 55 ans, mais est dite précoce quand elle apparaît avant 40 ans. Cette insuffisance ovarienne prématurée concerne une femme sur 10 000 avant 20 ans, une sur 1000 avant 30 ans et une sur 100 avant 40 ans.

L'ensemble de la période qui englobe la ménopause est rythmé par quatre phases : la préménopause, la périménopause, la ménopause et la postménopause. Je ne vais pas développer dans le détail chacune des étapes, mais il est nécessaire de parler des symptômes.

Les symptômes :

- *troubles du sommeil ;*
- *bouffées de chaleur ;*
- *troubles de l'humeur ;*

- *sécheresse de la peau, des cheveux et du vagin ;*
- *maux de tête ;*
- *fatigue ;*
- *prise de poids ;*
- *changement du cycle menstruel ;*
- *incontinence urinaire ;*
- *ostéoporose.*

On est d'accord, c'est difficile d'être une personne à vulve. Et on ne le répétera jamais assez. Mais rassurez-vous si vous n'êtes pas encore ménopausée : la majorité des femmes ne connaissent que quelques-uns de ces symptômes. Plus facile à dire qu'à faire, je sais, mais tentez de souffler : tout va bien se passer.

La sexualité

Du fait de la sécheresse vulvo-vaginale engendrée par la chute de production des œstrogènes, les rapports sexuels pénétratifs peuvent s'avérer douloureux chez certaines femmes. Il est alors conseillé d'inviter à nos parties de jambes en l'air notre plus fidèle ami (non, pas votre chien, beurk) : le lubrifiant.

Une autre solution peut être l'hormonothérapie afin de profiter des bienfaits des œstrogènes intravaginaux tels que les crèmes, les comprimés ou encore les anneaux.
Il existe également le laser pulsé vaginal et l'injection d'acide hyaluronique si besoin. N'hésitez pas à consulter votre gynécologue.

Par ailleurs, la ménopause conduit parfois à une variation de la libido qui diffère selon les femmes : certaines en auront moins quand d'autres en auront davantage. Chez ces dernières, la ménopause est parfois vécue comme une libération. Le fait de ne plus avoir ses règles et de ne plus risquer de tomber enceinte peut faire disparaître une certaine charge mentale.

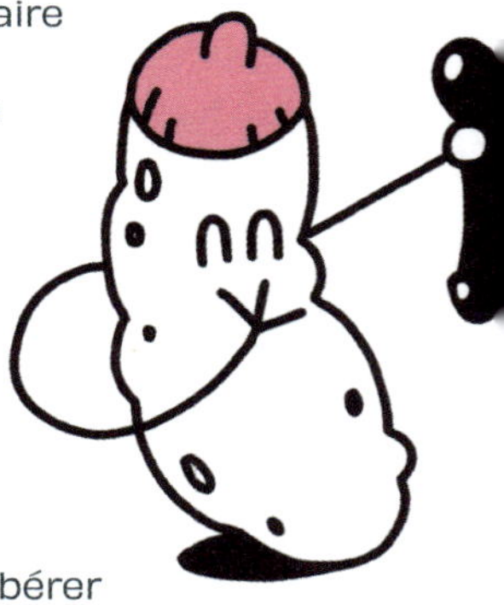

Pour les personnes qui souffrent d'une baisse de libido, la meilleure des solutions est sans doute de libérer la parole en se confiant à sa, son ou ses partenaires. Et pourquoi ne pas participer à un groupe de discussion entre femmes ménopausées ? Cela permettrait d'extérioriser son ressenti et de se rassurer.

Notons que la hausse ou la baisse de libido pendant la ménopause n'est pas immuable. Elle reviendra « à la normale » dès que vous vous sentirez mieux dans votre corps et dans votre esprit.

Menstruations

Les menstruations, souvent appelées règles, sont le nom de l'écoulement périodique et temporaire par le vagin d'un fluide composé de sécrétions vaginales, de cellules de la paroi utérine et de sang. C'est un phénomène qu'on retrouve chez les humains, mais également chez d'autres autres espèces animales telles que certaines chauves-souris, le chien, la souris épineuse et quelques primates.

Bonne nouvelle ! Il n'y a (presque) aucun risque à faire l'amour pendant que vous avez vos règles ou que votre partenaire les a. Selon le site de la marque Tampax, cela pourrait même être bénéfique : faire l'amour pendant les règles peut notamment soulager en partie les crampes menstruelles et les migraines, augmenter la libido et même potentiellement raccourcir la durée des règles.

Notons également que le sang peut agir comme lubrification naturelle.

Contrairement à ce que l'on peut penser, faire l'amour pendant ses règles n'exclut pas totalement la possibilité de tomber enceinte. Je sais, c'est étonnant.

Chez certaines femmes, le début des règles (aux cycles irréguliers) correspond à la période d'ovulation, ou celle-ci peut survenir seulement quelques jours après le début des règles. Le site Journaldesfemmes.fr explique que « du fait de la durée de vie des spermatozoïdes qui peut atteindre quatre jours en moyenne, ceux-ci ont encore la possibilité de féconder un ovule. »

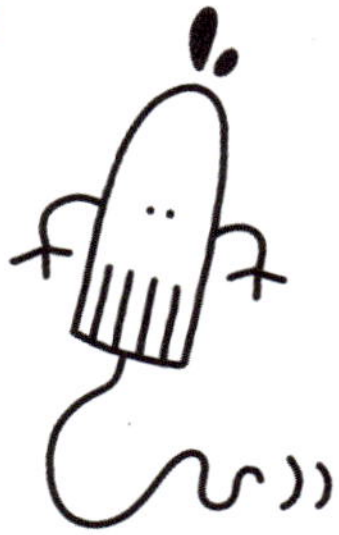

En bref : protégez-vous si vous ne souhaitez pas d'enfant, car même si le risque est mineur, il existe.

L'autre danger est bien entendu de contracter une infection sexuellement transmissible, donc, je répète : protégez-vous ou faites-vous dépister régulièrement.

Est-ce dégoûtant ? Ce n'est pas à moi de le dire, mais, personnellement, le sang des règles ne me dégoûte pas du tout puisque c'est un fluide corporel naturel. Mais c'est à chacune et chacun de décider si le sexe pendant les règles les met mal à l'aise ou non.

Ne vous forcez jamais si vous n'en avez pas envie.

Musique

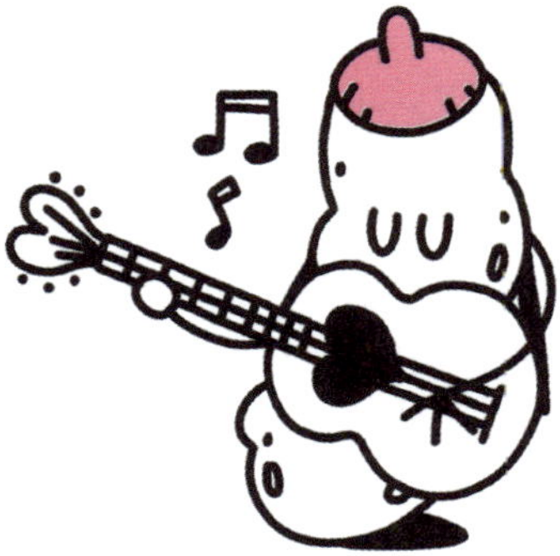

La musique a accompagné ma vie sentimentale et sexuelle depuis ses débuts balbutiants, apaisant mes chagrins et sublimant mes joies. Des premiers baisers aux premières déceptions, des premiers rapports sexuels aux premières crises de larmes, de la première vaisselle qui vole (au sens figuré) aux premières réconciliations. Je ne pourrais donc pas parler de *love* sans parler de musique.

J'ai récemment fréquenté un homme pendant deux mois. Tout allait bien, nous prenions le temps de nous découvrir et d'apprendre à nous aimer, jusqu'à ce soir d'hiver où il sonne à ma porte. J'ouvre. Il a l'air grave et ne m'embrasse pas. Je comprends tout de suite. Il entre dans ma chambre. Je vous passe le moment où il m'avoue qu'il m'a trompé avec son meilleur ami et qu'il est fou amoureux de lui. *Youpi, félicitations, soyez heureux, allez, ta gueule, sors de chez moi, je te déteste.* Ce qui est cocasse dans cette rupture, c'est qu'il m'annonce cet adultère alors que nous écoutions, le hasard fait bien les choses, la chanson *Adieu mon homme* de Pomme... Il vaut mieux en rire. Je dirais même : Ivo mieux en rire.

Mais rassurez-vous : la musique a aussi été présente lors de moments torrides dans mon lit ou dans celui des autres. **Voici la liste des dix chansons sur lesquelles les internautes français préfèrent faire l'amour, selon le site SensCritique :**

10e : Love To Love You Baby (1993) de Donna Summer ;

9e : Wicked Game (1989) de Chris Isaak ;

8e : Teardrop (1998) de Massive Attack ;

7e : Playground Love (2000) de AIR ;

6e : Angel (1998) de Massive Attack ;

5e : Let's Get It On (1995) de Marvin Gaye ;

4^{e} : Paradise Circus (2010) de Massive Attack ;

3e : Je t'aime... Moi non plus (1969) de Serge Gainsbourg ;

2e : Sexual Healing (1982) de Marvin Gaye ;

1re : Glory Box (1994) de Portishead.

LA VIE DE CŒURNICHONS

Personnellement, j'aime beaucoup faire l'amour sur les albums de Pink Floyd, Amy Winehouse Ben Mazué, Pomme et surtout : Cigarettes After Sex.

Une étude menée par le docteur Daniel Müllensiefer et commandée par Spotify révèle que 40 % des personnes interrogées estiment que la musique écoutée pendant un rapport sexuel leur fait plus d'effet que de toucher leur partenaire. Selon ce docteur :

« Il n'est pas surprenant de constater les effets de la musique dans un rapport sexuel amoureux. Des études neuroscientifiques le confirment, la musique peut activer les mêmes sensations de plaisir que celles provoquées par la nourriture, les médicaments ou encore le sexe. »

Voilà donc pourquoi combiner la musique et le sexe est un excellent moyen de décupler les sensations, en plus de couvrir les bruits de gémissements quand vous ne voulez pas déranger vos parents, vos colocataires ou vos voisins.

Mycoses

Je ne vais pas vous mentir : j'ai déjà eu des mycoses. Oh non beurk, Cœurnichons vient de perdre son statut de sex-symbol numéro un mondial, laissant alors la place au sex-appeal du Père Fouras. Oui. Et nous sommes très nombreux à avoir déjà eu affaire à ces petites infections superficielles de la peau dues à des champignons (infections fongiques). **Différents champignons peuvent d'ailleurs provoquer des mycoses : les champignons filamenteux et les levures.** D'abord, précisons qu'il n'y a aucune honte à en avoir et qu'il vous suffit de trouver un amateur de cèpes ou de girolles sur Tinder pour qu'il vous accepte comme vous êtes.

Rappelons que les affections mycosiques sont en règle générale bénignes, sauf pour certaines personnes immunodéprimées, car elles pourraient coloniser des organes comme les poumons et créer des complications. **Pour rappel : les mycoses ne sont que dans de très rares cas contagieuses.**

Certains facteurs peuvent favoriser l'apparition de mycoses, comme la prise de médicaments (diminuant l'action du système immunitaire), un manque ou un excès d'hygiène (altérant la flore protectrice) ou une maladie chronique. Dans mon cas, j'imagine que c'est à cause de ma maladie intestinale chronique (la RCH). Il y a également des facteurs environnementaux, ainsi que l'alimentation qui influence nos microbiotes.

Les mycoses peuvent se développer sur plusieurs parties du corps : affectant les muqueuses génitales comme la zone vulvovaginale ou plus rarement le pénis. Elles peuvent également se développer dans la bouche, mais on les retrouve le plus souvent sur la peau (dans les plis). Il arrive également que ces infections fongiques se trouvent sur les ongles, sur les pieds ou sur le cuir chevelu. Mais celles qui m'intéressent pour ce chapitre sont bien entendu les mycoses vaginales.

Les mycoses vaginales sont causées par une infection à une levure. Elles génèrent un certain inconfort et un inconfort certain (démangeaisons et irritations du vagin et de la vulve), mais sont bénignes. Ouf ! Elles peuvent également produire des sécrétions blanches épaisses. Une sauce champignon-crème, quoi. Lorsque la mycose s'infecte, il est courant d'avoir des pertes jaunâtres ou verdâtres qui sentent très mauvais. Il arrive également qu'on ressente des brûlures lorsque l'on urine et des douleurs pendant les rapports sexuels. Les mycoses vaginales sont également connues sous le nom de candidoses vaginales, du nom du champignon qui les crée : le *Candida albicans*.

Outre la prise de certains médicaments qui perturbent la flore vaginale ou une période de stress qui peut engendrer une baisse d'immunité, certaines mycoses vulvaires apparaissent à la suite d'une utilisation de savons trop agressifs, ou après avoir nagé dans une piscine mal désinfectée. Notons qu'une alimentation trop riche en sucre les favorise, car les levures s'alimentent principalement de sucre.

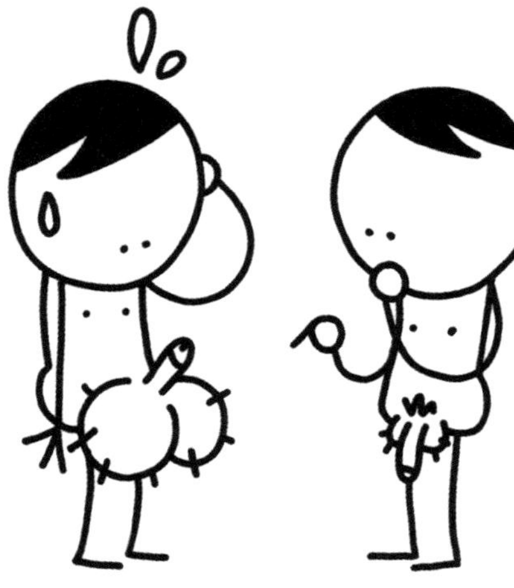

COMMENT S'EN DÉBARRASSER, COMMENT LES ÉVITER ?

Il est extrêmement rare qu'une mycose disparaisse d'elle-même sans une prise de médicaments. Je vous conseille plutôt de consulter un médecin ou de demander conseil à votre pharmacien, qui vous prescriront le traitement adéquat : soit un ovule, soit une crème antifongique.

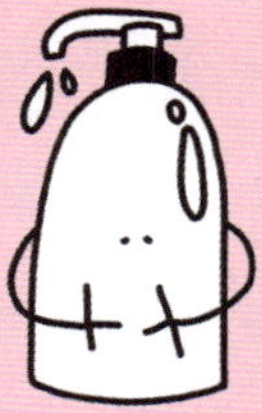

Il y a des petits gestes du quotidien qui permettent de réduire le risque d'infection de mycose vulvaire :

Utilisez des produits intimes de qualité, de préférence sans savon pour votre minou. On peut bien entendu prendre plusieurs douches par jour (pas écolo, mais OK). En revanche, on ne mettra qu'une seule fois du savon entre les jambes.

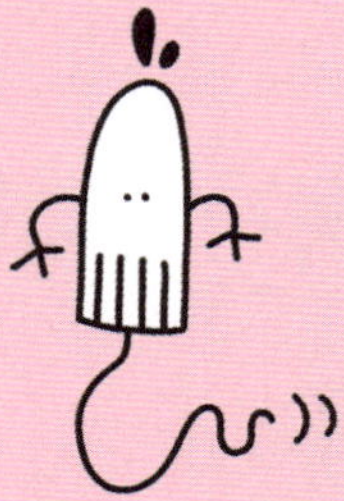

Évitez les douches vaginales qui déséquilibrent la flore. Ne nettoyez surtout pas l'intérieur de votre vagin. Il n'en a pas besoin.

Changez régulièrement de tampon ou de serviette hygiénique.

Séchez-vous correctement après une douche, un bain ou la natation et ne restez pas avec un bikini mouillé, car l'humidité favorise l'apparition de candidose.

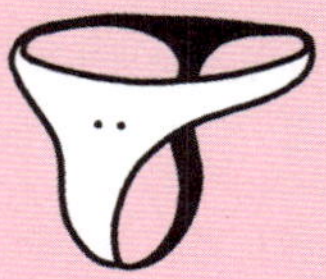

Et, enfin, évitez si possible les sous-vêtements beaucoup trop serrés en matière synthétique. Il est toujours préférable de privilégier le coton.

Mais on se détend le tanga, ce n'est pas parce que vous avez fait l'une ou l'autre de ces choses que vous allez forcément choper des mycoses. Restez calmes, tout va bien.

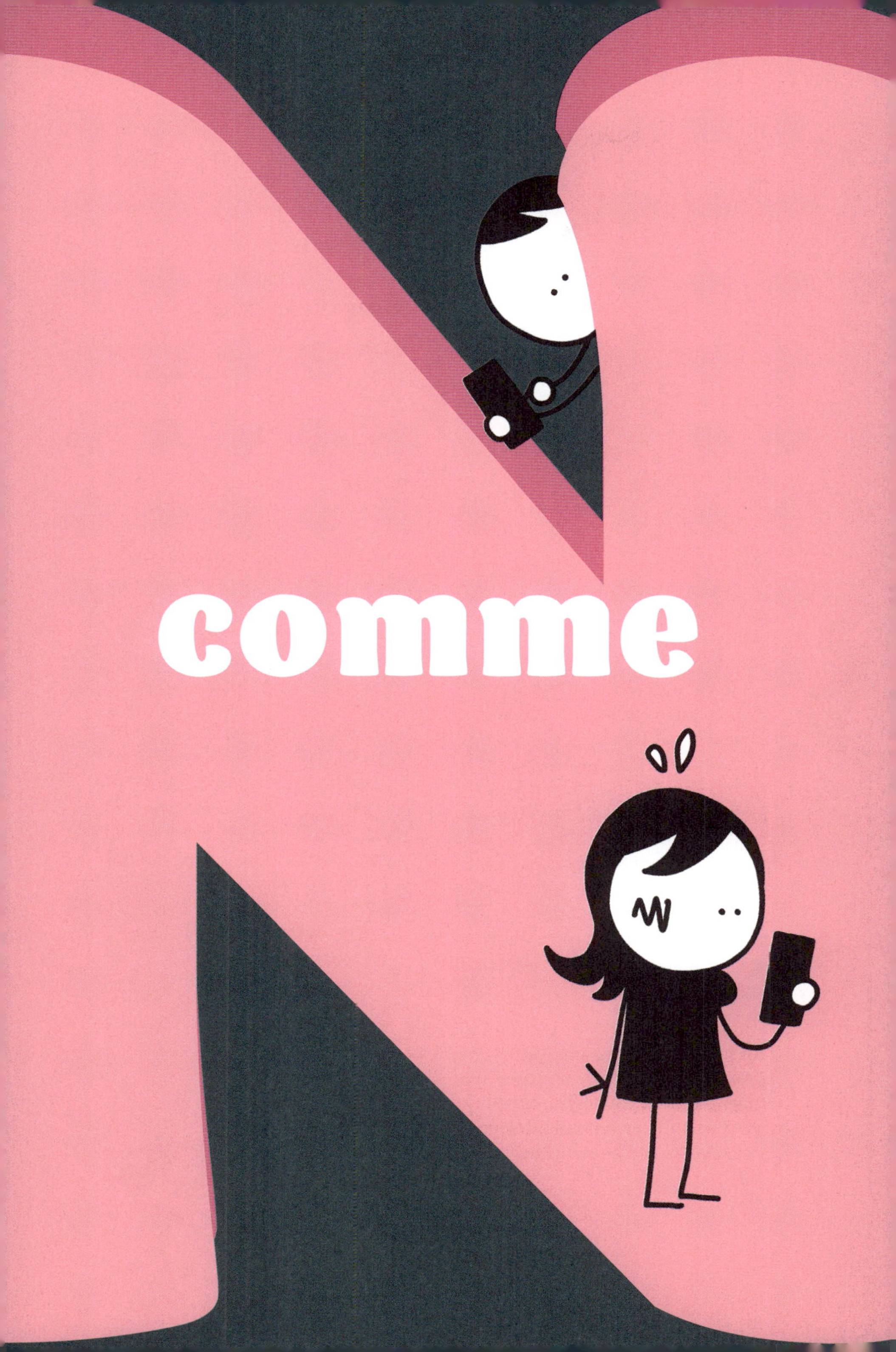
comme

Nudes (et dickpics)

Personnellement, j'adore échanger des photos et des vidéos qui immortalisent mon corps athlétique aux biscottos et abdominaux plus durs que la pierre. D'ailleurs, je ne serais pas étonné qu'une de mes sextapes sorte dans la presse et que je devienne la nouvelle Paris Hilton (en plus poilu). Vous êtes prévenus.

J'imagine déjà mes ébats projetés en 3D dans les salles obscures du monde entier et la montée des marches à Cannes où je recevrai la palme d'or. Le regard admiratif de toute la profession. Standing ovation, tout le milieu du septième art qui se lèvera aussi vite que se sera levée ma bite. Espérons toutefois que cela arrive le plus tardivement possible, afin que mes parents ne tombent jamais nez à nez avec le trésor qu'ils m'ont offert : mon énorme cornichon de sept centimètres (les bras levés et debout sur un tabouret).

Un nude est donc une photo dénudée, montrant n'importe quelle partie du corps, tandis qu'une dickpic est un cliché de pénis et/ou de testicules.

Sans nude doute !

- *les nudes et dickpics, ça peut être cool, oui, mais seulement à deux conditions : d'une part, si on aime en faire et/ou en recevoir ;*
- *d'autre part, si cela est consenti. Ce n'est malheureusement pas toujours le cas. Cela fait des années que je converse quotidiennement avec des milliers d'internautes qui se plaignent à juste titre de ce triste phénomène. Des personnes malintentionnées qui leur envoient des clichés de leurs parties intimes sans avoir eu leur accord… Nul, hein ? Oui… mais bien plus courant qu'on ne le pense. Ces personnes le font parfois en toute impunité alors qu'il existe pourtant des lois qui entourent cette agression visuelle.*

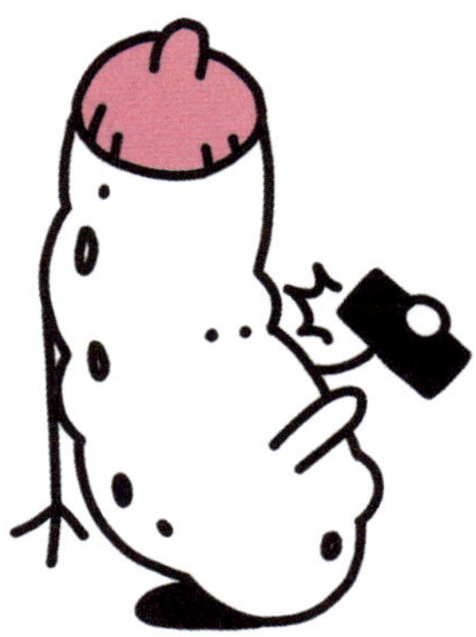

QUE DIT LE CODE PÉNAL ?

En France, l'article 624-2 du Code pénal prévoit une amende allant jusqu'à 1 500 euros pour quelqu'un qui a envoyé un message ou une photo contraire à la décence, à l'attention d'une personne mineure de moins de 15 ans, sans demande préalable du destinataire.

Le même article prévoit une amende de 750 euros pour qui a envoyé un message ou une photo contraire à la décence, à une personne de plus de 15 ans, sans demande préalable du destinataire.

Ne rigolons pas avec cette pratique qui n'a vraiment rien d'amusant et qui pourrait nous causer de vrais problèmes judiciaires.

Le consentement doit être présent à chaque moment. Ce n'est donc pas parce que vous avez échangé des *nudes* avec une personne le matin que cette personne souhaitera en recevoir le soir. Ce n'est pas non plus parce que vous avez déjà couché avec cette dite personne qu'elle sera ravie de découvrir une photo ou vidéo de vos attributs (aussi beaux soient-ils). Et ce n'est toujours pas OK d'envoyer des *nudes* à notre amoureux ou amoureuse (et même notre mari ou femme), sans demander s'il ou elle en a réellement envie.

Il n'y a jamais d'automatisme en matière de consentement. Sachez d'ailleurs que je ne pourrais compter le nombre de photos érotiques que j'ai reçues sans mon accord depuis la création de Cœurnichons... Certains hommes et certaines femmes imaginent en effet que je suis ouvert à l'idée de voir leur pénis, leurs seins, leur vulve ou leur anus sous prétexte que j'aborde les thématiques sexo sur les réseaux. C'est un grand non. En ce sens, il ne faut pas non plus envoyer nos parties intimes aux personnes abonnées aux comptes sexo. Ce n'est pas parce qu'on aime le cul ou qu'on aime simplement en parler qu'on a envie de vous. Que ce soit bien clair.

Dickpics mode d'emploi !

Maintenant que l'église est remise au milieu du village, on va à nouveau pouvoir s'amuser. Youpipe ! Voici quelques conseils pour bien réussir vos *dickpics* ou autres *nudes* :

Le mystère. Dans l'excitation, beaucoup ont tendance à aller droit au but en déballant directement leur paquet. Cela peut être une grave erreur si ce n'est pas ce qu'attend votre partenaire de jeu. Pourquoi ne pas miser alors sur la sensualité plutôt que sur la sexualité ? Commencez par une photo de vos lèvres, par un regard ou par un sourire. Attendez sa réponse. Continuez avec un entre-deux où l'on ne discerne qu'une partie de votre corps : une épaule, une courbe, une chute de reins.

Jouez sur la suggestion et la frustration pour le ou la rendre complètement dingue. Donnez-lui envie de découvrir ce qu'il y a derrière le mystère. Jouez également avec la lumière et l'obscurité afin de dévoiler peu à peu vos formes... Un délice pour les yeux !

La distance. Certains ont pris la (fâcheuse) habitude de photographier ou de filmer leurs parties intimes de très, très, très près. Est-ce dans le but donner l'illusion que leur pénis est plus grand ? Peut-être. Mais en général, cela donne surtout l'impression que la personne ne s'est pas foulée pour rendre la photo attractive... J'ai d'ailleurs récemment reçu (sans mon consentement) un cliché d'un abonné qui m'a montré son anus en très gros plan. #JeNeSuisPasProctologue

Le visage. Que votre photo soit digne d'un chef-d'œuvre ou tellement floue qu'on n'arrive plus à savoir si vous tenez entre vos mains un pénis ou un chinchilla, vous devez vous poser la question suivante : *suis-je prêt à prendre le risque qu'il ou elle voie mon visage ?* J'ai longtemps accepté de montrer ma tête lors de vidéos où je m'astiquais l'asticot (et pas « mastiquais », cela serait douloureux), jusqu'au jour où j'ai appris qu'un gars avait montré mes *nudes* à plein d'autres gens... Oh, merde. À l'époque, je n'avais pas pensé à porter plainte. Mais ne nous méprenons pas : ce n'est pas nous qui sommes des inconscients, que l'on décide ou non de montrer notre visage, car les coupables ne sont jamais les victimes. Les vrais coupables sont ceux qui usent et abusent de notre confiance à des fins dégueulasses.

Les tatouages et autres marques. Et enfin, si vous ne souhaitez pas montrer votre joli minois dans vos *nudes*, pensez à faire attention si vous avez des signes apparents, du type : tatouages, cicatrices, grains de beauté... Pensez également à envoyer vos photos en cochant la case « éphémère » et non « permanente », comme ça votre *crush* ne pourra (théoriquement) la revoir.

Voilà, vous savez tout sur les *nudes*. Coucou, le petit oiseau va sortir. #Cheeeese

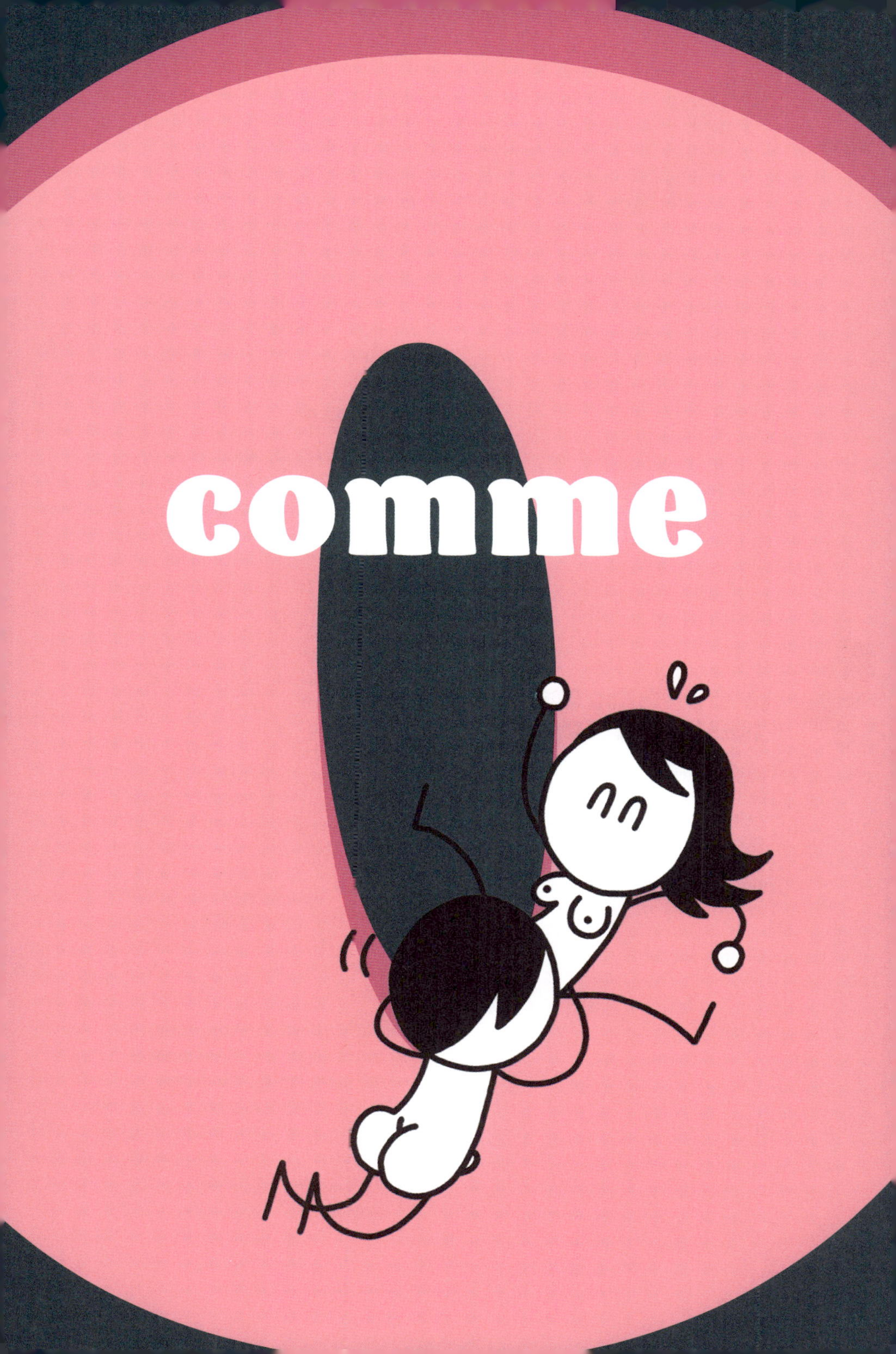
comme

Oral

Personnellement, je préfère utiliser le terme « sexe oral » afin de qualifier les fellations, les cunnis ou les anulingus. Par ailleurs, il est préférable de ne plus utiliser le mot « préliminaires », simplement parce qu'il ne veut rin dire, ou presque. Préliminaires, avec le préfixe « pré- », sous-entend qu'il y aurait forcément quelque chose après. Or, on le sait, le sexe ce n'est pas toujours la pénétration. Les « préliminaires » ne sont donc pas des préliminaires, mais bien du sexe à part entière.

LE CONSEIL DE CŒURNICHONS

Il est impératif de préciser que chaque personne à pénis ou à vagin est différente et que, par conséquent, votre partenaire va aimer certaines pratiques et pas d'autres, alors qu'une autre personne va apprécier certaines pratiques et pas d'autres, et que... bon, vous avez pigé. Vous n'êtes pas aussi bêtes que vous en avez l'air. (Voir *Cunnilingus*.)

Ce n'est pas parce que votre ex adorait que vous lui gobiez les testicools que votre nouveau partenaire va aimer cela. Je compare par ailleurs souvent le sexe au chocolat : une grande majorité des gens aime le chocolat, mais tout le monde n'aime pas tous les chocolats. Nuance. Moi, j'ai une préférence pour le chocolat au caramel beurre salé, mais ça... tout le monde s'en bat les couilles.

Les bases

La base de la baise est bien sûr la séduction. Et, pour faire durer cette étape qui (pour moi) est cruciale, il ne faudrait pas directement aller droit à la quéquette ou à la foufounette. Commençons plutôt par des regards endiablés, des sourires malicieux, des caresses, des mots qui chauffent le corps et réchauffent le cœur, des baisers sur la joue, sur la bouche, sur la nuque. Il faut donner à l'autre l'envie de nous croquer comme Adam croque la pomme du jardin d'Éden. Dans le fruit défendu, soyez le serpent.

L'autre base de la baise est bien entendu le consentement (voir ce mot). Pas de beau moment de sexe sans le consentement absolu des deux partenaires.

Ensuite, un pénis, une vulve et un anus propres, c'est quand même plus agréable, non ? À moins que vous adoriez le fromage de bite et, franchement, je ne vous jugerais pas, grand bien vous fesse.

Les plus jeunes de mes abonnés ont tendance à oublier – ou à ne pas savoir, c'est inquiétant – que l'on peut choper des IST en faisant une fellation, un cunnilingus ou un anulingus. Les infections ne sont pas réservées aux pénétrations vaginales et anales. Il est donc important de continuer à se protéger.

Selon un sondage Ifop de 2021, 87 % des Françaises ont déjà sucé ou léché le sexe de leur partenaire.

Concluons ce chapitre en insistant sur le fait que vous n'êtes jamais obligés d'apprécier une pratique, même quand la majorité des gens l'aime... Vous êtes uniques ! Et dans « unique », il y a... nique. Un hasard ? J'en doute.

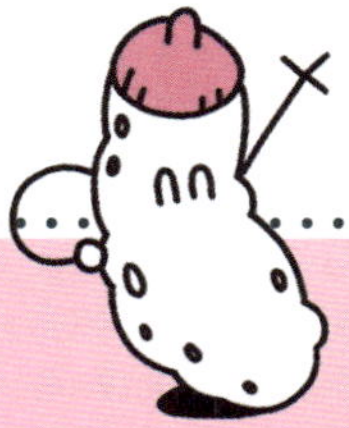

JAMAIS MIEUX SERVI QUE PAR SOI-MÊME ? VRAIMENT ?

L'autofellation est l'action de faire une pipe à soi-même... Ou d'essayer en tout cas. Cette pratique relève d'une impossibilité anatomique pour la grande majorité des hommes et personnes à pénis, alors qu'elle est très fréquente chez nos cousins primates. Les chanceux. Toutefois, 2 ou 3 hommes sur mille auraient pourtant les capacités physiques de pratiquer l'autofellation. #JeSuisJaloux

Orgasme(s)

Du grec *orgasmos*, lui-même d'*orgâo* et du verbe *orgän*, le terme « orgasme » signifie : « être entièrement agité » ou encore « bouillonner d'ardeur ». Ça me donne très envie d'agiter mon cornichon dans votre bocal (de préférence sans oignons).

L'orgasme est donc le point culminant de l'excitation sexuelle. C'est l'Everest du désir. C'est la goutte d'*oh ouiii* qui fait déborder l'extase (c'est beau ce que je dis). Mais on a souvent tendance à parler de l'orgasme au singulier alors qu'il y en a beaucoup.

Le clitoridien

Contrairement à ce que beaucoup de personnes croient, **il n'existe pas de femmes uniquement vaginales et d'autres uniquement clitoridiennes : toutes les femmes sont clitoridiennes.** L'orgasme clitoridien peut être simplement externe (lorsqu'on stimule le clito depuis l'extérieur, lors d'un cunni par exemple) ou interne (lorsqu'on le stimule pendant une pénétration dans le vagin).

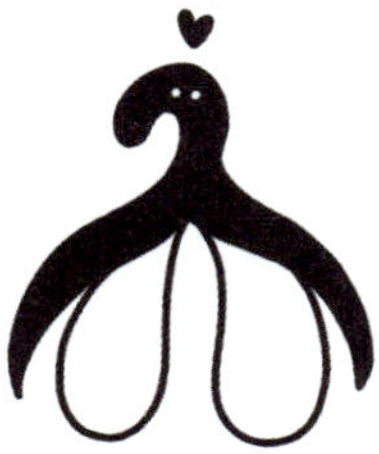

Le cervical

Non, cet orgasme n'a rien à voir avec le cou. Il est **lié au col de l'utérus qu'on appelle aussi le cervix.** L'orgasme cervical, également appelé *deep orgasm*, est provoqué par une profonde pénétration. Certaines positions, comme l'aigle déployé ou le missionnaire, permettent au sexe ou au sex-toy d'aller plus loin. Mais attention : il ne faut pas se faire mal inutilement. À essayer donc avec douceur et patience.

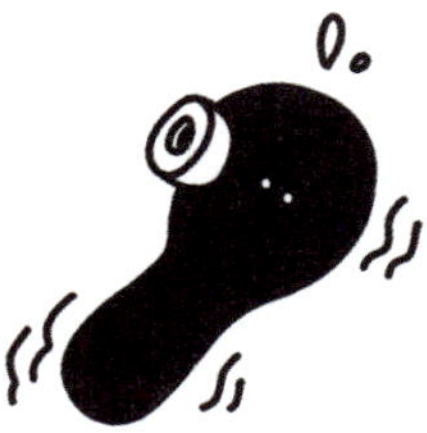

L'anal

L'anus est une zone considérablement érogène du fait des nombreuses terminaisons nerveuses qui s'y trouvent. Il faut distinguer l'orgasme anal de l'orgasme prostatique, dans le sens où les femmes peuvent ressentir une jouissance par les fesses sans avoir de prostate. Je vous conseille bien sûr d'y aller mollo et d'utiliser une bonne quantité de lubrifiant. Les premières fois peuvent être très bien si on est dans un bon état d'esprit et qu'on fait cela avec délicatesse et respect. (Voir *Anal*.)

Le prostatique

D'abord, il est important de dire qu'il ne faut pas être homosexuel pour aimer se faire doigter, lécher ou prendre l'anus. La prostate peut donc être stimulée directement à l'intérieur du rectum, mais on peut également la stimuler de l'extérieur en appuyant sur un point de pression situé entre les testicules et l'anus. Si vous ne trouvez pas ce point, pas de panique : appelez-moi et je viens vous montrer. Laissez-moi cinq minutes et je suis en vous... euh... chez vous.

L'éjaculatoire

On entend souvent dire que l'éjaculation est synonyme de jouissance et d'orgasme masculin. Pourtant, l'éjaculation est une réponse mécanique du corps, un réflexe physiologique. De fait, elle n'est pas nécessairement liée à l'orgasme. Dans le cas d'une éjaculation précoce, il est d'ailleurs très rare que celle-ci soit accompagnée d'un plaisir intense (voir

Éjaculation). En bref : l'orgasme peut survenir pendant une éjaculation... mais pas toujours.

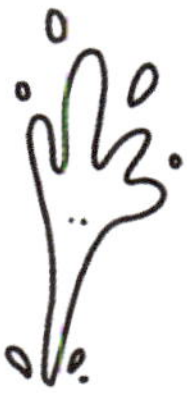

Le mammaire

Aussi appelé *nipplegasm*, l'orgasme mammaire est trop souvent oublié. Une étude menée en 2011 a démontré qu'**une femme sur trois peut atteindre cette jouissance, ainsi que certains hommes.** Vous attendez quoi pour vous titiller les tétons ? (Voir *Bouboupisme*.)

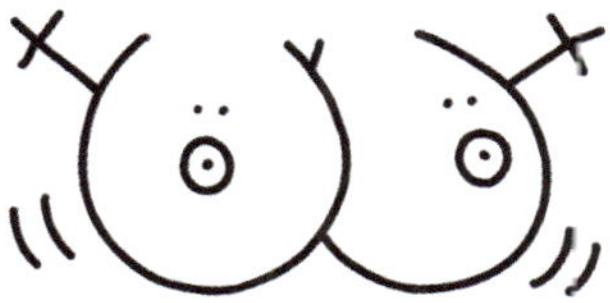

Le cérébral

Aussi surprenant que cela puisse paraître, il existerait un orgasme dit cérébral, provoqué entre autres par l'ASMR (des sons relaxants souvent chuchotés).

Les sensations : picotement commençant au sommet du cuir chevelu, se propageant le long de la colonne vertébrale. Les fourmillements provoquent un sentiment de tranquillité et d'euphorie. D'après le docteur Craig Richard, l'ASMR provoquerait chez certaines personnes des stimuli qui libèrent les hormones du bien-être comme la sérotonine, la dopamine, l'ocytocine et les endorphines. Bref, si le sexe était un sport, croyez-le, je serais médaillé d'or-gasmes.

L'orgasme survient au sommet d'un plaisir sexuel et se manifeste avec le déclenchement de la tension sexuelle et, bien sûr, des contractions rythmiques des muscles du périnée, ainsi que des organes pelviens. Sachez que le pelvis est la partie basse de l'abdomen. Mais je ne pourrais pas parler d'orgasme sans parler de son absence :

L'anorgasmie

L'anorgasmie est l'absence réitérée et persistante d'orgasme malgré le désir bien présent. C'est une pathologie qui est souvent exclusivement attribuée à la femme... Bullshit ! Elle se produit également chez les hommes (et non binaires, of course) et peut être de deux types :

- *soit primaire, si on a jamais réussi à avoir d'orgasme depuis le début de sa vie sexe ;*
- *soit secondaire, si elle arrive après qu'on en a déjà eus.*

Dans 95 % des cas, elle provient de causes psychologiques :

de l'anxiété, de la dépression, de croyances religieuses, de traumatismes, de post-violences sexuelles ou simplement lorsqu'on ne parvient pas à lâcher prise avec notre crush. Les 5 % restants sont entre autres l'obésité, les douleurs chroniques ou la prise de certains médicaments.

IDÉES REÇUES

On a tendance à croire que lorsqu'une personne à pénis éjacule, c'est qu'elle a eu un orgasme... Faux. Pas toujours, en tout cas. On peut donc éjaculer sans orgasme (assez courant) ou avoir un orgasme sans éjaculer (plutôt rare).

On appelle les éjaculations sans orgasme des éjaculations anhédoniques. Moi, j'ai longtemps cru qu'une éjac précédait toujours une jouissance puissante jusqu'à ce que j'aie un vrai orgasme en éjaculant... et là pfiou ! #Souvenir #PetiteLarmeALŒil #EtPasQueue

Une des solutions est bien sûr d'en parler à son médecin généraliste ou à son psychologue. Mais, avant cela, on peut tenter de mieux connaître son corps, ses limites, ce qu'on aime et ce qu'on n'aime pas faire. D'en parler à sa ou son partenaire. De se débarrasser comme on peut des tabous... Un travail difficile mais possible !

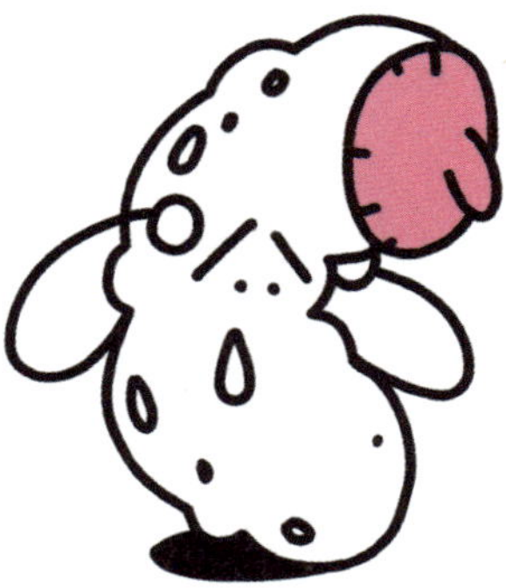

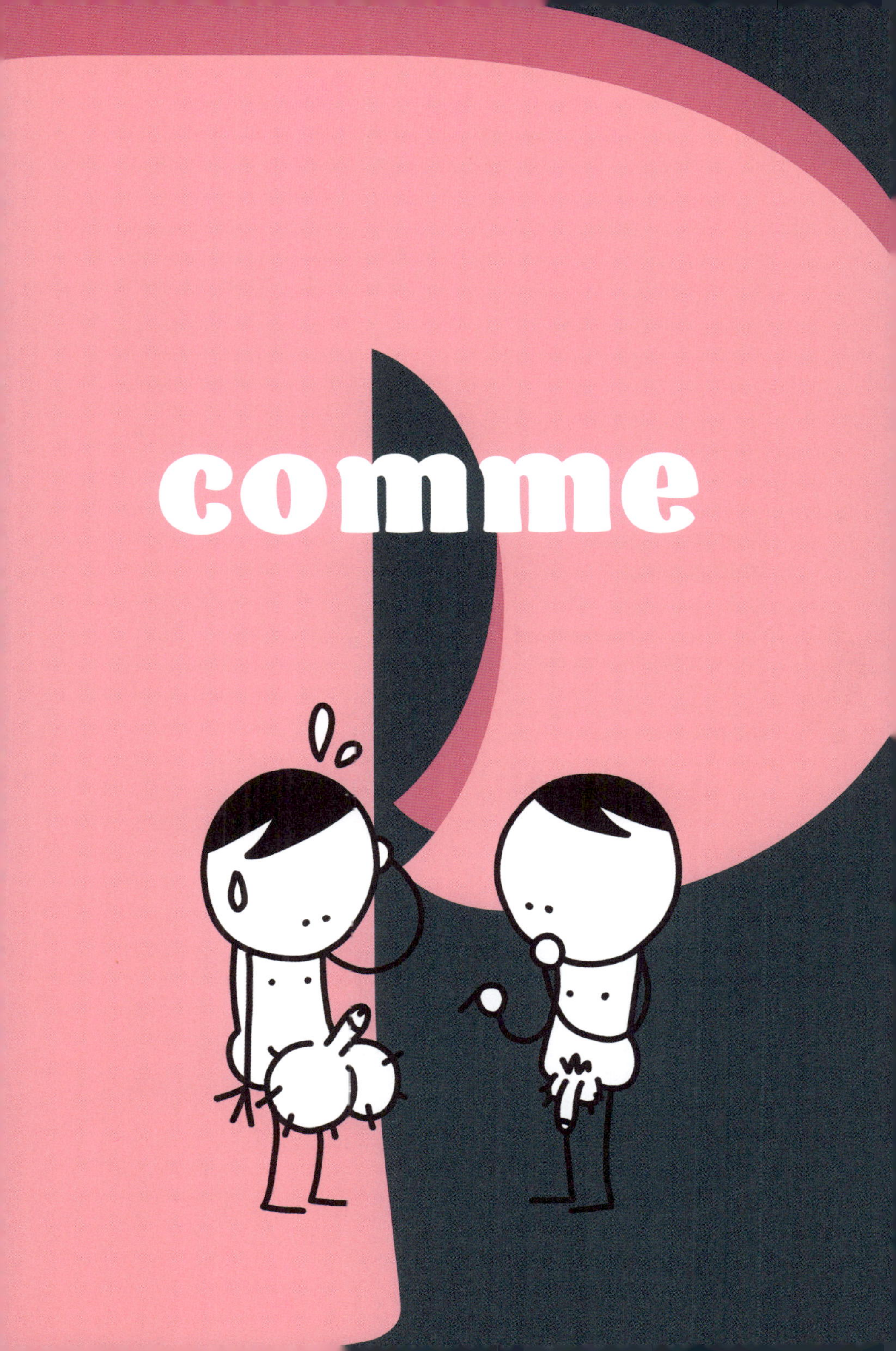
comme

Pansexualité

La pansexualité est l'attirance sexuelle et/ou romantique pour des personnes sans aucune distinction de leur sexe ou de leur genre. Un pansexuel peut donc tomber amoureux et/ou avoir des rapports avec « tout le monde », que ce soit un homme cis ou trans, une femme cis ou trans... ou une personne non binaire.

Pansexualité = bisexualité ?

Non. C'est un peu complexe. **Un bisexuel est attiré sexuellement ou amoureusement par au moins deux genres (femmes, hommes), sinon il serait juste hétéro.** Mais j'ai bien dit au minimum, il peut donc être également attiré par les personnes non binaires. **Un pansexuel, quant à lui, est attiré par un individu indépendamment de son genre.** La différence principale entre les bis et les pans est que les premiers « voient » le genre, ils le prennent en considération, tandis que les seconds font totalement abstraction du genre et considèrent la personne comme un tout.

Vous avez compris ? Si oui : bravo ! Si pas, tant pis. Je propose qu'on enlève nos étiquettes et qu'on en profite en même temps pour enlever nos culottes. #Coquinou #Lapinou #Cochonou

Peaking

Le *peaking* vient du mot anglais *peak* qui signifie « sommet ». Cette pratique sexo, également appelée *edging*, consiste à retarder l'orgasme plusieurs fois afin de mieux l'intensifier. #TriqueTac #TriqueTac

Plus facile à dire qu'à faire, il est idéal pour redécouvrir la jouissance ! Une fois maîtrisé, la sensation est juste incroyaaa-aaaaaaaaaaaaaaable !

LE PETIT TUTO QU'IL VOUS FAUT...

Quand vous sentez que l'orgasme est sur le point de venir, ralentissez doucement vos mouvements afin de contrôler vos sensations et de ne pas jouir. Il faut imaginer cela comme une échelle du plaisir qui irait de 0 à 10. Quand vous atteignez, disons, 7 ou 8 sur 10, c'est le moment de redescendre de l'échelle afin de retomber à 4 ou 5 avant de recommencer à crac-crac-boum-uh-dans-le-cululu. Attention toutefois de ne pas tomber à 1 ou 2, car vous n'aurez peut-être plus envie de répéter l'opération à plusieurs reprises.

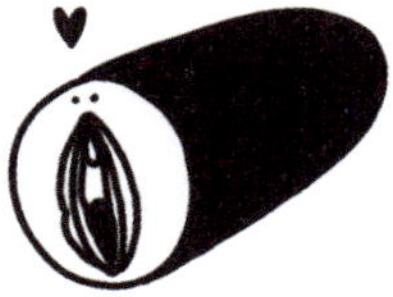

Le *peaking* crée par définition **une grande frustration sexuelle que vous pouvez étaler sur plusieurs heures,** plusieurs jours et même plusieurs semaines. Faites gaffe tout de même de ne pas avoir les couilles si pleines qu'elles explosent à un repas de famille sur Bibou, le chihuahua de votre belle-maman. Il ne faut en outre pas que cela devienne un défi, ce n'est pas à celui des deux qui tiendra le plus longtemps. La frustration peut être difficile à gérer et jouer sur votre humeur.

Pegging

Le *pegging* est un mot anglais inventé dans les années 1980 qui fait référence au concept de « femme pénétrante ». Pénétrant quoi ? Eh bien, le popotin de monsieur, pardi !

Également appelé « chevillage » en français, le pegging est donc l'action qui consiste à ce qu'une femme ou autre personne à vulve pénètre son partenaire à l'aide d'un gode-ceinture, d'un autre sex-toy ou – pourquoi pas ? – d'un réverbère pour les plus gourmands. #PleaseDon'tDoThis

Selon la sexothérapeute française Nathalie Giraud : « Le terme est relativement récent, mais la pratique, elle, remonte aux Romains ! [...] Dans les années 2000, les Américains, avec la marque Tantus, ont été les premiers à inventer le harnais godemichet sans ceinture. C'est-à-dire un sex-toy qui se place dans le vagin ou l'anus et qui permet de pénétrer un homme ou une femme. »

On doit également la « démocratisation » du *pegging* à l'entreprise de sex-toys Fun Factory qui a mis en avant ces produits qui ont rencontré un joli succès.

Il est nécessaire de préciser que ce n'est pas parce que votre partenaire souhaite essayer le *pegging* qu'il est homosexuel ou même bisexuel. Le plaisir anal a longtemps été tabou, en particulier chez la gent masculine, du fait des rôles établis par la société : la femme est pénétrée et l'homme pénètre. Mais on est au XXIe siècle et, heureusement, de plus en plus de personnes commencent à déconstruire la vision binaire de la sexualité qui nous a été imposée.

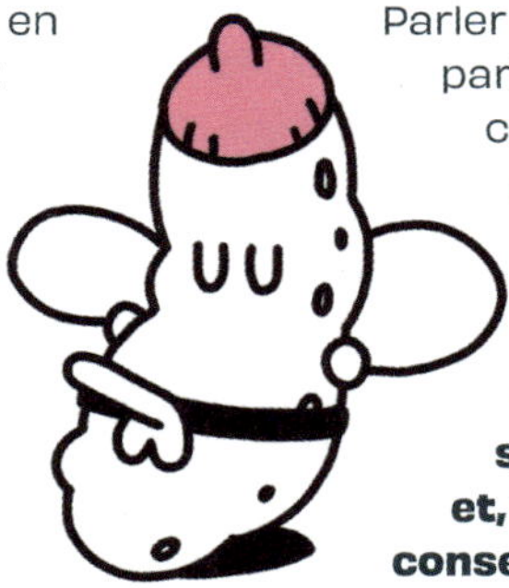

Parler de *pegging* à son partenaire, qu'on soit celui qui désire être pénétré ou celle qui souhaite pénétrer, ne devrait jamais être une honte. **Toutes les pratiques sont dans la nature et, tant qu'il y a consentement et plaisir : pourquoi donc s'en priver ?**

Pas de souci non plus si vous ne souhaitez pas essayer.

Pénis

Le pénis est un organe externe servant à des fins reproductrices et urinaires, ainsi qu'au plaisir sexuel. #SansBlague

De chair et de sang

Il existe deux types de zigounettes en érection : celle de sang et celle de chair (pas la chanteuse, hein). Cette différenciation est souvent méconnue de la gent masculine et c'est bien dommage puisqu'elle enlèverait sans doute pas mal de complexes à ces messieurs.

- ♥ **le pénis de chair :** *c'est une verge plus grande au repos que la verge de sang, mais qui, lors de l'érection, se gorgera de sang dans de moindres quantités. Sa taille ne varie donc que très peu entre l'état dit flaccide et l'état dit érectile.*
- ♥ **le pénis de sang :** *c'est une verge plus petite au repos que la verge de chair, mais qui, lors de l'érection, se gorgera de sang dans de plus grandes proportions. Sa taille varie donc de façon significative entre l'état flaccide et l'état érectile.*

Et vous ?

- ♥ *si votre pénis double ou triple, vous avez sans doute un chibre de sang ;*
- ♥ *si votre pénis ne prend que quelques centimètres, vous avez sans doute un chibre de chair... « Do you believe in*

life after love, after love, after love ?» Bon, j'arrête.

Il faut préciser qu'il n'y a pas un type de pénis plus efficace ou meilleur que l'autre. Que vous soyez *team* sang ou *team* chair, cela ne changera rien à la qualité de vos érections et à celle de vos rapports sexuels. #Ouf

LE COMPLEXE DE LA ZIGOUNETTE

Adolescent, j'ai longtemps complexé sur la taille de mon chibre au repos. Dans les vestiaires, à la piscine ou ailleurs, il m'arrivait de tomber nez à nez (au sens figuré, je vous rassure) avec l'un ou l'autre pénis de mes camarades. Certains en avaient un plus grand que le mien, parfois même beaucoup plus grand. Et je me disais : « Ô monde cruel, j'ai une toute petite zigounette, comment vais-je parvenir à l'accepter ?» La réalité est que ces lycéens sont nés, pour quelques-uns en tout cas, avec un pénis de chair, tandis que moi je suis né avec une verge de sang. C'est un héritage génétique et il n'y a rien de grave. Une fois que je l'ai compris, je me suis alors senti rassuré. Mais… après tout… peu importe. Car je rappelle que la taille importe de façon très marginale dans un rapport sexuel, il n'y a donc pas de raison de complexer. Et de toutes les manières, il vaut mieux avoir une petite qui s'excite et qu'on félicite qu'une grande pas très gourmande qui jamais ne bande. Retenez ça, c'est précieux.

Des pénis en formes !

Selon Darren Breen, directeur général de iMEDicare LTD (entreprise spécialisée entre autres dans le dysfonctionnement érectile), **il existerait sept grandes catégories de pénis.** Sept ? Ça en fait assez pour tous les goûts, non ? Et pour tous les trous, aussi.

Le poivron : court, mais épais sur la longueur. De quoi pimenter nos ébats.

Le crayon : long et fin de la racine jusqu'à la pointe. À tailler sans modération !

Le cône de glace inversé : la tête du pénis est plus fine que la base. Une glace à deux boules, bien sûr.

La banane : le zizi est courbé en forme de banane (que ce soit vers la gauche ou la droite vers le haut ou le bas). Une banane qu'on adore flamber.

Le champignon (ou marteau) : le pénis est plus fin à la base et a une tête bien plus large.

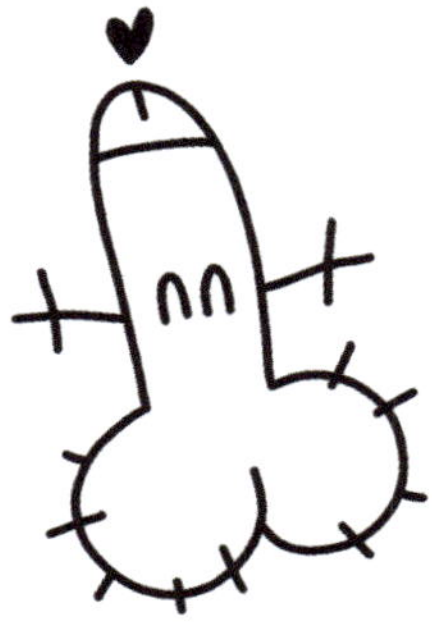

À ne pas confondre avec les champignons-mycoses, c'est tout de suite moins appétissant.

La saucisse : c'est la catégorie la plus commune. Le pénis saucisse n'est ni petit ni grand. Uniforme et moyen. À déguster avec de la purée. Miam.

Le concombre : le grand frère du zizi saucisse puisqu'il a les mêmes particularités, mais en plus grand. La « bite à Rocco », quoi.

Sachez qu'il ne faut bien évidemment établir aucune hiérarchie entre les différents chibres. Ils sont tous normaux et peuvent tous procurer du plaisir. Les complexes, c'est tabou, on en viendra tous à bout. (Voir *Complexes*.)

Question de taille...

Je ne vous dirai pas quelle est la taille moyenne du pénis. D'abord, parce que tous les sites se contredisent. Ensuite, parce que ça ne sert à rien de se comparer à ses voisins ou amis. Et enfin, car la taille a vraiment très peu d'importance dans le plaisir sexuel.

La plupart des experts de santé et urologues qualifient de micropénis les verges adultes dont la taille en érection est inférieure à sept centimètres. Peu importe la longueur ou épaisseur, il faut savoir que le plaisir ressenti par l'homme sera le même. Concernant le plaisir chez les personnes qui se font pénétrer par un micropénis, certaines confient que cela peut être compliqué. Mais tout dépend en fait de la position, car certaines sont bien plus appropriées pour ressentir du plaisir avec un micropénis que d'autres.

POUR RAPPEL

Le plaisir sexuel ne se résume pas à la pénétration. Il faut arrêter avec cette légende. Il y a mille et une façons de se faire du bien autrement.

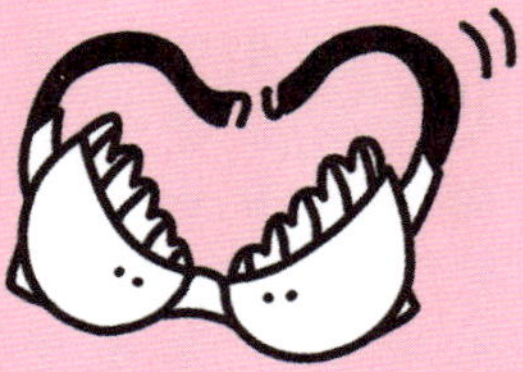

Bon, avec tout ça, ça m'a donné envie de partir faire un tour du monde afin de découvrir tous les zizis de la planète... Pas vous ? Les plus ordinaires comme les légendaires. Attrapez-les tous !

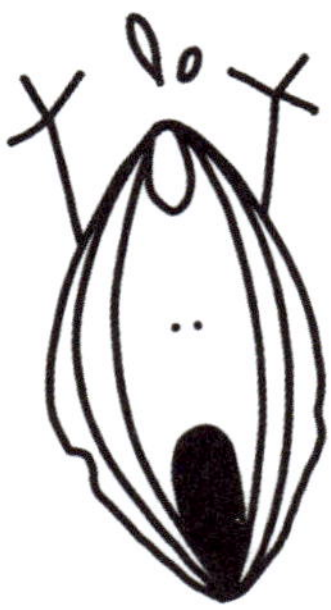

Périnée

Le périnée n'a rien à voir avec le mot « périmé »... ou alors, c'est que vous ne l'avez pas utilisé depuis longtemps. #HAHAHA

Selon ce que je constate quotidiennement sur les réseaux, il existe encore de nombreuses personnes qui ne savent pas où se trouve exactement le périnée et à quoi il sert... Ne vous inquiétez pas, je suis là pour ça.

D'abord, le périnée s'étend du pubis jusqu'au coccyx chez l'homme comme chez la femme. C'est un ensemble de ligaments, de muscles et de fascias (membranes fibroélastiques), situés sur la paroi inférieure du pelvis... Pas de Pelvis Presley ou de Roméo Pelvis, hein.

Ses fonctions sont de protéger des fuites urinaires ou anales, donc contre l'incontinence, et de soutenir les organes pour éviter une descente d'organes.

La fonction sexo

Le périnée entre fortement en jeu lors de nos rapports sexuels. Lors de l'orgasme chez les femmes et autres personnes à vulve, cet ensemble de muscles se contracte via des spasmes. Chez l'homme, le périnée se tend comme le string de mon grand-père et permet donc de gérer l'éjaculation.

Chez les femmes et autres personnes à vulve, un périnée en bonne santé comprime correctement le clitoris et lubrifie mieux le vagin. Les orgasmes sont plus réguliers et intenses. Chez les hommes ou les personnes à pénis, un périnée trop relâché pourrait nous faire rencontrer des problèmes d'érection.

Il est donc important de choyer le périnée et de l'entretenir.

Pour un périnée non périmé !

Pratiquer une activité sportive régulière : certains sports imposent au périnée une hypertension qui le fragilise s'ils sont pratiqués de façon excessive. Privilégiez donc la natation, la randonnée, le vélo et les Pilates.

Un exercice à faire chez soi : allongé sur le dos au sol ou sur un tapis, les mains le long du corps et les jambes fléchies, prenez une grande inspiration. À l'expiration, soulevez le bassin et positionnez-vous en demi-pont, en contractant votre périnée. Maintenez la contraction pendant dix secondes, puis relâchez pendant dix secondes, puis relâchez progressivement. Répétez l'opération une dizaine de fois... Allez, du nerf !

La technologie : certains appareils connectés permettent de faire travailler son périnée en interaction avec une application mobile. Oui, c'est dingue. C'est une manière ludique et efficace de s'affermir.

Les boules de geisha permettent également de tonifier le périnée.

Attention toutefois à ne pas trop l'affermir. L'hypertonie de ces muscles se produit lorsqu'ils ne peuvent pas se détendre, créant alors des tensions musculaires et des spasmes de façon continuelle.

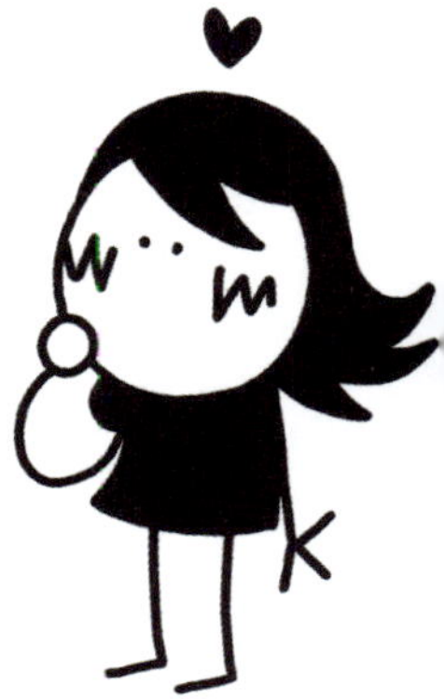

Polyamour

Pourquoi le polyamour est-il de plus en plus « populaire » ? Est-ce parce qu'il est de plus en plus pratiqué ? Pas sûr. Si l'on en parle davantage aujourd'hui qu'hier et sans doute moins que demain, c'est, simplement, car les langues se sont déliées depuis quelques années et que ces personnes se font (enfin) entendre. Alléluia.

Le polyamour n'implique pas forcément de sexualité. On peut même être vierge et polyamoureux. **La différence entre le libertinage et le polyamour est que le premier définit le fait de coucher avec plusieurs personnes sans pour autant être amoureux, tandis que le polyamour se concentre sur les sentiments romantiques.**

Le polyamour est un terme utilisé pour qualifier deux choses :

- **la polyamorie :** *c'est l'orientation relationnelle romantique. C'est la capacité ou la possibilité d'aimer plusieurs personnes romantiquement en même temps ;*
- **le schéma polyamoureux :** *ce schéma relationnel est le fait de vivre, simultanément et avec le consentement de tous les partenaires plusieurs relations amoureuses en même temps, dans la transparence et le respect de chacun.*

La différence entre ces deux termes est donc que la polyamorie est l'orientation (donc qui se « vit » seul), tandis que le schéma polyamoureux est le fait de mettre en pratique sa polyamorie. Le schéma polyamoureux éthique n'est pas de la tromperie, convenant à tous les partenaires engagés dans ces relations non exclusives. Il n'y a pas d'infidélité lorsqu'on se met d'accord sur les principes qui régissent notre relation avec une personne ou plusieurs. L'honnêteté *is the new sex-appeal*.

Il ne faut pas être en couple, trouple… pour pouvoir se dire polyamoureux. On peut être polya en étant célibataire et même sans jamais avoir pratiqué le polyamour avec d'autres. C'est avant tout un état d'esprit. Sachez qu'on peut même être polyamoureux tout en étant en couple avec quelqu'un qui ne l'est pas.

Un choix ?

Le polyamour n'est pas un choix, ou tout du moins pas un choix conscientisé de façon claire. C'est un ressenti profond, ancré en nous, fait de sentiments complexes qui sont parfois difficiles à comprendre dans un premier temps, puis à accepter dans un second.

En revanche, on peut choisir de s'assumer polyamoureux ou de ne pas le faire, et ce, à n'importe quel âge. Il arrive régulièrement que cette « révélation » surgisse à la suite de rencontres (amoureuses ou pas) avec plusieurs personnes (polya ou non).

Il existe même des polyas qui ne couchent pas avec (toutes) les personnes qu'ils ou elles aiment. Je connais même un polyamoureux qui est asexuel…

Eh oui, c'est complexe, puisqu'il y a autant de relations différentes qu'il y a d'individus. Va falloir s'y faire.

Un pluriel pas simple…

Cette orientation relationnelle est souvent difficile à assumer socialement parce qu'on vit (toujours) dans une société où il y a une injonction à la monogamie exclusive.

Certaines personnes médisantes prétendent même que le polyamour n'est qu'une façon détournée de dire qu'on a envie de coucher partout sans quitter sa ou son partenaire… C'est faux, elles n'ont rien compris.

Il y a aussi l'idée que si l'on a envie de « relationner » avec plusieurs personnes, c'est qu'on a un « problème avec l'engagement » ou qu'on est « instable psychologiquement, sentimentalement, socialement ». Encore faux. Saperlipopette de schtroumpfette qui pète !

Être polya peut également être une grande souffrance au quotidien. Comment accepter d'être polya en étant en couple exclusif avec quelqu'un qui n'est pas polya (et qui n'acceptera peut-être pas qu'on aime d'autres personnes ?) mais qu'on aime passionnément ? Et comment révéler à sa famille et à ses amis (si on en ressent le besoin) qu'on a le cœur pluriel ? Tant de questions auxquelles je

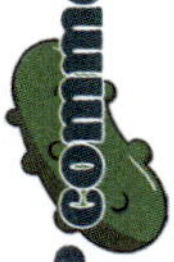

n'ai pas la réponse… Mais si vous l'avez, n'hésitez surtout pas à m'envoyer un message privé sur Insta, en y incluant un screen de votre compte bancaire, ainsi que deux ou trois nudes. #Merci

Non sans risque…

La résistance au polyamour et à la relation libre est souvent due à la « menace » que ce type de relations non exclusives peut induire. Celles-ci confrontent en effet celles et ceux qui les vivent à un sentiment d'insécurité, causé par la jalousie et la peur de l'abandon.

Quand on décide d'assumer sa polyamorie, il faut faire preuve de courage afin de réaliser une grande introspection, de se poser les bonnes questions, de savoir sur quels aspects de notre personnalité il faudra travailler, d'apprendre à avoir davantage confiance en ses sentiments et en ceux des êtres qu'on aime. Pas une mince affaire.

Notons que ces appréhensions existent bien sûr également dans le cadre de la monogamie, mais qu'elles sont contenues (plus ou moins bien) par les engagements et promesses que l'on se fait : « Je te promets de te rester fidèle, dans le bonheur et dans les épreuves, dans la santé et dans la maladie, et de t'aimer tous les jours de ma vie. » Tous les jours de ta vie, vraiment ?

Combien de couples se sont séparés parce que leur amour – pourtant ardent les premiers temps – s'est amenuisé ? Combien d'amoureux ont été infidèles ? Et combien se sont menti éhontément afin de préserver leur relation ? Beaucoup. Et on ne les blâme pas, chacun fait comme il veut et surtout comme il peut. Et je ne jetterai jamais la première pierre, moi-même n'ayant pas été irréprochable avec tous mes partenaires… Je confesse avoir fait le con avec mes fesses.

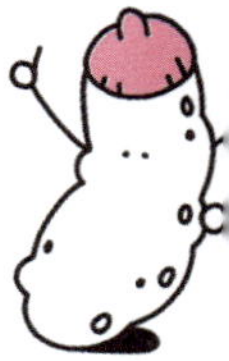

Je rappelle également que ce n'est pas parce qu'on n'est pas polya soi-même que cela veut dire que le polyamour n'existe pas. Comme ce n'est pas parce qu'on n'est pas homo, bi, trans… que tout cela n'est pas une réalité pour beaucoup. Et, bien sûr, ce n'est pas parce que vous détestez les chansons de Céline Dion qu'il faut en dégoûter les autres, bordel de tabarnak.

Les polyamoureux semblent par ailleurs chercher à recréer un lien et un sentiment d'appartenance à un groupe, en se détachant quelque peu de l'individualisme de plus en plus omniprésent dans notre société.

Et enfin, ne pensez pas que je vante ici à tout prix le polyamour ou que je souhaiterais vous convertir. La polyamorie n'est pas une valeur suprême que nous devrions tous placer au centre de nos vies. Chaque individu est unique et a besoin d'un schéma relationnel plutôt que d'un autre. Le tout est de se sentir en adéquation avec ses besoins et ses principes.

Première(s) fois

« Toute première fois, toute toute première fois, toute toute première fois. » **#Années80 Certains en gardent un doux souvenir teinté de nostalgie, de tendresse et d'amour, quand d'autres ont horreur d'y repenser tant c'était désagréable… et parfois même violent.**

D'abord, il est important de dire qu'il n'y a pas qu'une première fois. Non, il y en a des tonnes : le premier baiser sans la langue, le premier avec la langue, la première fois qu'on tient la main d'un partenaire, la première fellation ou le premier cunnilingus, la première fois qu'on tombe *in love*, la première levrette, le premier 69, la première sodomie et même la première éjaculation faciale…

L'AVIS DE CŒURNICHONS

Selon moi, il est toujours préférable de se consommer seul avant de consommer l'autre. Je ne parle pas de cannibalisme, rassurez-vous, je parle bien entendu de masturbation. (Voir ce mot.) Il faut apprendre à se découvrir, à « sexplorer », à prendre conscience de son corps et de ses envies qui peuvent évoluer avec le temps. C'est parfois en se touchant soi-même qu'on se rend compte qu'on n'aime pas telle ou telle pratique.

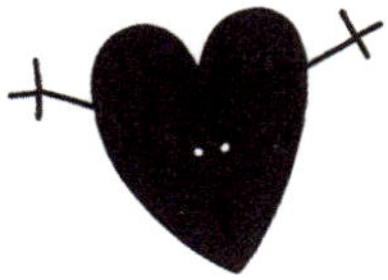

Se sentir en confiance absolue avec sa ou son partenaire. En général, lorsque l'on voit pour la première fois le loup, on se sent comme un petit mouton. Tremblant de peur bleue d'être mangé. *Bêh bêêêh bêêêêêh* (je deviens chèvre, désolé). Il faut donc être sûr que la personne pour laquelle on souhaite se mettre à nu, au sens propre comme au figuré, est quelqu'un de respectable et de respectueux. Quelqu'un qui a l'oreille attentive, qui comprendra aisément que vous n'êtes pas ou plus à l'aise et que vous souhaitez ralentir ou même arrêter le rapport. Le consentement va de A à Z, en passant par le Q. Il est donc nécessaire d'être certains de l'envie de l'autre à chaque étape : quitte à demander plusieurs fois si ce que l'on fait plaît à sa ou son partenaire.

Tenter de dédramatiser la situation, avant, pendant et même après. Une première fois, ce n'est pas rien, je vous l'accorde, mais il faut se rappeler qu'il y en aura d'autres. Souvenez-vous que vous aurez encore d'autres belles occasions de prendre votre pied en écartant vos jambes. Bref : cette première fois ne changera pas votre destin et vous aurez même le restant de votre vie pour devenir un as du sexe, un roi ou une dame de cœur.

Un autre facteur qui entre parfois en jeu : nos foutus complexes. (Voir ce mot.) Deux solutions : en parler à votre partenaire (qui se révélera plus compréhensif et rassurant que vous ne l'auriez imaginé), ou bien faire l'amour dans l'obscurité.

On a par ailleurs tendance à oublier l'essentiel lors des premières fois : **prévoyez plusieurs préservatifs au cas où le premier craque ou que vous recommencez plusieurs fois dans la même nuit.** Je recommande également d'utiliser du lubrifiant afin de fluidifier le rapport car il n'est pas normal d'avoir mal lors d'une première fois (et après non plus). Si vous avez des douleurs lors de la pénétration, c'est soit que l'autre est une brute, soit que vous avez des soucis médicaux (endométriose, vaginisme...), soit que vous êtes mal à l'aise et que votre moule se referme comme une huître (j'adore les fruits de mer). Ce n'est pas non plus normal d'avoir mal lors de la première pénétration anale.

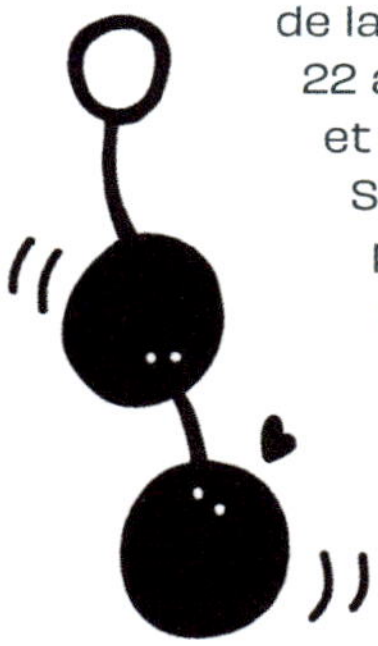

Rappelez-vous également qu'une panne sexuelle ou un rapport furtif ne sont ni graves ni honteux. Il arrive parfois qu'avec l'excitation des premières fois on ne tienne pas plus que quelques minutes ou secondes... Qu'importe ! Il n'y a en outre aucune obligation de « finir » un rapport, d'aller jusqu'à la jouissance de l'un ou des deux partenaires. Dites-vous simplement que ce n'est que partie (de jambes en l'air) remise.

L'âge de la première fois

Dans les années 1940, l'âge de la première fois était de 22 ans chez les femmes et de 18 chez les hommes. Selon le rapport de Santé publique France datant de 2016, les jeunes femmes consomment pour la première fois à 17,6 ans et les jeunes hommes à 17 ans.

La virginité

Que vous soyez puceau ou pucelle à 18, 24, 36 ou même 89 ans, franchement, on s'en branle. Il n'y a évidemment pas d'âge pour copuler, pas d'âge pour commencer et aucune obligation non plus à perdre sa virginité.

Toujours selon ce baromètre, 53,6 % des femmes évoquent que l'amour et la tendresse sont à l'origine de leur volonté de ce premier rapport, tandis que seuls 25,9 % des hommes ont placé cette raison en haut de leurs attentes. La majorité d'entre eux évoquent d'abord le « désir sexuel » comme raison déterminante.

Une enquête EnClass menée en 2018 démontre que 85 % des hommes et femmes ont eu recours à l'utilisation d'un préservatif. C'est une bonne nouvelle. Dans cette même étude 87,5 % déclaraient utiliser un préservatif et/ou une pilule contraceptive. C'est plutôt cool si on voit le verre à moitié plein, mais assez inquiétant qu'il reste encore 12,5 % de jeunes à convaincre...

SONDAGE CŒURNICHONS

Sur un panel non représentatif de 10 416 personnes, âgées majoritairement de 18 à 44 ans :

29 % s'étaient mis « beaucoup de pression » avant l'acte, 43 % « un peu de pression » et 29 % « aucune pression ».

36 % ont « beaucoup apprécié ce premier rapport pénétratif », 44 % ont répondu « bof » et 20 % n'ont pas aimé.

14 % ont attesté « avoir eu très mal », 39 % ont eu « un peu mal » et 47 % n'ont pas ressenti de douleurs.

13 % sont certains d'avoir eu un orgasme, 16 % ne s'en souviennent plus et 71 % n'en ont pas eu.

69 % l'ont fait avec quelqu'un dont ils et elles étaient amoureux.

16 % se sont sentis obligés d'accepter certaines pratiques.

Et enfin, 9 % seulement ont utilisé du lubrifiant lors de leur première fois.

Ces résultats, certes purement indicatifs, démontrent tout de même qu'une grande majorité de mes abonnés n'ont pas adoré leur premier rapport. Partez donc du principe que la première fois ne sera pas géniale. #CommeÇaPasDeDéception

Non c'est non...

Nous ne pourrions aborder le thème de la première fois pénétrative sans mentionner qu'il arrive parfois qu'elle ne soit pas consentie. Ceci est un viol, n'ayons jamais peur de dire les mots. Une pensée émue donc à toutes celles et tous ceux qui ont subi cette horreur et qui tentent de se reconstruire depuis. #Cœurage

PrEP

La PrEP est un traitement préventif pour les personnes exposées au VIH. PrEP est l'acronyme de prophylaxie préexposition.

Ce traitement médicamenteux permet aux personnes séronégatives d'éviter une contamination au VIH lors d'un rapport sexuel sans préservatif.

Selon le site Preventionsida.org, les personnes concernées par la PrEP sont :

- *les travailleurs et les travailleuses du sexe ;*
- *les hommes qui ont des rapports avec d'autres hommes ;*
- *les personnes en provenance de pays où il y a une grande infection au VIH ;*
- *les personnes qui échangent des seringues lors de la prise de drogue ;*
- *et les partenaires des personnes séropositives qui n'ont pas atteint une charge virale indétectable.*

Et qui sont concernées par l'un ou l'autre de ces faits :

- *ont eu des relations sexo sans capote ;*
- *ont eu ou ont encore plusieurs partenaires différents ;*
- *ont eu plusieurs IST ;*
- *ont eu recours au traitement d'urgence (TPE) ;*
- *ont consommé des substances lors de rapports sexo.*

Je n'entrerai pas dans les détails, car je ne suis pas médecin, mais ce qu'il faut savoir est que :

- *le VIH utilise des protéines de la cellule dont il prend le contrôle, appelées « enzymes » pour multiplier le virus ;*
- *les deux molécules présentes dans la PrEP ont une action directe sur ces enzymes. Les cellules vont alors empêcher la production de copies du virus.*

Bonne nouvelle ! La PrEP peut être prescrite par un docteur après une consultation médicale. Depuis 2016, en France, elle est remboursée à 100 % par la Sécurité sociale. La PrEP nécessite un suivi médical régulier.

Une étude de 2022 réalisée par EPI-PHARE (Groupement d'intérêt scientifique ANSM-Cnam) montre que « parmi les hommes à haut risque d'infection au VIH par voie sexuelle en France, l'efficacité de la PrEP en vie réelle atteint un niveau très élevé, de l'ordre de 93 %, à condition que l'observance à ce traitement préventif soit bonne ».

Notez que la PrEP ne protège pas des autres infections sexuellement transmissibles (comme la chlamydia, les hépatites, la syphilis...). Il est donc toujours recommandé, même sous PrEP, d'utiliser un préservatif pour éviter ces IST-là.

Les effets secondaires

Selon le site Charles.co, voici les effets secondaires de la PrEP :

- *les très fréquents (moins d'une personne sur 10) : nausées, vomissements, diarrhées, maux de tête, vertiges, éruption cutanée, fatigue ;*
- *fréquents (jusqu'à une personne sur 10) : insomnie, rêves anormaux, digestion difficile, douleurs abdominales, ballonnements, démangeaisons, urticaire.*

Précisons qu'une personne qui prend ce traitement a un dépistage complet tous les trois mois, ce qui permet de traiter rapidement et efficacement la transmission d'IST.

Je rappelle évidemment que tous les médicaments peuvent provoquer des effets secondaires.

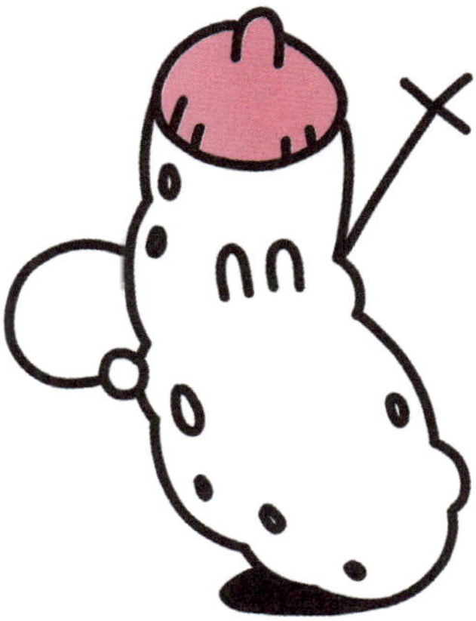

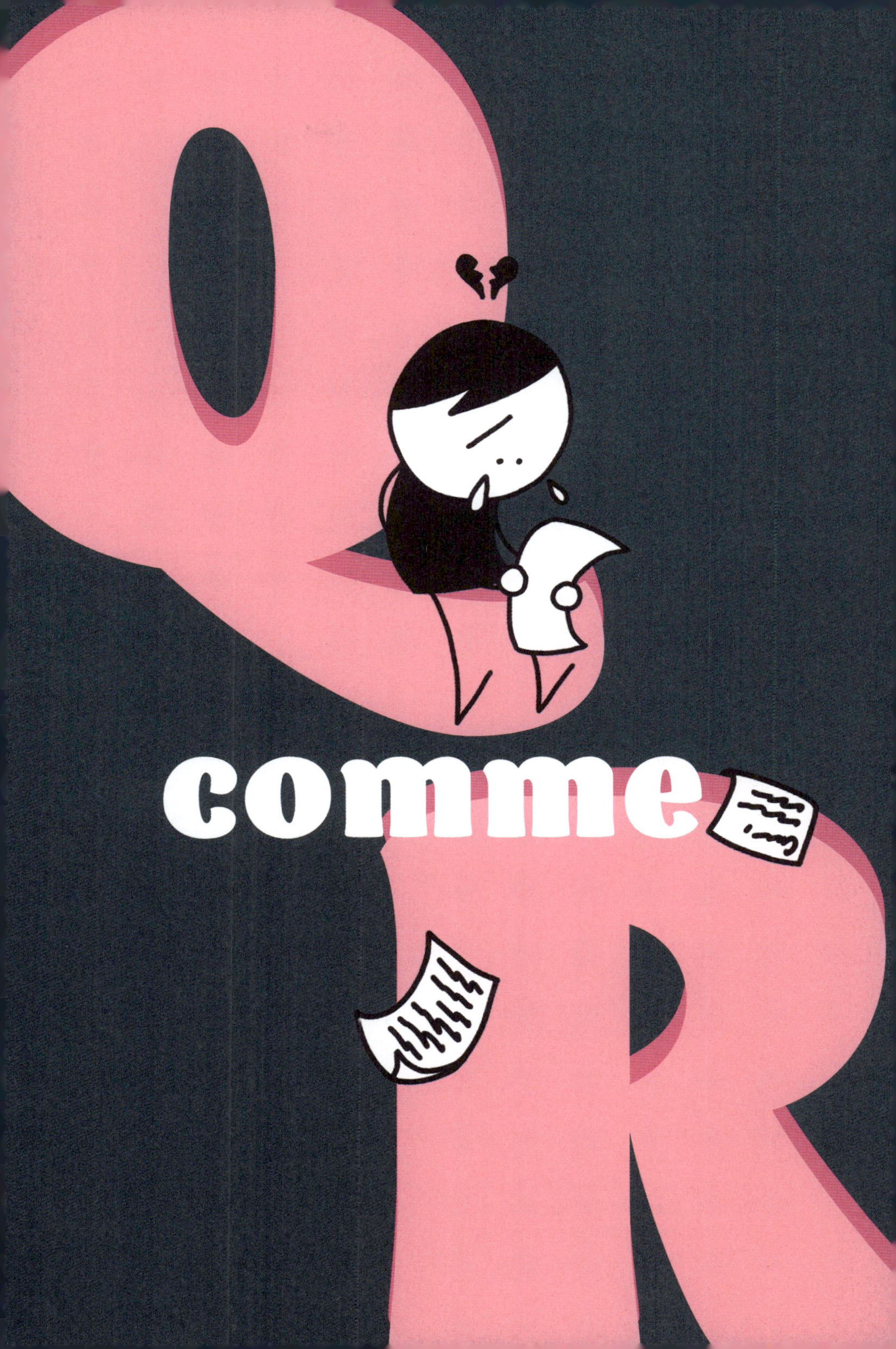
comme

Queer

De l'anglais « bizarre », ce terme servait, sous forme d'insulte, à qualifier les hommes efféminés et les femmes aux allures de garçonnes.

À la fin des années 1980, les personnes LGBT+ se sont réapproprié ce terme pour symboliser une contestation face aux standards de genre et de sexualité imposés par la société.

Aujourd'hui, être *queer*, c'est **aller à l'encontre des normes structurant le modèle social hétéronormatif ou cisnormatif.** Une personne *queer* peut donc soit :

- *ne pas adhérer à la binarité des sexualités ou genres (hétéro/homo, féminin/ masculin),*
- *soit simplement ne pas vouloir être étiquetée en fonction de son orientation sexo ou de son identité de genre.*

Allosexuel et altersexuel sont également synonymes de *queer*. **Le terme *queer* permet donc d'affirmer une différence sans pour autant devoir la définir de façon précise ou rigide.** Il existe cependant des personnes LGBTQIA+ qui ne souhaitent pas se revendiquer comme *queers*.

Quickie

On entend souvent dire que « *plus c'est long, plus c'est bon* ». Mouais… Pour le saucisson peut-être, mais pas pour tous les rapports sexuels.

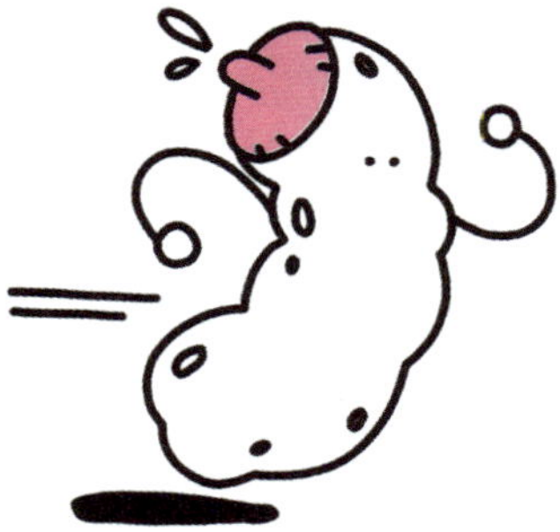

Le *quickie* est un **acte sexo vif et osé** qui va à l'essentiel : atteindre l'orgasme sans attendre. La plupart du temps, le *quickie* a lieu entre deux rendez-vous, ou juste avant de partir au travail, à l'école ou à un événement. **Il peut se faire partout : dans le lit, sur la table de salon, contre une porte, dans un ascenseur.**

Il faut **opter pour une position pratique :** la levrette et l'union inversée sont idéales.

Privilégiez également une position qui plaît aux deux partenaires afin de favoriser l'orgasme… des deux partenaires. J'insiste, ne soyons pas égoïstes.

L'AVIS DE CŒURNICHONS

Le quickie ne nécessite pas forcément d'être pénétratif : une petite pipe ou un petit cunni vite fait bien fait et c'est le paradis ! Ne vaut-il pas mieux cinq minutes incroyables que trente minutes (inter)minables ?

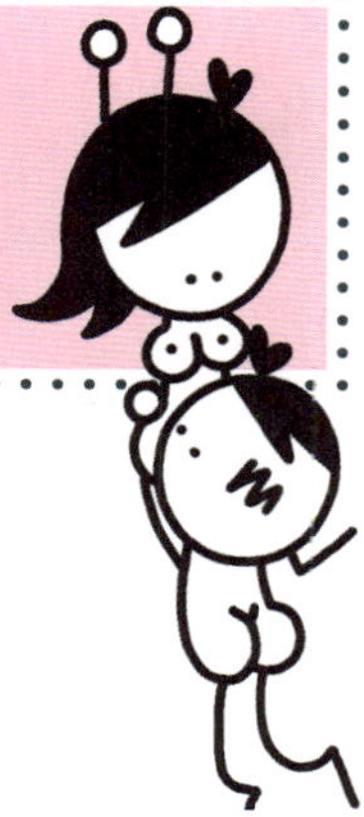

Rainbow kiss

D'après le magazine américain *Women's Health*, le *rainbow kiss* est le fait d'embrasser sa ou son partenaire à la fin de l'acte, en s'échangeant des fluides tels que le sperme et le sang menstruel.

Il n'a rien à voir avec la communauté LGBTQIA+ et son drapeau multicolore. Cela s'appelle comme ça, car il semblerait que le résultat du ***rainbow kiss*** donne un arc-en-ciel sur les lèvres... Ah bon ? Du rouge et du blanc créent un arc-en-ciel ?! Hum. Je pensais que la seule chose que donnait le mélange de rouge et de blanc, c'était un mal de tête. #HumourEtGueuleDeBois

Vous vous doutez bien qu'il existe des risques accrus de transmission d'IST lors du *rainbow kiss* puisque l'échange de fluides (et en particulier du sang) peut être vecteur d'infections.

Il est donc conseillé de ne le faire qu'avec une personne de confiance, que vous connaissez et qui a été dépistée il y a peu.

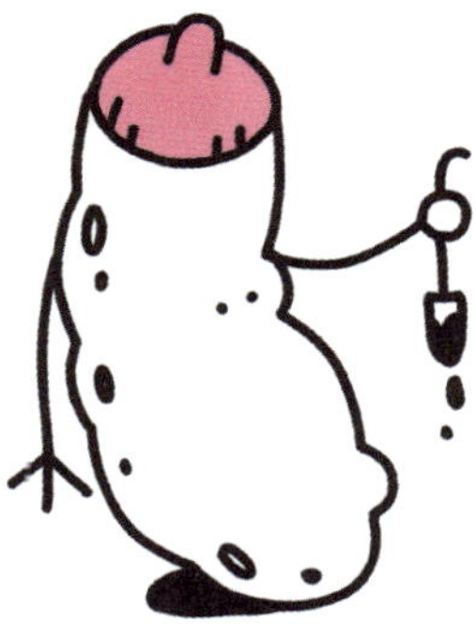

Revenge porn

Le *revenge porn* est la pratique qui consiste à publier sur les réseaux sociaux une vidéo, une photo ou un enregistrement sonore à caractère sexuel d'une personne sans avoir eu son accord. Et ce n'est pas beau !

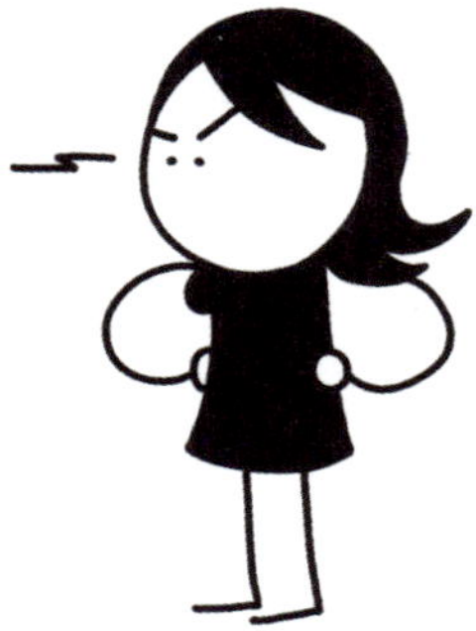

Cette dégueulasserie survient en général à la suite d'une rupture, quand l'un des deux partenaires souhaite se venger en humiliant son ex. **C'est de la cybercriminalité**.

Qu'en dit la loi ?

Heureusement, en France, le revenge porn est décrit comme un délit par le Code pénal depuis 2016. L'article 226-2-1 dispose que : **« Lorsque les délits prévus aux articles 226-1 et 226-2 portent sur des paroles ou des images présentant un caractère sexuel prises dans un lieu public ou privé, les peines sont portées à deux ans d'emprisonnement et à 60 000 euros d'amende. »**

Donc, je ne vais pas tourner autour du pot : faites pas les cons ou les connes ! Déjà pour vous éviter de gros problèmes, mais aussi et surtout parce que le revenge porn peut détruire la vie d'une personne. Prenons l'exemple du politicien Benjamin Griveaux. En 2020, sa carrière et sa vie familiale ont été sévèrement abîmées à la suite de la diffusion d'une vidéo où on le voyait se masturber… Et je ne vous apprends rien : nous avons toutes et tous le droit de conserver notre intimité, et ce, même lorsqu'on est une personnalité publique… Comme Cœurnichons. #GardezMesSextapesAuChaud

Rupture

J'ai longtemps hésité à vous parler de ce sujet dans ce livre par peur d'inonder mon clavier Apple (qui coûte la peau du cul) de larmes. Oui, je suis un mec sensible et je ne me suis pas totalement remis de toutes mes ruptures amoureuses. Y a un souci ? Non. Une séparation s'accompagne souvent de chagrin, de regrets, de remords, de colère, d'un sentiment de rejet ou d'abandon. Et moi, cela m'a parfois brisé... Mais plutôt que de continuer à raconter ma life, bien que passionnante, je vais plutôt vous donner les différentes étapes du deuil amoureux.

Les étapes de la rupture

Il peut arriver que les cinq étapes ci-dessous ne se produisent pas dans l'ordre et que certaines d'entre elles durent plus longtemps que d'autres :

Le déni : il est parfois difficile d'accepter que la relation soit réellement finie... d'autant plus quand on a passé des années avec la personne et qu'on a « recréé tout un monde à deux » ; des hobbies en commun, un même groupe d'amis, des engagements forts, tels une maison ou des enfants. On a parfois tendance, lors de cette étape, à s'imaginer une réconciliation amoureuse qui nous rendra ce qu'on a perdu.

La colère : il arrive que l'on soit tenté de trouver un ou une coupable à cette séparation. On en veut alors à l'autre, mais aussi parfois à soi-même. Rassurons-nous : une colère peut être saine, vraiment, tant qu'on n'essaie pas de faire du mal à quiconque. C'est une émotion qu'il faut essayer d'accepter.

Le marchandage : il s'agit du moment où l'on essaie de faire en sorte que la personne qui nous a quitté·e nous regrette. « Si je m'habille comme ça, si je m'affiche sur les réseaux, s'il me voit à telle soirée, si et si, il se dira qu'il a fait une erreur. » Cela ne marche pas souvent, mais il n'y a pas de honte à passer par cette étape qui peut nous permettre de reprendre confiance en nous.

La dépression : une fois le déni et la colère passés, on laisse parfois place à un immense chagrin. On déprime en mangeant du Nutella à la louche devant *Touche pas à mon poste* et *Les Reines du shopping*, en étant tiraillé par les doutes quant à notre avenir amoureux. Il n'y a pas de mal, il faut être indulgent avec soi-même. C'est une façon comme une autre d'évacuer notre souffrance.

L'acceptation : c'est le moment où l'on renaît de nos cendres tel le Phœnix et où nos idées sont plus claires quant à la relation passée. **On n'est plus dans le déni, plus dans la colère, moins dans la tristesse et on accepte la situation telle quelle.** On trouve alors du plaisir à la vie en solo et on se sent prêt à séduire à nouveau.

La seule chose que je peux conseiller, en grand expert de la rupture, est **de ne pas essayer de brûler les étapes.** Il faut accepter que cela prenne du temps. Les amis, la famille, les divertissements et les projets aident par ailleurs à la « guérison » d'une rupture. Entourez-vous bien et essayez de vous rappeler que vous êtes un individu à part entière et pas « la moitié d'un autre ». #TakeCare #VousÊtesForts

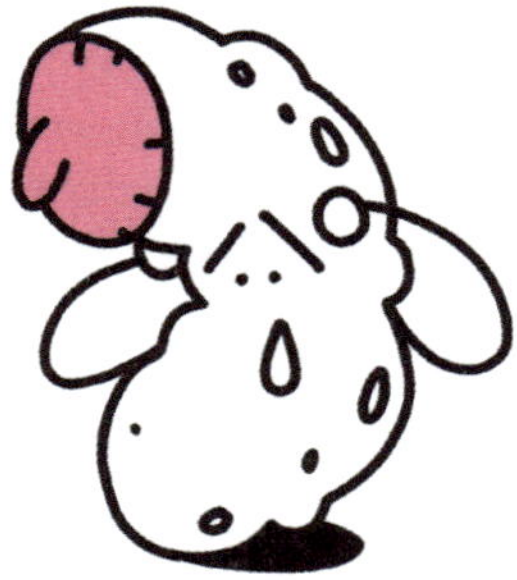

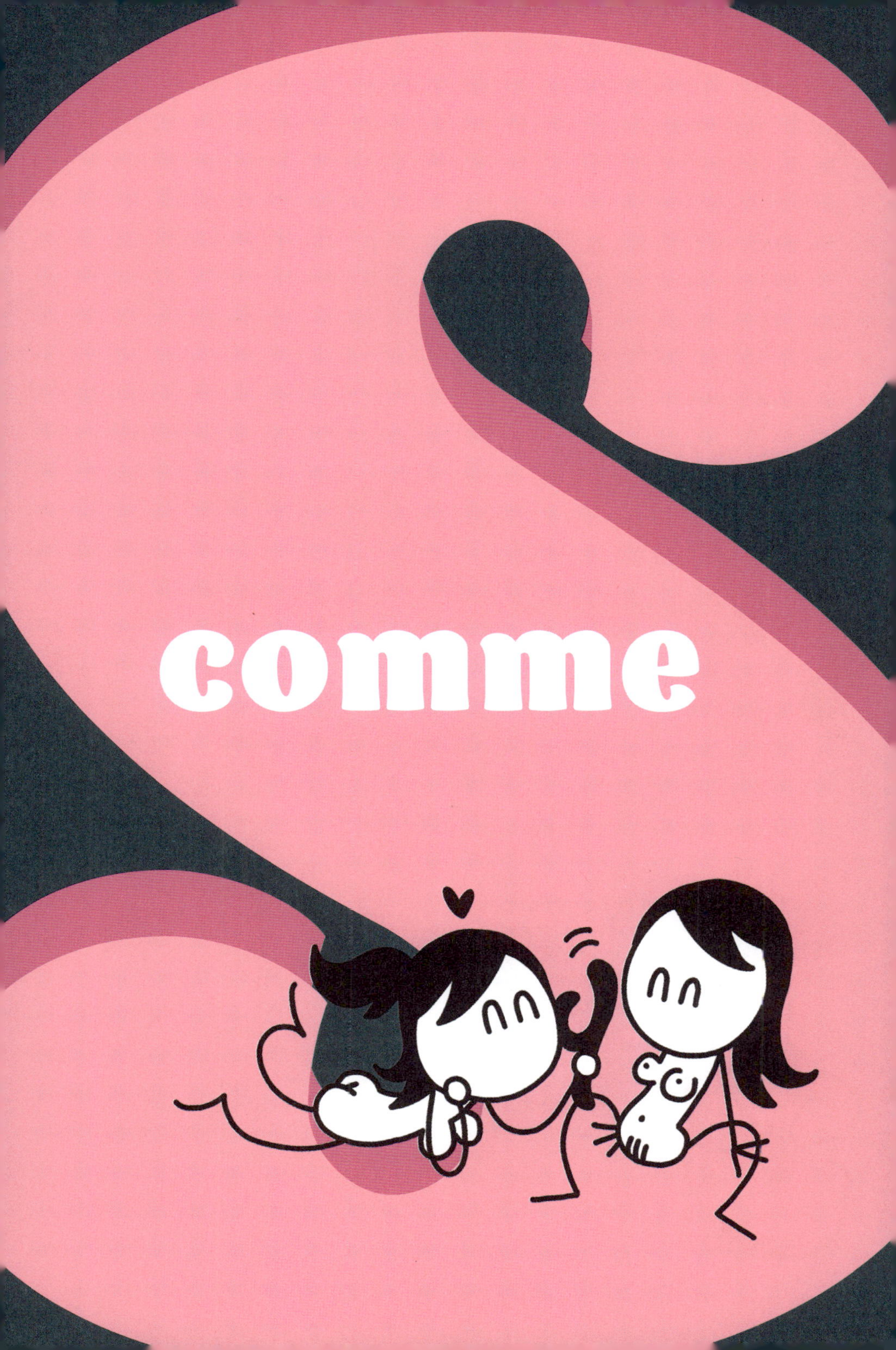
comme

Saint-Valentin

Je ne vais pas vous apprendre que, chaque année, à l'approche du 14 février, nous sommes matraqués par des publicités en tout genre afin de nous vendre THE cadeau qui plaira à notre moitié. La fête des amoureux et amoureuses rend dingues certains célibataires et certains couples aussi. Mais d'où vient cette fête commerciale qu'on adore, qu'on déteste ou qu'on adore détester ?

Au commencement était l'amour…

Selon le sociologue français Jean-Claude Kaufmann, à l'origine, la Saint-Valentin « était une tradition religieuse païenne. Les hommes parcouraient la ville et fouettaient les femmes sur le ventre avec des lanières de cuir pour les rendre fertiles ». Super ! Ne faites pas ça chez vous, ça ne marche pas. C'était donc une célébration libertine : les Lupercales romaines. Mais, au ve siècle, le pape Gélase Ier (pas content, pas content) décida de contrer les Lupercales et créa alors deux fêtes :

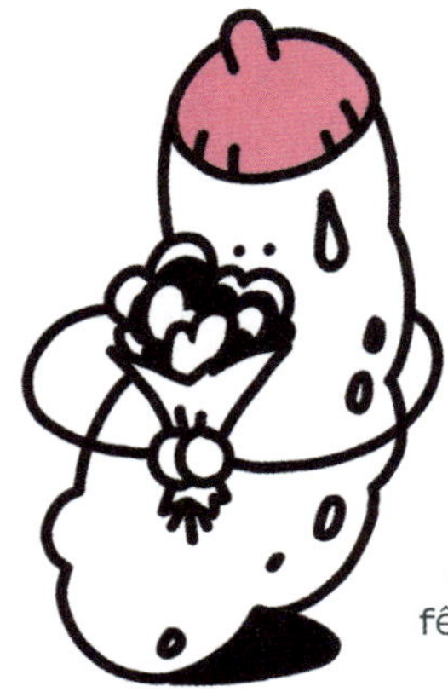

- *une fête de purification de la Vierge, célébrée le 2 février qui deviendra par la suite la Chandeleur (rien à voir avec le petit ami de Monica dans Friends, MDR) ;*
- *et une fête de l'amour spirituel, célébrée la veille des Lupercales, soit le 14 février.*

La Saint-Valentin s'exporte

C'est au xve siècle que cette fête prit une dimension poétique liée aux amoureux. Kaufmann ajoute : « Ce tournant poétique est initié en France puis gagne l'Angleterre, où se développe une tradition de poèmes et de dessins d'amour, puis de cartes. » C'est en 1840 que ces cartes anglaises vont rencontrer un énorme succès aux États-Unis, que les Américains vont par la suite transformer en réelle fête commerciale.

Le sociologue déclare ensuite : « La tradition de la Saint-Valentin va revenir en France pendant la Seconde Guerre mondiale, grâce aux soldats américains qui vantent les mérites de cette fête pour séduire les Françaises, en leur achetant des fleurs et des cadeaux. » On peut donc remercier (ou détester, au choix) ces soldats grâce auxquels on se sent aujourd'hui parfois obligés d'offrir un cadeau à son ou sa partenaire.

La pression

Personnellement, j'exècre la Saint-Valentin, mais je ne juge pas celles et ceux qui adorent cette fête. Outre les dimensions commerciale et consumériste de ce jour des amoureux, ce qui m'agace le plus est la pression que l'on s'impose parfois dans le but de rendre cette journée parfaite. J'ai d'ailleurs à plusieurs reprises tenté de me conformer aux attentes de mes partenaires pour lesquels cette fête était importante et j'ai très souvent été déçu. D'abord, parce que mes cadeaux ou intentions n'ont pas eu l'effet escompté auprès d'elles et eux, mais aussi et surtout parce que je déteste me sentir forcé de faire quoi que ce soit. #TeamScorpion

Cette pression de devoir faire plaisir à la personne qu'on fréquente peut parfois se solder par une rupture. Et cela a un nom : le *valentighting*. Encore un mot barbare en anglais qui consiste à se séparer de sa ou son partenaire juste avant la Saint-Valentin… C'est violent, oui. Ce terme a été créé par la journaliste Ellen Scott en 2019 qui décrit ce phénomène comme « l'acte déchirant de larguer quelqu'un juste avant la Saint-Valentin, parce que vous n'avez pas envie de lui offrir un cadeau, lui écrire une carte ou lui faire un quelconque plaisir ». Il existerait en effet un pic de ruptures quelques jours avant le 14 février, tout comme juste avant Noël (phénomène similaire qui porte cette fois le nom de *scrooging*).

La pression du cadeau ou de la belle intention n'est cependant pas l'unique cause de ces ruptures.

QUEL CADEAU OFFRIR ?

Vous voulez faire plaisir à votre partenaire le 14 février ? Vous avez envie de lui offrir un cadeau qui le rend happy comme jaja ? Vous voulez rendre cette journée parfaite en lui prouvant votre immense amour ? Alors, voici mon conseil : démerdez-vous.

Sapiosexuel

Le mot « sapiosexuel » vient de *sapios* l'adjectif latin de *sapiens* (l'intelligence, la sagesse) et de « sexuel » pour… euh… sexuel. La sapiosexualité est donc le fait d'être attiré sexuellement ou sentimentalement par l'intelligence du ou de la partenaire.

Sachez que l'actrice Sophie Marceau se définit comme sapio et que je le suis également. Donc… je devrais peut-être essayer de proposer un *date* à Madame Marceau ? Et promis : on ne fera pas que des mimes (ceux qui ont de la culture auront la référence, tant pis pour les autres).

Le terme a connu son heure de gloire en 2014 quand le site de rencontres OkCupid proposa à ses utilisateurs de pouvoir s'identifier s'ils le souhaitaient comme « asexuel », « *queer* », « non-binaire », « ne sait pas », mais aussi comme « sapiosexuel ». Les autres applis ont rapidement ajouté ce terme à leur tour.

Selon une étude menée en 2018 par des chercheurs de l'université de Western Australie, 8 % de la population mondiale serait sapiosexuelle.

On peut légitimement se demander si la sapiosexualité est une vraie orientation sexuelle, du fait que les orientations sexuelles (hétéro, bi, homo, pan…) dépendent du genre de la personne qui est en face. La sapiosexualité est donc davantage une attirance (forte pour certains) qu'une orientation. On peut évidemment être sapiosexuel tout en étant hétéro, homo, bi… Peu importe.

Sécheresse vaginale

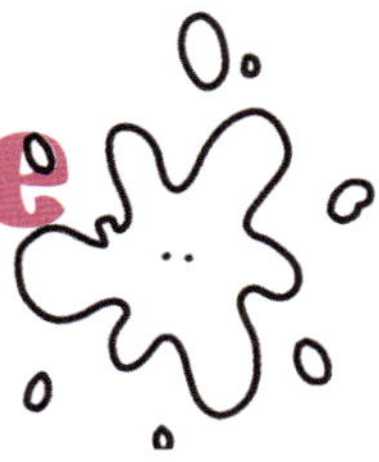

Vous savez, il n'y a pas que le Sahara qui est aride… vos culottes aussi ! #LeParallèleEstDouteux

On dit qu'il y a sécheresse vaginale lorsque le vagin n'est pas ou pas assez hydraté. Ce souci peut être rencontré par toutes les femmes et personnes à vulve, plus généralement enceintes, ménopausées ou devenues récemment mamans.

Les causes

Il y a de nombreuses causes à la sécheresse vaginale :

- *un bouleversement hormonal ;*
- *un stress ou des angoisses ;*
- *une prise de tabac, d'alcool ou d'autres drogues ;*
- *une infection génitale ;*
- *un moyen contraceptif ;*
- *une dégradation de la flore vaginale ;*
- *le fait de porter des vêtements trop serrés ;*
- *des savons intimes agressifs ;*
- *certains médicaments ;*
- *à la suite d'une agression sexuelle ou d'un viol.*

On explique la sécheresse vaginale **par une diminution du taux d'œstrogènes,** car ceux-ci ont pour mission de maintenir l'humidité suffisante du vagin.

Les symptômes

Tous ces effets ne se produisent pas forcément, ou pas de façon simultanée :

- *des démangeaisons ;*
- *des rougeurs ;*
- *des irritations ;*
- *des inflammations ;*
- *des douleurs pendant les rapports sexuels, en particulier lors de la pénétration.*

Les solutions

- *les lubrifiants sont très utiles pour réhydrater votre vagin avant et pendant l'acte sexo ;*
- *si la sécheresse est due à un bouleversement hormonal – comme au moment de la ménopause – il existe des traitements hormonaux substitutifs ;*
- *d'autres traitements sont possibles, comme ceux qu'on insère au fond du vagin une ou deux fois par semaine ;*
- *enfin, il y a aussi la possibilité d'avoir recours à des gels ou des crèmes à base d'œstrogènes.*

Mais si vous êtes comme moi et que vous préférez les produits naturels (je mens, je me goinfre d'antidépresseurs), vous pouvez opter pour ces huiles : à l'aloe vera, d'onagre ou de bourrache. Moins efficaces que certains traitements médicamenteux, elles conviennent tout de même parfaitement à celles qui souffrent d'une sécheresse vaginale si celle-ci est modérée.

Vous êtes aride comme le désert ? Alors, trouvez quelqu'un qui vous comprendra, qui sera patient et qui vous proposera (avec consentement et malice) de devenir votre oasis. #ÇaFinitMieuxQueÇaACommencé

Seniors

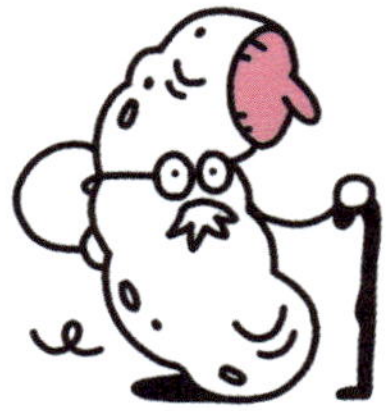

« Attendez… quoi ? Les personnes âgées ont une vie sexuelle ? Mais non ! Comment est-ce possible ? Je n'imagine pas mes parents ou grands-parents se toucher… Ça me dégoûte ! Les seins qui tombent, les couilles flasques, la peau ridée, les vergetures, l'arthrose, le dentier, bla bla bla. »

Vous n'êtes pas sans savoir qu'il existe un énorme tabou autour de la sexualité des seniors. Un tabou qu'il est grand temps de faire sauter parce que, je vais vous apprendre un truc fou : un jour, nous serons tous vieux. Eh oui. En tout cas, je nous le souhaite.

À partir de quel âge sommes-nous seniors ?

Selon la sexologue Céline Candillier, « l'âge chronologique (notre date de naissance) n'est pas obligatoirement en adéquation avec notre âge biologique (celui de notre corps) et notre ressenti psychique (l'âge dans notre tête) ». Moi, par exemple, j'ai une trentaine d'années avec un corps de vieux et un âge mental d'adolescent. Un joli bordel ! On estime généralement qu'une personne entre dans la case senior dès ses 60 ans, qu'elle soit encore indépendante ou bien dépendante en raison de ses potentiels problèmes de santé.

Une vie sexo

Oui, les vieux, comme on dit familièrement, ont encore une vie sexuelle pour beaucoup. Selon une enquête américaine publiée en 2008 concernant 29 pays, ont un rapport par semaine :

- *40 % des hommes de 60 à 69 ans ;*
- *25 % des hommes de 70 à 79 ans ;*
- *25 % des femmes de 60 à 79 ans.*

Un rapport par semaine… Pardon ?! Moi, j'ai la trentaine et j'en ai à peine un tous les dix ans.

L'excitation

Pour généraliser : plus on vieillit et moins on est excité rapidement. Lorsqu'on est jeune, le simple fantasme peut suffire à faire monter le cornichon ou à faire mouiller l'abricot. **Avec l'âge, on va alors privilégier les stimulations telles que les massages ou les caresses. Cela prendra plus de temps, certes, mais *don't worry* : ce sera tout aussi bien.**

La panne

Les troubles érectiles sont courants. Heureusement, il existe des solutions médicamenteuses (consultez votre docteur) et surtout : rappelez-vous que le sexe n'est pas obligatoirement pénétratif. **On peut très bien s'amuser autrement, senior ou non.**

La sécheresse

Vous avez du mal à imaginer que votre mammy cache dans sa table de chevet un énorme pot de lubrifiant ? Détrompez-vous ! Toujours selon la sexologue Céline Candillier : « Avec l'âge, la peau est plus fine et la muqueuse du vagin est plus sèche. L'utilisation de lubrifiant est conseillée afin de rendre le rapport plus agréable. » Vous savez désormais quoi mettre au pied du sapin de vos grands-parents à Noël.

Le désir

Si la sexualité est invisibilisée par les médias et la société, le désir sexuel ne disparaît pas avec l'âge. Il est tristement commun de voir que certaines femmes ne s'autorisent plus à écouter leur corps. La doctoresse Candillier ajoute : « Le désir sexuel apparaît à l'adolescence et disparaît avec la mort. »

Des orgasmes en or !

Des études ont démontré que l'orgasme, chez les femmes en particulier, est meilleur à 40 ans qu'à 20 ans et l'est encore davantage à 60. Pourquoi ? Simplement parce que celles-ci connaissent davantage leur corps, leur désir, ce qu'elles aiment, leurs zones érogènes... mais aussi, car avec l'âge, on se déleste souvent de la pression de performance. On pratique moins la pénétration de façon « frénétique », on se concentre sur l'autre, sur la tendresse, sur les caresses, sur le moment présent.

Le tabou

Le sexologue Francesco Bianchi-Demicheli a déclaré : « Il persiste un tabou autour de la sexualité des plus de 50 ans. Tout comme l'enfant n'aime pas voir des gestes amoureux entre ses parents, évoquer la relation intime de couples plus âgés est perçu comme gênant, voire anormal par des adultes aussi. Cela les renvoie justement à la sexualité de leurs propres parents. De plus, dans notre société, **le sexe reste synonyme de beauté, de passion, de jeunesse, malgré le vieillissement de la population et une longévité accrue. »**

En bref, la sexualité des seniors est taboue, alors qu'elle peut être tout aussi belle (voire plus encore) que la sexualité des jeunes... Va falloir s'y faire ! #L'ouvertureD'EspritN'EstPas UneFractureDuCrâne

Sexomnie

La sexomnie est une forme de somnambulisme et de pathologie rare qui conduit des individus à pratiquer des actes sexuels ou des ébauches d'acte pendant leur sommeil.

Cela peut se manifester par de simples mouvements de bassin et gémissements évocateurs, ou la masturbation et la sexualité orale, voire carrément la pénétration. Ce sont communément les partenaires qui rapportent un comportement différent : l'autre « semble être dans un état second, le regard dans le vide et ne répondant pas aux questions directement ». Ces comportements, occasionnels ou chroniques, ne concerneraient que 8 % des personnes qui ont déjà des troubles du sommeil. Et donc pas 8 % de la population globale.

ATTENTION

Il ne faut évidemment pas faire d'attouchements pendant la nuit si vous n'êtes pas sexomniaque : n'utilisez pas cette excuse afin de profiter de votre partenaire ou d'un inconnu… On ne plaisante pas avec le consentement.

Si vous pensez souffrir de sexomnie, n'hésitez pas à aller voir votre médecin généraliste qui vous redirigera sans doute vers un neurologue.

Sex-shops

L'époque où presque personne n'osait entrer dans un sex-shop par peur d'être pris pour un gros pervers libidineux est révolue.

D'abord, parce que les mœurs ont évolué et qu'on a de moins en moins honte de demander des conseils pour se faire du bien. Cela s'explique par une libération de la parole quant à nos pratiques et fantasmes. #MerciLaVie. Et ensuite, car ces endroits tendent à devenir plus chaleureux, plus modernes et moins glauques.

Aujourd'hui, les sex-shops ont tendance à se transformer en love-shops et cela change tout. Les produits trônent derrière de grandes vitrines qui laissent entrer la lumière. On y expose les joujoux, huiles de massage et lubrifiants comme des sacs de luxe ou des parfums, les vendeurs et vendeuses sont doux et bienveillants et on y trouve également de super livres d'éducation sexo (j'espère que *Le F*cking Guide du love* y sera, sinon je serai très triste).

Notons tout de même que beaucoup d'achats se font de façon dématérialisée. Selon un sondage de l'Ifop datant de 2017, 61 % des Français achèteraient leurs joujoux en ligne, 27 % en love-shop, et le reste en vente à domicile (du type réunions Tupperware coquines).

Sex-toys

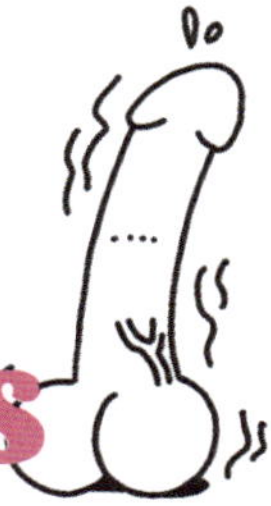

Fini le temps où détenir un sex-toy était synonyme de détresse sentimentale et sexuelle et où le seul joujou qu'on avait ressemblait à un pénis de vingt-huit centimètres. Ces godemichés aux veines apparentes et aux couleurs naturalistes existent encore, certes, mais aujourd'hui, on a un choix presque infini pour se faire plaisir.

Que vous soyez un homme, une femme ou une personne non binaire, voici l'essentiel de ce qu'il faut savoir sur les différents joujoux qui font du bien à nos bijoux. À vos marques... prêts ? Jouissez !

Selon le sondage Ifop de 2017, 25 % des Français et Françaises avaient utilisé un toy au moins une fois au cours de l'année 2016. Un autre sondage, réalisé par LoveHoney Group en 2021, révèle même que de plus en plus de personnes en utilisent depuis le confinement : 63 % des sondés ont déclaré en utiliser plusieurs fois par mois.

Plus aucun doute : les sex-toys font partie de la vie de beaucoup d'entre nous. Précisons tout de même qu'il n'y a pas plus de honte à ne pas aimer cela qu'il y en aurait à en utiliser chaque jour.

Solo ou not solo !

Contrairement à une idée reçue, **l'utilisation de ces objets ne se limite pas à un acte masturbatoire et solo.** Selon l'étude de l'Ifop, la part de la population en ayant déjà utilisé à deux (45 %) est plus grande que celle qui en a utilisé seule (29 %). Notons par ailleurs que 65 % des sondés par LoveHoney trouvent que les sex-toys ajoutent du piment à la sexualité et 57 % pensent que c'est un moyen de maintenir l'excitation dans un couple.

Il faut donc nous sortir de la tête que notre partenaire va prendre plus de plaisir avec son joujou qu'avec nous. Il ne faut pas voir les sex-toys comme des rivaux, mais plutôt comme des alliés.

La zone érogène

Avant de choisir le joujou qui va nous rendre dingos, il faut bien entendu connaître l'usage que l'on souhaite en faire et la zone qu'on veut stimuler. **Un sex-toy n'est pas exclusivement dédié aux parties génitales et notre corps regorge d'un tas de zones érogènes qu'on développera à la fin du livre (si vous êtes sages).**

Vous souhaitez titiller vos tétons pour un *nipplegasm* ? Vous préférez faire du bien à votre pénis ? Oui, mais à l'entièreté de la verge ou simplement au gland ? Vous avez envie d'un truc pour votre popotin ? Votre clitoris ? Votre vagin ? Votre bouche ?

Des sextoys pour tous et toutes !

Il existe aujourd'hui un nombre conséquent d'objets différents **pour stimuler la région pénienne :**

- ♥ **les œufs jetables ou réutilisables :** *pour une stimulation du gland, à utiliser avec du lubrifiant. Un de mes joujoux préférés ;*
- ♥ **les cockrings :** *l'anneau pénien permet de bloquer le sang dans la verge et donc de maintenir l'érection. À utiliser avec précaution et à ne pas laisser trop longtemps en place sur le pénis ;*
- ♥ **les masturbateurs :** *manuels ou automatiques, il en existe de toutes sortes et à tout prix. Chauffants ou vibrants, on peut même régler leur niveau d'aspiration et leur niveau de pression. J'en utilise régulièrement ;*
- ♥ **la pompe à pénis :** *elle permet de traiter un trouble érectile en améliorant la qualité de l'érection ;*
- ♥ **les vaginettes :** *pour une pénétration réaliste dans un « tunnel texturé et chaud ». On y retrouve tout ce qui compose l'organe génital féminin : lèvres internes et externes, vulve et gland du clitoris ;*
- ♥ **vibro pour pénis :** *c'est un joujou vibrant avec deux « ailes » ultra souples qui permettent de diffuser des vibrations sur toute la verge.*

Il existe aussi un nombre conséquent d'objets différents **pour une stimulation du clitoris :**

- **les stimulateurs clitoridiens sans contact :** *ces toys utilisent des technologies d'air pulsé. Ils permettent des orgasmes puissants et rapides, en quelques minutes seulement. Contrairement aux jouets vibrants traditionnels, ceux-ci ne vibrent pas ;*
- **les masseurs Wand :** *wand se traduit par « baguette », ces toys sont vibrants. On peut les poser sur le pubis, sur l'aine ou bien directement sur le clitoris pour des sensations folles. Certains peuvent même délasser les muscles du dos ou des jambes après une longue journée. Multifonctionnel, donc ;*
- **la culotte vibrante :** *oui, vous avez bien lu. C'est un savant mélange entre un sous-vêtement et un sex-toy. C'est une pièce de lingerie qui dissimule un vibro clitoridien télécommandé. De quoi vibrer au restaurant sans être vue ;*
- **le canard vibrant :** *le plus mignon pour moi ! Idéal pour un premier joujou, s'utilise dans le bain ou ailleurs. Différentes zones : le poitrail de l'animal en caoutchouc pour des caresses diffuses, son bec pour une concentration des vibrations ou encore les plumes de sa queue pour une stimulation intense ;*
- **le pommeau de douche :** *de nombreuses personnes ont découvert le plaisir sexuel dans leur douche ou dans leur baignoire. Sachez qu'il existe désormais des pommeaux de douche spécialement conçus pour le plaisir clitoridien avec différents jets pour atteindre l'orgasme tout en se lavant. Attention néanmoins de ne pas diriger le jet à l'intérieur du vagin, sous peine de déséquilibrer la flore vaginale.*

Pour une stimulation vaginale et clitoridienne :

- **les vibros spécial point G :** *ces joujoux permettent une stimulation du point G et de la zone deep spot qui ne sont pas toujours faciles d'accès. Ils ont une forme un poil différente des autres toys, le bout étant souvent incurvé ;*
- **le dildo :** *rien à voir avec la chanteuse Dido qu'on a malheureusement tous oubliée ni avec la peluche-souris Diddl qu'on a heureusement tous oubliée. Le dildo est l'autre nom du godemiché. Il est non vibrant et a une forme phallique. Tantôt coloré, moderne et discret, tantôt très réaliste avec les fameuses veines apparentes de la verge ;*

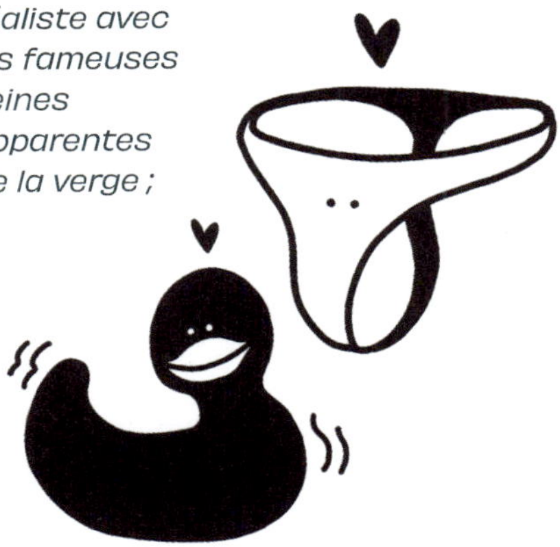

- **les œufs vibrants :** *les personnes à vulve ont droit aussi à avoir leurs œufs ! Ce sont de petits jouets télécommandés ou connectés à un smartphone, avec un moteur puissant et silencieux.*

Il existe bien sûr pas mal d'autres sex-toys aux formes différentes, comme le fameux *rabbit* par exemple...
Ah, d'ailleurs, j'y pense ! Si vous aviez vu la tête de mon ancienne colocataire quand je lui ai offert un *rabbit* triple vice qui a trois « branches » et qui permet donc une stimulation vaginale, anale et clitoridienne... simultanément. Un vrai monstre... Le jouet, hein, pas ma coloc.

Les sex-toys pour stimuler l'anus :

- **les plugs :** *vibrants ou non, il y en a de toutes les tailles et de toutes les couleurs. Ils sont souvent utilisés par celles et ceux qui souhaitent découvrir le plaisir anal avant de passer à des joujoux plus grands comme des dildos. Il en existe même sous forme de petits bijoux ;*

- **les chapelets anaux :** *avec leurs petites boules et leur fine tige en silicone, ils sont eux aussi idéaux pour commencer l'anal de façon plus subtile qu'avec un dildo ;*

- **les stimulateurs prostatiques :** *pour les personnes dotées d'une prostate, ces jouets sont juste incroyables (promesse de Cœurnichons). Ils permettent une exploration parfaite de cette zone. Sur le marché, on peut même trouver des dildos qui sont conçus autant pour le point P que pour le point G. Le même sex-toy peut donc aussi bien servir à la personne à vulve qu'à la personne à pénis.*

Et pour stimuler les tétons :

- **les pinces :** *elles ont un petit côté BDSM et stimulent les tétons des personnes qui aiment se les faire pincer ;*

- **les doigts vibrants :** *ce sont des joujoux dans lesquels on met nos doigts et qui se mettent à vibrer pour stimuler nos tétons. Un délice pour certains !*

- **d'autres :** *on a tendance à oublier que certains jouets originellement destinés à une partie du corps peuvent parfois faire du bien à un autre endroit. Il faut savoir les détourner. Prenons, par exemple, les stimulateurs clitoridiens à air pulsé : je les ai déjà utilisés sur les tétons d'une partenaire et wesh, elle a kiffé sa race de ouf.* #JeParleCommeUnJeune #UnJeuneDesAnnées90 #Boomer

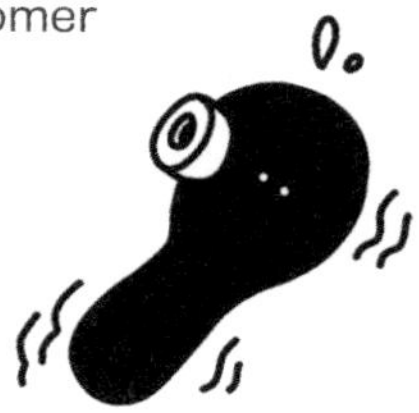

L'AVIS DE CŒURNICHONS

Pensez à bien nettoyer vos joujoux après utilisation (et – pourquoi pas ? – avant également), soit avec un nettoyant sex-toy conçu à cet effet, soit simplement avec de l'eau tiède et un savon doux.

Comparez les différents sites, modèles et marques avant de faire votre choix. Il arrive souvent que le même toy ait des prix différents selon les sites. N'hésitez pas non plus à suivre Cœurnichons et d'autres comptes sexo pour avoir des codes promo. #JeSuisUnBusinessManTAsVu

Ne jetez pas vos toys dans une poubelle classique. Apportez-les plutôt dans des sex-shops (même si vous les avez achetés en ligne) afin qu'ils soient recyclés.

Et ne prêtez pas vos joujoux aux copines ou aux copains. C'est bien de partager, mais là on parle quand même d'un risque de transmission d'IST.

En résumé, le plus important lorsque vous choisissez un sex-toy est de vous renseigner suffisamment, d'aller en boutique si vous n'êtes pas trop timide, de lire des avis sur les sites... Bref : de prendre votre temps. Car il faut prendre le temps de bien se prendre.

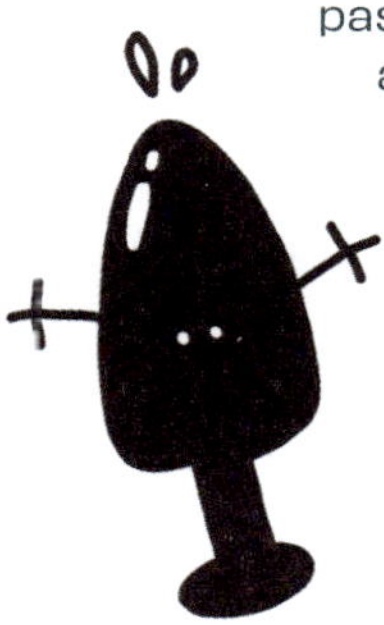

Sitophilie

La sitophilie, du grec *sitos* (« blé ») et *philia* (« amour »), est une forme de fétichisme qui consiste à combiner sexualité et alimentation.

Soyez gourmands et laissez-vous tenter par la crème Chantilly délicatement posée sur des tétons, la pâte à tartiner recouvrant un postérieur, le miel sur le pénis, les sushis sur le torse et j'en passe des plus alléchants.

La sitophilie peut avoir un but :

- **pénétratif :** *l'idée est de s'insérer, en s'assurant de pouvoir le ressortir, dans l'orifice de votre choix une banane, un concombre, une courgette, une carotte, une pomme de terre ou ce que vous voulez. N'oubliez pas de manger cinq fruits et légumes par jour ;*

- **non pénétratif :** *l'idée est de frotter de la nourriture (des biscuits, par exemple) contre le corps de sa ou son partenaire et puis de l'ingérer. En général, l'aliment est frotté contre les aisselles (pour les amateurs de transpiration) ou contre les parties génitales. Certains raffolent d'ailleurs des biscuits goût cyprine. Faudrait penser à les commercialiser, non ? #LeRetourDuBusinessMan*

LA VIE DE CŒURNICHONS

Il y a une dizaine d'années, j'ai eu la fausse bonne idée de demander à un partenaire si je pouvais lui faire une « fellation Nutella » après une longue journée de travail. Il a accepté. Je me suis emparé de cette pâte grasse bourrée d'huile de palme et j'ai alors recouvert son pénis... sauf que... surprise ! Le goût était spécialement écœurant, car, ce jour-là, le jeune homme s'était beaucoup dépensé... Beaucoup, beaucoup, beaucoup. Chaleur, humidité, tout ça, tout ça. J'ai donc eu droit à un mélange subtil de Nutella et de... fromage de bite. Je sais, c'est dégueu, mais c'est pour vous avertir de bien vous laver avant de pratiquer la sitophilie. Vos partenaires me remercieront.

Sauf si vous, bien entendu, vous préférez quand c'est sale, et sachez que vous avez tout à fait le droit.

Slut-shaming

Le *slut-shaming* est un néologisme fait des deux mots anglais *slut* (« salope ») et *shame* (« honte »). C'est un phénomène qui me désespère et m'énerve beaucoup... bordel de chatte mal léchée !

Le *slut-shaming* désigne le fait de culpabiliser, de déconsidérer, de critiquer et même d'exclure les femmes (mais pas que) dont l'attitude, l'apparence physique et/ou le comportement sont jugés trop provocateurs, trop sexuels ou trop immoraux. En bref : c'est une bonne grosse dose de *bullshit*. On pourrait le traduire par la « stigmatisation ou le lynchage des salopes ». Suuuuper, on adore. Voici quelques témoignages envoyés par mes abonnées :

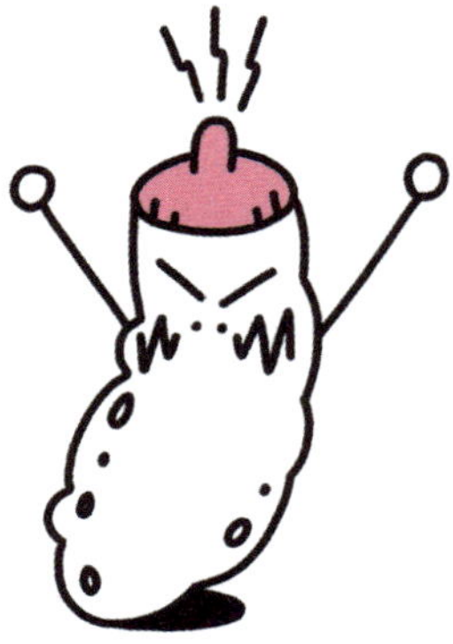

«Le terme utilisé me concernant était "femme facile". Jugée, incomprise et bannie par certains, parfois ceux-là mêmes qui en avaient profité.»

«Parfois, j'arrête de coucher avec des mecs parce que j'en ai marre de ce qu'on peut dire sur moi.»

«Mon ex-meilleure amie m'a dit, avant de mettre fin à notre amitié : "Les filles qui font comme toi, j'ai du mal." Selon elle, on n'avait pas la même vision du monde... J'étais célibataire et pas elle, j'en profitais, mais ça ne lui plaisait pas.»

«J'ai vécu le slut-shaming par mon père qui est supermacho et qui n'a pas supporté le fait que j'aie trois ex.»

«Je suis devenue une pute pour ma mère quand j'ai commencé à prendre la pilule pour réduire mon acné à l'âge de 15 ans.»

«Une connaissance m'a traitée de prostituée, car j'ai osé faire des nudes. Et elle m'a dit que c'était honteux que des mecs puissent s'exciter sur mes photos, que ça faisait sale.»

Notons aussi que le *slut-shaming* est également vécu par beaucoup de personnes LGBTQIA+ et en particulier les mecs dits «passifs» (qui se font pénétrer), tandis que ceux qui sont dits «actifs» (qui pénètrent) semblent avoir moins de critiques sur leur pratique... Les hommes hétéros cisgenres sont quelque peu épargnés par le *slut-shaming*. #Patriarcaaaaaaat

Sperme

Tout comme la cyprine, le sperme a droit à son quart d'heure de gloire dans ce livre. Voici donc quelques infos essentielles pour briller en soirée ou au lit, car, on ne le répétera jamais assez : «Les produits laitiers sont nos amis pour la vie !»

Le goût du sperme peut être doux, insipide ou carrément fort, salé ou amer. Un menu trois étoiles. Sa couleur, sa consistance, son odeur et son goût dépendent entre autres de l'alimentation. Oui, oui. Selon certaines personnes, les vegans auraient même un sperme plus doux, car ils ne mangent pas de viande (donc pas de protéines animales). Cela reste à prouver. Pas la peine néanmoins de manger h24 du chocolat si vous voulez un sperme au goût cacao : ça ne marchera pas.

Une fois produit, le sperme peut être stocké dans les vésicules séminales. Celui-ci y reste jusqu'à ce qu'il soit expulsé *via* l'éjaculation. Lorsque le sperme stagne trop longtemps au sein de l'organisme, la spermine qu'il contient commence à s'oxyder. Cela peut également expliquer un changement d'odeur de sperme, ainsi que de son goût et de sa couleur.

L'allergie au sperme existe, bien que très rare. Comme toute allergie sexuelle, elle se manifeste par des démangeaisons, des brûlures ou des rougeurs sur les organes génitaux.

Squirting

Le *squirting* vient du mot *squirt* en anglais qui signifie « jet » et qui se réfère à l'éjaculation vulvaire, caractérisée par l'écoulement abondant de fluide. Le sujet a longtemps été tabou, en partie à cause de l'inhibition du plaisir féminin.

Les femmes qui pratiquent le *squirting* peuvent ressentir énormément de plaisir. Par conséquent, atteindre cette éjaculation pendant l'acte sexuel est devenu un véritable défi pour de nombreux couples, ainsi que lors de la masturbation solo. Le *squirt* n'est néanmoins pas synonyme d'orgasme. On peut bien sûr avoir un orgasme sans squirter et on peut même squirter plusieurs fois lors d'un rapport sans avoir aucun orgasme.

Les conseils pour squirter !

Vous devez être dans un environnement calme, convaincue de ce que vous voulez faire tout en étant patiente. **On y arrive rarement du premier essai.** Il vous faut avoir une bonne connaissance de son propre corps, afin de le faire seule ou de pouvoir guider votre partenaire.

Avant d'aller « droit au but », il est préférable de se caresser, de s'embrasser, de **laisser la tension sexuelle monter progressivement.** Le lubrifiant, ça aide ! Il peut augmenter le désir sexuel lors du rapport.

La pénétration doit être effectuée avec les doigts ou à l'aide de jouets sexuels. **L'introduction du pénis est moins propice pour le *squirt*.**

Le bassin doit être aussi détendu que possible et les

jambes écartées. Mettez un oreiller pour soulever le bassin et améliorer l'expérience. Le point G est à deux phalanges de l'intérieur du vagin, en direction du clitoris. Une fois localisé, vous pouvez faire de légères pressions en cercle en variant la vitesse. Alternez doucement : il est important de combiner mouvements circulaires, pressions et vitesses. En évitant d'être trop brusque, ce qui pourrait réduire la sensibilité.

Pour créer un boom de sensation, il est bon de combiner **un léger massage sur le clitoris.** Mettez votre pouce dessus et faites des mouvements fluides, à différentes vitesses. Facilitez la contraction des muscles en avançant le bassin, tout en serrant le fessier.

Lorsque vous serez sur le point de squirter, **vous ressentirez alors une sensation comme si vous uriniez.** Ne vous arrêtez pas jusqu'à ce qu'elle reparte. Et pensez à mettre une serviette, voire une alèse, sur le lit, car le squirt risque de tremper vos draps.

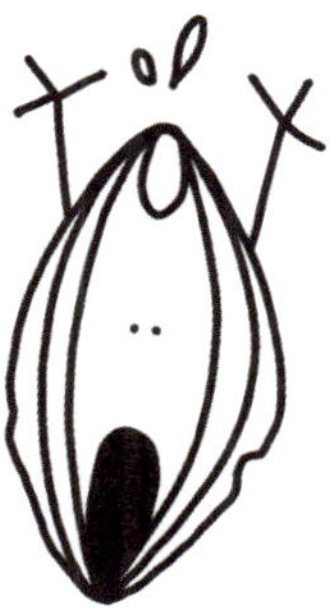

Urine ou pas ?

On lit souvent que le *squirt* n'est pas de l'urine... Eh bien, cela semble être faux. Selon différentes études, il s'agit d'un liquide abondant provenant de l'urètre. La même voie par laquelle l'urine passe depuis la vessie. Il s'agit des mêmes composants que l'urine (eau, urée, acide urique et créatinine), ainsi qu'un peu d'éjaculat de temps en temps. D'ailleurs, si ça sent un peu l'urine lors du *squirting* : pas de souci. Rien de honteux. Mais si vous souhaitez éviter cela, il suffit de bien vider votre vessie avant le rapport.

LE SQUIRT, C'EST MÂLE ?

Une légende urbaine dit que les hommes peuvent aussi squirter. J'ai trouvé plusieurs vidéos porno où on découvre une éjaculation qui semble différente de l'éjaculation dite « de base ». Malheureusement, il n'y a pas encore assez d'articles scientifiques ou de presse qui traitent de cette question. Je ne peux donc pas vous en dire plus, mais, en revanche, on peut se donner rendez-vous chez moi pour essayer ? Allez, faites-moi squirter le cornichon !

Stealthing

Le *stealthing*, littéralement «furtivement» ou «discrètement» en français, est le geste qui consiste à enlever son préservatif sans l'autorisation du ou de la partenaire.

Trop c'est trop !

Un chercheur de l'université Monash en Australie a mené la première étude mondiale sur le retrait non consenti du préservatif, constatant qu'une femme sur trois et un homme sur cinq ayant des rapports sexuels avec des hommes en ont déjà fait l'objet. Selon une enquête réalisée par le collectif féministe Nous Toutes en 2020 auprès de 100 000 femmes, **10 % des femmes interrogées déclarent que leur partenaire a déjà enlevé un préservatif avant la fin du rapport sexuel, « malgré leur désaccord ».**

La chercheuse américaine Alexandra Brodsky a enquêté sur 150 000 femmes de 27 campus américains : 12 % disent avoir été victimes de *stealthing*. C'est effrayant. Les chiffres diffèrent, mais **le *stealthing* concerne incontestablement beaucoup (trop) de personnes et en particulier les femmes.**

Résultat : des grossesses non désirées, des infections sexuellement transmissibles (IST), y compris le VIH, et bien entendu une détresse émotionnelle. C'est une violence sexuelle et psychologique. Cette pratique qui enfreint le consentement du ou de la partenaire est juridiquement condamnable dans certains pays et **est parfois considérée comme un viol**.

Côté Jurid-hic !

L'État de Californie a promulgué en 2019 une loi faisant du *stealthing* un délit. En Suisse et en Nouvelle-Zélande, des hommes ayant retiré leur préservatif sans l'autorisation de leur partenaire ont été condamnés à des sanctions pénales. La Grande-Bretagne a elle aussi décidé de légiférer. Depuis 2022, le *stealthing* est considéré comme un crime sexuel au Canada. En mars 2023, un Hollandais de 28 ans a reconnu avoir secrètement retiré le contraceptif alors que sa partenaire avait déclaré qu'elle ne voulait pas avoir de relations sexuelles sans. Il a été condamné à un an de prison avec sursis. Les choses avancent, doucement, certes... mais elles avancent.

Sauf qu'en France, à l'heure où j'écris ces lignes, il y a toujours un réel flou juridique autour du *stealthing*, empêchant de nombreuses personnes de trouver utile de porter plainte… Et c'est une honte ! Il est donc GRAND TEMPS que ça change.

LA VIE DE CŒURNICHONS

Il y a quelques années, j'ai couché avec un gars qui a souhaité me sodomiser. Je n'étais pas réfractaire à l'idée et ai donc accepté, à condition qu'il mette une capote. Ce qu'il a fait, avant de l'enlever sans me prévenir. Je l'ai remarqué et ai refusé qu'il s'insère en moi sans. Il a insisté. J'ai refusé. Il a insisté. J'ai refusé. Heureusement, j'ai une certaine force de caractère… Mais, si je ne l'avais pas eue, il m'aurait violé.

Respect !

J'ai créé en mai 2023 une pétition sur le site *change.org* afin que l'Assemblée nationale débatte de la problématique du *stealthing*. Cette pétition vise également à libérer la parole autour du retrait non consenti du préservatif, afin de sensibiliser et de décourager les personnes qui sont adeptes du *stealthing*. Je vous invite vivement à aller la signer et surtout à parler de cela autour de vous. Vos proches sont peut-être concernés par ce que nous sommes nombreux à considérer comme un viol… Parce que c'est un viol. Et pour rappel : un oui est un oui jusqu'à ce qu'il devienne un non. Simple, basique ? Pas pour tout le monde. **Ce n'est donc pas parce que l'acte pénétratif protégé était consenti qu'il reste automatiquement consenti sans le préservatif.**

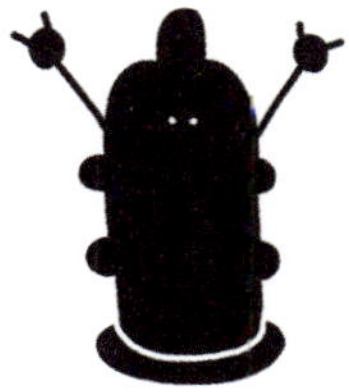

Stérilisation

Ce mot rejoint ce dictionnaire suite à ma lecture (effarée) d'un témoignage d'une abonnée n'ayant pu bénéficier d'un recours à la stérilisation, ses médecins la trouvant trop jeune, à 32 ans, pour faire un choix irréversible. Je pensais son cas exceptionnel, jusqu'à ce que je reçoive plusieurs centaines de témoignages similaires.

En France, **la stérilisation à visée contraceptive est légale depuis 2001.** Une personne majeure et consentante est en droit d'avoir recours à la ligature des trompes ou à la vasectomie. Et cela, à n'importe quel moment de sa vie. Je répète : à n'importe quel moment de sa vie. C'est la loi. Cette loi qui porte le numéro 2001-588 autorise donc toute personne majeure, à condition qu'elle soit bien informée sur les autres moyens de contraception, à bénéficier d'une stérilisation... Sauf que, dans la pratique, ce geste est souvent réalisé après 35 ans. Bon, s'il avait lieu après 35 ans parce que les personnes ne souhaitaient se faire stériliser qu'à cet âge-là, très bien. Mais ce n'est malheureusement pas toujours le cas.

Voici quelques extraits, parmi des centaines de témoignages :

- *« J'ai 34 ans, un enfant et je suis séparée du papa. Pour ma part, on me dit que je pourrais encore rencontrer quelqu'un avec qui j'aurais envie d'avoir un deuxième enfant... sauf que c'est hors de question et ça ne changera pas... mais on me dit qu'il est préférable d'attendre. »*
- *« J'ai 25 ans et du coup c'est mon homme qui l'a fait, car c'est beaucoup plus simple. »*
- *« J'ai 31 ans, je n'ai pas d'enfants et je n'en veux pas ! En quoi est-ce si extraordinaire que ça ? Ma vie, mon corps, mes choix ! »*
- *« Il faut en parler. En tant que futur médecin, même si je suis en santé publique, je pense que ça reste un sujet encore très peu discuté de nos jours. »*
- *« Ma généraliste m'a dit qu'elle ne pouvait pas, car c'était contre nature, je cite : "Comme se couper un bras ou une jambe, tant que ce n'est pas médicalement nécessaire je ne peux pas". »*

Clause de conscience

Cette notion a vu le jour en 1975 dans la loi Veil permettant l'interruption volontaire de grossesse. La clause de conscience est également présente dans l'article R. 4127-47 (article 47 du Code de déontologie médicale) et permet aux médecins de refuser la prise en charge d'un patient (sauf en cas d'urgence), sans avoir à se justifier.

Les docteurs ont donc le droit de refuser de pratiquer eux-mêmes une stérilisation volontaire à visée contraceptive, si cela ne correspond pas à leurs valeurs personnelles et professionnelles. Il me semble tout de même que la moindre des choses serait de donner à leurs patients les coordonnées d'autres praticiens qui acceptent de le faire.

Pour celles et ceux qui le souhaitent, il existe des groupes sur Facebook qui listent le nom des docteurs et doctoresses qui acceptent de pratiquer la stérilisation.

NO REGRETS !

Les médecins expliquent parfois qu'ils souhaitent éviter que ces personnes regrettent leur geste (pourtant souvent mûrement réfléchi). Je comprends, oui, c'est un des risques. Mais la liberté de chacun n'est-elle pas de faire ce qu'il ou elle veut de son corps ?

comme

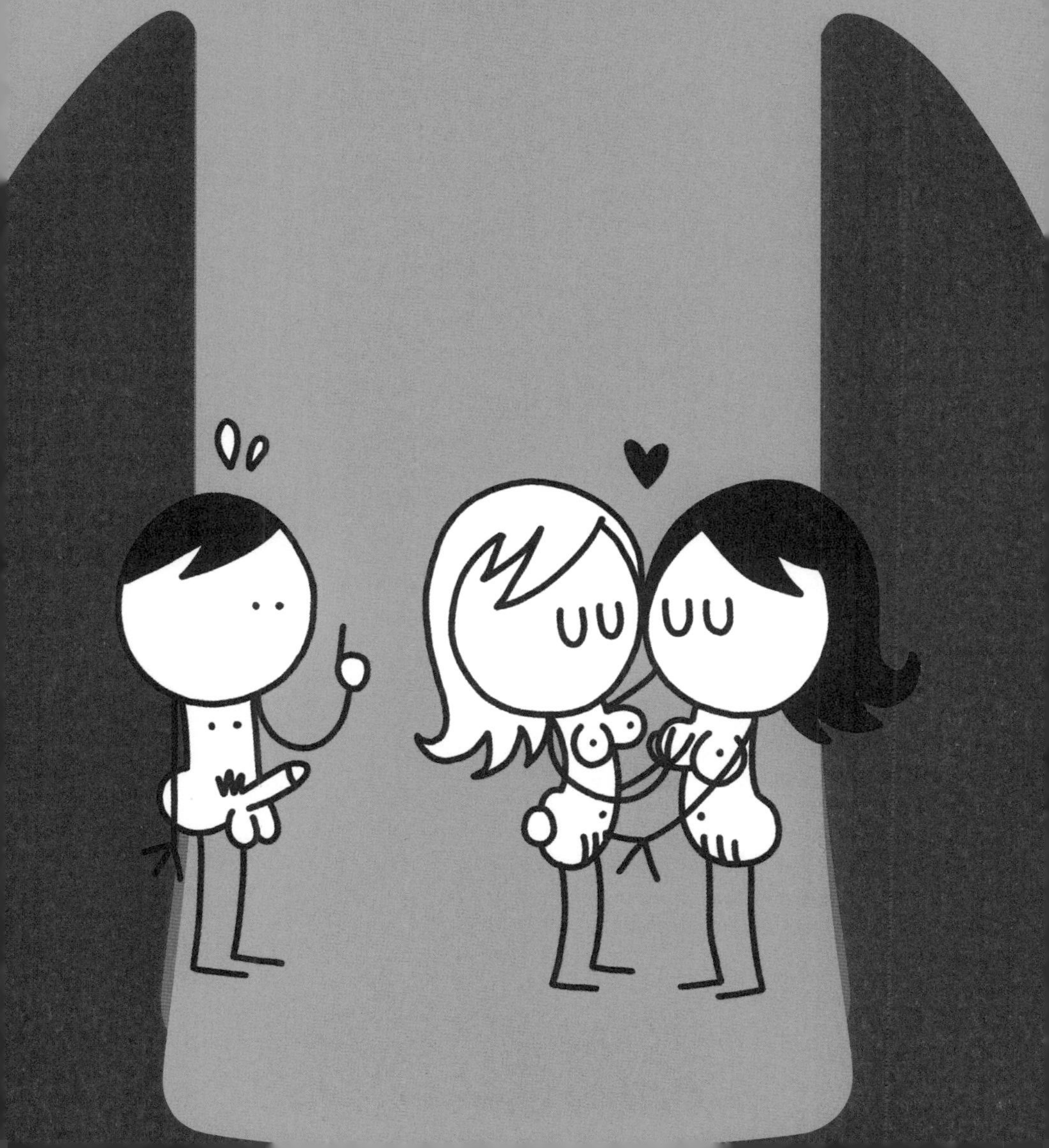

Tantrisme

Le tantrisme sexuel, également appelé yoga sexuel, regroupe de nombreuses pratiques qui font référence au tantra hindou et bouddhiste.

Ses grands principes sont la concentration, l'écoute de son corps et le développement de nos sens. On est pleinement dans le moment présent et dans la conscience.

C'est un moyen de prendre de la distance avec le sexe mécanique classique qui est souvent très rapide. Précisons que c'est une version très occidentale du tantrisme, car à l'origine, il consistait à utiliser le désir comme éveil à la spiritualité à travers des formes de yoga et de méditation.

Si vous souhaitez l'expérimenter, je vous conseille de :

- **être avec un partenaire qui vous plaît** *(et pas que physiquement). Que vous aurez envie de câliner, de découvrir, d'écoute ;*
- *être conscients que* **cette partie de jambes en l'air peut prendre une heure ou deux ;**
- **être dans un lieu calme** *où on se sent bien et en sécurité ;*
- **allumer des bougies** *et une musique douce ;*
- *commencer* **par regarder longuement votre partenaire, sans le toucher.** *L'idée est de se connecter à travers des regards profonds ;*
- *entreprendre* **un contact physique simple et pas à proprement sexuel :** *prendre sa main, lui caresser la joue ou les cheveux, etc. Il faut être à l'écoute de ce que ces gestes vous font ressentir ;*
- **écouter les respirations.** *De vous focaliser sur votre odorat et sur d'autres sens.*

Quand les deux partenaires sont prêts et réellement connectés, ils peuvent alors se dénuder doucement, sous le regard admiratif de l'autre puis avec des contacts physiques plus profonds... si je peux me permettre.

Selon la sexothérapeute Jessica Pirbay, le tantrisme peut donner un nouveau souffle au couple.

Un autre avantage du sexe tantrique est de se détacher de la pression d'avoir ou de donner un orgasme à tout prix. On est là dans le *slow sex* et le but n'est pas de performer, mais de créer une réelle connexion avec la personne qu'on aime et/ou qu'on désire.

Toxique

Une relation est dite toxique lorsqu'elle maintient un ou les deux partenaires dans un réel état de souffrance.

Une souffrance permanente qui, malgré la communication et les compromis, ne disparaît pas. Il arrive qu'une relation toxique le soit dès le départ ou le devienne au fur et à mesure.

Selon le site La-clinique-e-sante.com, il y aurait sept signes qui prouveraient qu'on vit une relation toxique :

- *vous ne pouvez pas être vous-même ;*
- *vous ne pouvez pas (ou presque pas) dialoguer ;*
- *vous ne vous sentez pas toujours en sécurité ;*
- *vous développez une (co)dépendance ;*
- *vous ne vous reconnaissez plus (ou plus assez) ;*
- *votre amour-propre est atteint ;*
- *vous ne vous épanouissez pas dans votre vie intime.*

Il n'y a évidemment pas besoin de combiner tous ces critères pour se dire que notre relation n'est pas saine.

Posez-vous les bonnes questions et, je ne le répéterai jamais assez, prenez soin de vous… Car la seule chose toxique qu'on aime, c'est la chanson de Britney Spears quand elle se déhanche en hôtesse de l'air ultrasexy à bord d'un avion.

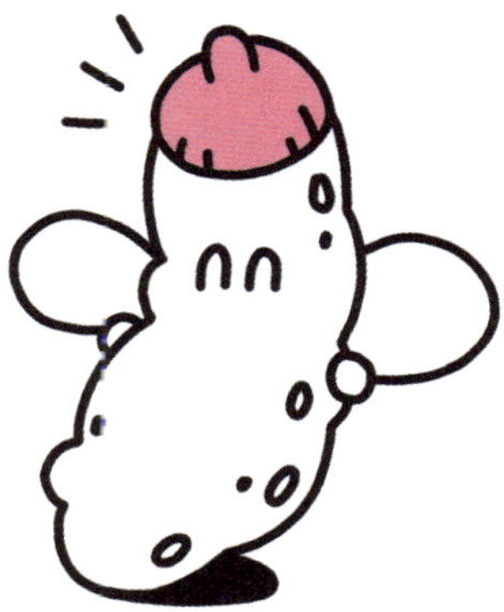

Trans

C'est une personne qui est née homme ou femme et qui ne se sent pas appartenir à ce genre.

La transition de genre est un long processus qui permet à une personne de s'affirmer dans le genre auquel elle s'identifie (du changement de nom au changement de sexe) mais soyons conscients que ces changements ne sont pas nécessaires pour être considéré comme trans.

Le terme « trans » est bien plus approprié que « transsexuel », longtemps utilisé pour décrire les personnes ayant subi une opération de changement de sexe, leur donnant alors une pseudo-légitimité de se qualifier de trans. Le terme « transgenre » a, quant à lui, servi à décrire les personnes n'ayant pas fait l'opération. Cette distinction est inutile et tout aussi indiscrète : nous n'avons pas à savoir ce que les gens ont ou n'ont pas sous leurs vêtements. Optons désormais pour le terme « trans », nettement plus inclusif.

En plus, le terme « transsexuel » a longtemps été utilisé pour désigner la transidentité comme une pathologie mentale... Je rappelle que la transidentité n'est pas une maladie.

Enfin, le suffixe « sexuel » ramène généralement à une orientation (comme homosexuel, bisexuel ou hétérosexuel). La transidentité n'est pas une orientation sexo.

Respectons néanmoins les personnes qui se disent transsexuelles. Cette appellation n'est réservée qu'aux personnes trans qui en font l'usage pour elles-mêmes.

Trouple

Le trouple désigne une histoire sexuelle et/ou sentimentale entre trois personnes. Un triangle, oui, mais qui n'a rien à voir avec votre prof de géométrie sur lequel vous fantasmiez au lycée.

Chaque individu constituant cette relation à trois vit son trouple comme il l'entend : il peut être amoureux des deux autres personnes, ou uniquement d'une seule, voire d'aucune. Il peut avoir des relations sexuelles avec les deux (simultanément ou séparément), avec une seule des deux ou même aucune s'il est asexuel. Comme pour les couples, les trouples ont chacun leur histoire et leurs particularités.

De tout temps, des personnes ont vécu discrètement une relation sous la forme d'un triptyque. Ce qui change est que, de nos jours, les langues se délient et ceux qui sont en trouple n'ont parfois plus honte (et tant mieux) d'exprimer leur vécu sur les réseaux sociaux.

Stop aux idées reçues

Non, tous les trouples ne sont pas formés de deux femmes et d'un homme qui serait le «dominant» et qui abuserait, dans un élan viriliste, machiste et patriarcal de la confiance et des corps de ces deux femmes. Il existe également des trouples formés de deux hommes et d'une femme ou des trouples exclusivement masculins ou féminins.

Les personnes qui constituent un trouple ne sont pas spécialement accros au sexe. Je suis moi-même tombé amoureux de deux personnes, d'une façon différente, mais tout aussi intense, et ce double amour (véritable) n'était pas motivé par mes couilles dépressives qui voulaient se vider deux fois plus, ou deux fois mieux. **Ce n'est pas parce que vous ne vivez pas une situation que cette situation n'est pas légitime.**

Le trouple commence en règle générale par une relation de couple, auquel vient s'ajouter un troisième partenaire. Mais il existe aussi des trouples qui se sont formés directement à trois. Qu'importe d'ailleurs tant que tous les partenaires s'y sentent bien.

Service com'

J'ai discuté avec plusieurs trouples et tous s'accordaient à dire que ce type de relation implique pas mal de communication, de transparence et d'empathie. Une jalousie peut en effet naître au sein du trouple, mais peut également être atténuée, voire totalement disparaître, si les partenaires parviennent à mettre les choses à plat et à régler leurs soucis.

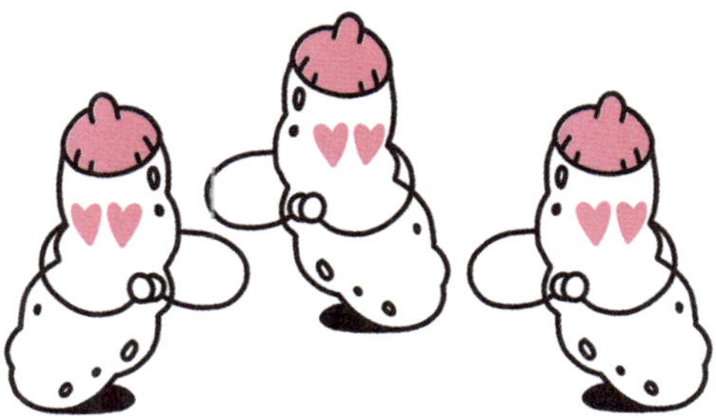

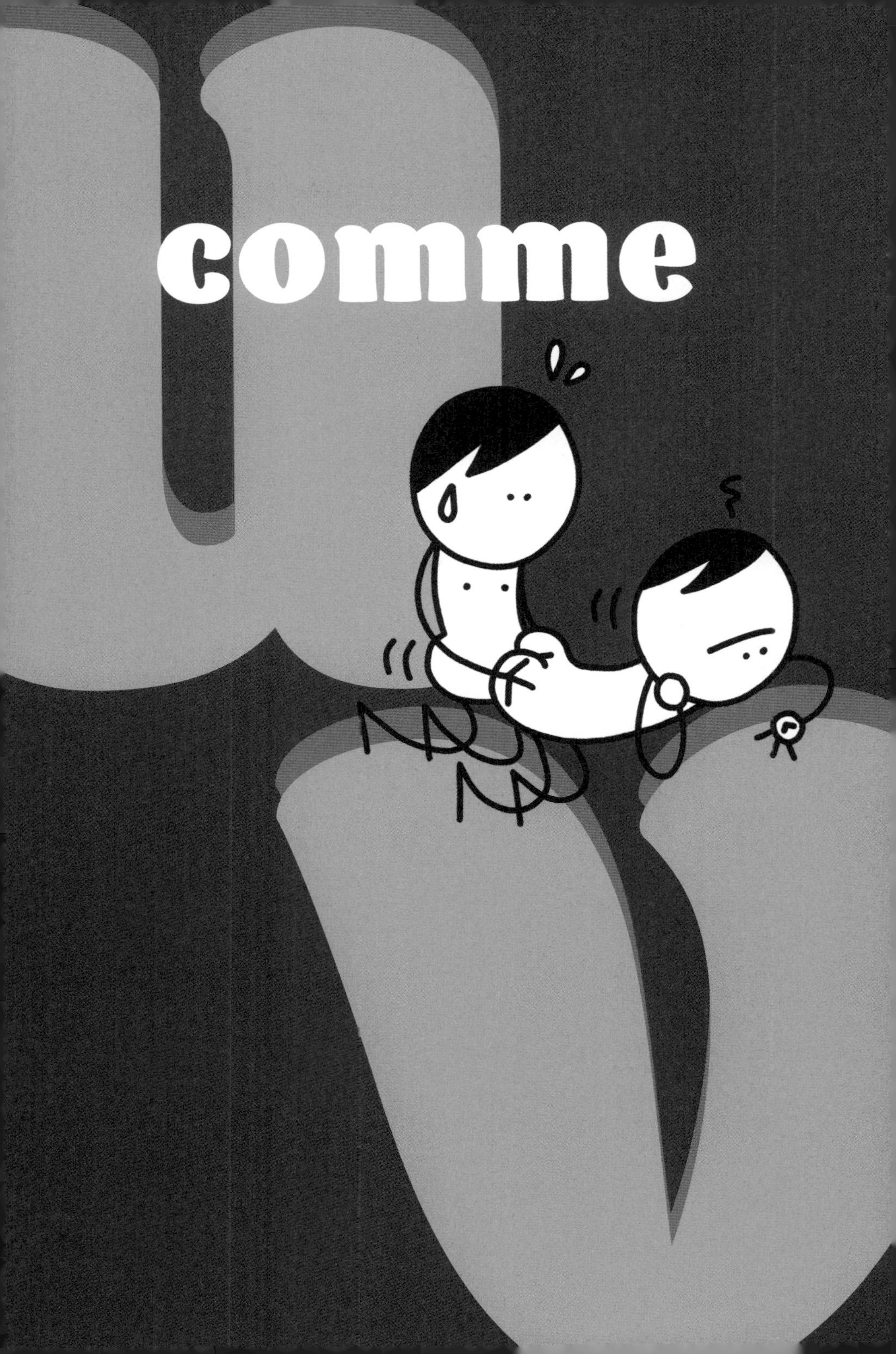
comme

Urolagnie

Contrairement à son nom un peu « barbare », l'urolagnie n'est pas le nom d'une maladie liée à l'appareil urinaire. Non, c'est bien plus joyeux que ça (en tout cas pour certains).

L'urolagnie – également appelée ondinisme – est l'excitation sexuelle et les jeux coquins autour de l'urine. Pas « autour » au sens propre (ou sale) du terme, hein. L'idée n'est pas de pisser au sol et de faire du sexe autour de la flaque d'urine en prenant le soin d'éviter de la toucher... Bien au contraire.

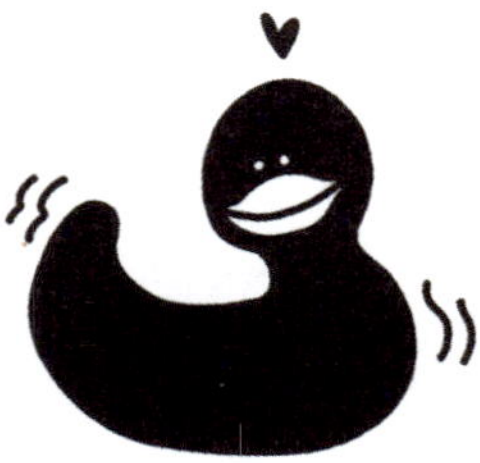

La golden shower

La *golden shower* n'est pas une douche prise dans une salle de bains incrustée d'or et de diamants. Tout le monde n'a pas le luxe d'être Cœurnichons, désolé. La douche dorée est l'action qui **consiste à se faire uriner dessus par une flopée de mecs ou de nanas** (plus difficile dans ce cas). Cette pratique semble faire partie des jeux de domination (les donneurs) et de soumission (le receveur).

Il y a deux types de receveurs :

- **ceux qui aiment quand l'urine sent très fort et a une couleur jaunâtre.** *Notons que si elle est trop foncée, il vous faudra consulter un médecin... Peut-être avez-vous un souci aux reins ? N'oubliez pas de boire de l'eau, un litre et demi par jour. Ah, d'ailleurs, vous ai-je raconté la fois où j'ai eu des calculs rénaux ? Non ? Aucun rapport avec Jean Reno, hein ;*
- **et ceux qui demandent à leurs partenaires de boire des litres d'eau avant de pratiquer une douche dorée,** *afin que l'urine soit translucide et ne sente pas grand-chose.*

Comme pour tous nos fluides corporels, l'urine peut être porteuse d'IST ou de maladies. Selon EmpowHER, l'urine n'est « stérile » que lorsqu'un individu est en parfaite santé.

On ne juge pas. Ne faisons pas les pisse-froid, chacun fait ce qu'il veut de son jus de pomme maison.

LE PEEGASM

Sur le forum Reddit, un internaute a confié que lorsque sa petite amie se retenait d'uriner pendant plusieurs jours, elle ressentait un orgasme au moment d'aller aux toilettes. Ne faites pas ça, *please*. D'abord, parce qu'il n'y a eu aucune étude sur le sujet qui avérait cette hypothèse et ensuite, parce que tous les médecins s'accordent à dire que cela est dangereux. En se retenant, on risque d'augmenter la probabilité de développer des infections urinaires, sans compter que cela peut être dévastateur pour les reins. Encore une tendance à la con sur les réseaux sociaux... Décidément, tous les sites ne sont pas aussi utiles, bienveillants et intéressants que le compte Instagram de Cœurnichons.

J'en profite par ailleurs pour rappeler qu'il est préférable d'uriner après un rapport afin d'éviter de se choper une cystite. Un rapport sexo entraîne souvent une légère remontée de microbes dans l'urètre, qui peuvent aller jusque dans la vessie et engendrer des infections urinaires.

Allez, je vous laisse ! #PisseAndLove

Utérus

L'utérus est la poche destinée à recevoir un ovule fécondé et favoriser son développement de son stade embryonnaire jusqu'au fœtus.

Hors grossesse, l'utérus a une taille d'environ quatre centimètres sur huit.

L'utérus est situé sur le bas-ventre des personnes à vulve et a une forme quelque peu triangulaire. Sa pointe est dirigée vers le bas, là où se trouve le col de l'utérus qui donne sur le vagin. Et d'ailleurs, si vous souhaitez davantage d'infos à propos du vagin et de la vulve, il vous suffit de lire les mots suivants. Oui, l'ordre alphabétique est bien fait.

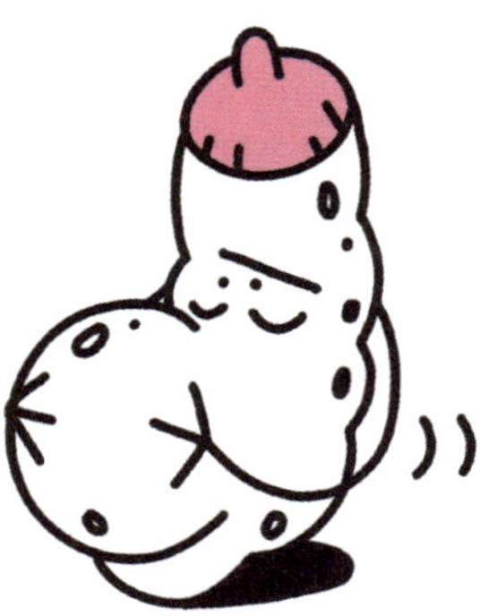

Vagin et vulve

Pour la faire courte – comme mes relations amoureuses –, le vagin désigne l'intérieur, tandis que la vulve fait référence à l'extérieur de l'appareil de reproduction féminine.

Le vagin

C'est un conduit musculo-muco-membraneux impair et médian (à vos souhaits) qui fait partie de l'appareil de reproduction féminin. Certains se posent peut-être la question suivante : « Où est situé le vagin ? » Le petit con que je suis aurait tendance à répondre avec insolence « *Dans vos culs !* » mais ce ne serait, anatomiquement parlant, pas exact. Le vagin se trouve entre le petit bassin (cavité pelvienne) et le périnée, entre l'urètre et la vessie en avant et le rectum en arrière.

Le canal vaginal est doté d'une muqueuse qui assure sa lubrification (sauf quand il y a sécheresse vaginale, voir ce mot), ainsi que d'une paroi musculaire s'élargissant lorsqu'il y a un rapport sexuel ou un accouchement.

Le vagin est souvent, très souvent, trop souvent, confondu avec la vulve.

La vulve

Les choses les plus importantes à savoir sont que :

- *chaque vulve est différente ;*
- *il arrive que les lèvres dites « petites » deviennent plus longues à la puberté que celles qui sont dites « grandes ». Il est donc préférable de privilégier les termes « lèvres internes » pour les petites et « lèvres externes » pour les grandes.*

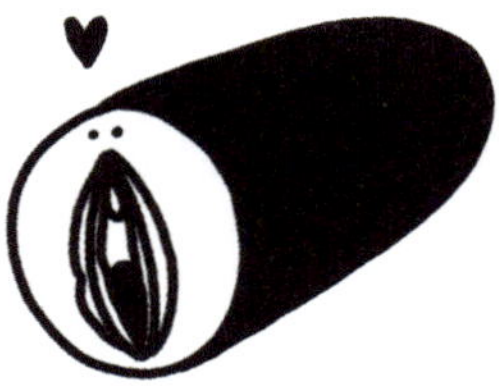

Vaginisme

Le vaginisme est un trouble sexuel qui concerne beaucoup de femmes et de personnes à vulve. Il se manifeste par des contractions du périnée rendant compliqués (voire impossibles) les rapports pénétratifs, du fait d'une douleur très importante.

Selon le site Question-sexualité.fr, il existerait quatre types de vaginisme :

- **le vaginisme primaire :** *présent dès le début de la vie et qui se manifeste généralement au début de la vie sexo ;*
- **le secondaire :** *apparaît après un moment où la pénétration n'était pas agréable, pas consentie ou douloureuse (parfois après des violences sexo) ;*
- **le total (ou global) :** *a lieu dans n'importe quelle situation, aussi bien lors de la pénétration d'un pénis que d'un objet (tampon, sex-toy) et de doigts ;*
- **le partiel (ou situationnel) :** *possibilité de pénétration dans certaines situations, mais pas dans d'autres (comme avec certains partenaires, par exemple).*

Les causes sont nombreuses et peuvent être combinées : les interdits moraux ou religieux, une éducation trop sévère, un traumatisme sexuel, la peur de tomber enceinte, un problème dit organique ou encore une vulvodynie.

D'abord, il est important de rappeler que le sexe ne se résume pas à la pénétration.

Ensuite, le vaginisme n'est pas immuable. La communication entre les amoureux est cruciale et la confiance l'est tout autant. Le ou la partenaire qui n'a pas de vaginisme doit comprendre que ce n'est pas parce que vous souffrez de ce trouble sexuel que vous n'avez pas de désir sexuel pour elle.

La meilleure chose à faire est d'en parler à votre docteur ou psychologue. Se débarrasser du vaginisme est une affaire de longue haleine et se fait *via* une sexothérapie et un travail important. Ce traitement peut parfois être accompagné de séances de kinésithérapie.

#Courage #JeVousSoutiens

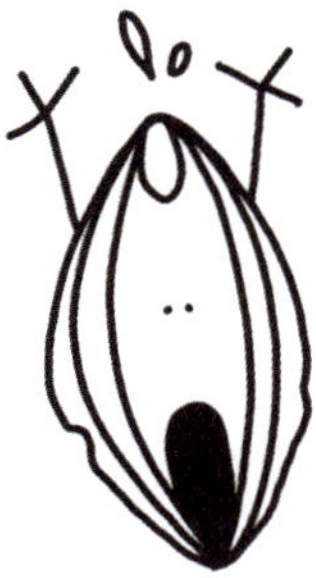

Vanilla sex

On a précédemment vu que le *kinky sex* (voir ce mot) est l'opposition du *vanilla sex*. Mais quelles sont les pratiques que l'on considère comme du sexe « doux » et conventionnel ? Maïa Mazaurette, autrice, chroniqueuse et peintre, a fait l'éloge de cette façon de sexer, qu'elle qualifie de « sexualité ennuyeuse » et de « faire l'amour à la papa ». Elle est si drôle, je l'aime !

Le *vanilla sex* est donc le fait d'aimer pratiquer, par exemple, un bon classique missionnaire ou la traditionnelle levrette. Et il n'y a pas à en rougir. Loin de nos fantasmes qui sont souvent davantage portés sur des pratiques « originales », dangereuses, acrobatiques, voire transgressives, le *vanilla sex* a toute sa place dans notre sexualité du quotidien.

Notons tout de même que votre sexualité, qu'elle soit *kinky* ou *vanilla*, n'a pas à être jugée comme ennuyante par les autres. L'experte en relation Laurel Steinberg a d'ailleurs eu ces mots : « C'est vous qui décidez à quoi ressemble le sexe et ce qu'il vous fait ressentir – et il n'y a pas de règles pour que votre relation soit considérée comme passionnante. »

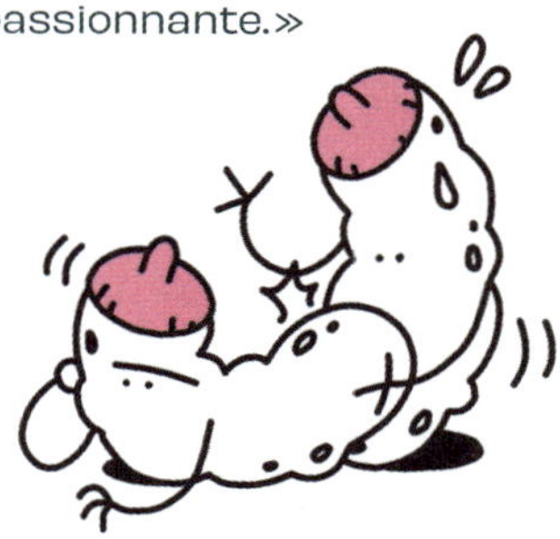

Vasectomie

La vasectomie est une méthode de stérilisation masculine. C'est une opération dite mineure, consistant à couper et à bloquer les canaux déférents qui permettent de transporter les spermatozoïdes.

Elle se fait en « un rien de temps », car dix minutes suffisent pour vous opérer sous anesthésie locale chez votre docteur. Mais, rassurez-vous, cela n'empêche pas d'avoir des éjaculations par la suite.

Son efficacité est bonne, bien qu'elle ne stérilise pas de façon immédiate, car de nombreux spermatozoïdes restent présents dans le canal déférent. Je vous conseille donc fortement de coucher avec préservatif dans les jours qui suivent l'opération. Notons que la vasectomie ne protège pas des IST. Pour savoir si vous êtes devenus stériles, il vous faudra réaliser un spermogramme qui révélera l'absence de spermatozoïdes dans votre éjaculat. Il faut attendre deux à trois mois après la vasectomie avant d'avoir recours au test de sperme.

Temporaire ? Non. La vasectomie est considérée comme permanente, donc il ne faut la pratiquer que lorsqu'on est sûr de vouloir une contraception définitive.

La vasectomie est une opération dite sécuritaire qui est très bien réalisée, mais comme pour toutes les opérations, il existe quelques complications. N'hésitez pas à vous tourner vers votre médecin afin d'avoir davantage d'infos.

Viol conjugal

S'il y a bien un tabou qui reste collé à nos vies comme un morpion indestructible à nos pubis, c'est bien celui du viol conjugal. Et il est plus que temps que cela change.

Selon des représentations bien ancrées dans les esprits, le viol serait souvent commis dans un lieu isolé, une rue sombre ou un parking, par un inconnu agressif et parfois armé.

Pourtant, en France, bien souvent, la victime connaît l'agresseur et, lorsqu'il s'agit de son ou de sa partenaire, le crime devient encore plus tabou, presque indicible.

Dix personnes de tous genres et orientations sexuelles ont accepté de me témoigner de leur expérience afin d'être reconnues comme victimes et afin de libérer un peu plus la parole, bien sûr, car s'exprimer, c'est peut-être déjà guérir.

Voici les quelques bribes que j'ai gardées de nos quatre heures de discussion téléphonique. Neuf victimes et un agresseur. J'ai volontairement choisi de ne pas mettre de prénoms, même fictifs.

« Ce soir-là, j'ai essayé de me rebeller. Il n'a pas voulu m'écouter… J'ai fini par me laisser faire pour que ça aille vite, pour être tranquille. »

« Moi, personnellement… ça peut paraître bizarre à dire… mais je déteste dire non. Je n'ai pas envie de déplaire, je n'ai pas envie de frustrer, je n'ai pas envie de contrarier. Ça m'est arrivé très souvent de dire oui, si je compte les cas où je l'ai fait contre ma volonté. Selon moi, j'envoyais suffisamment de signaux de par mon attitude physique qui indiquait que je ne voulais pas... ou pas trop. »

« C'était vraiment très insistant... Et parfois, il me pénétrait même sans capote. Alors que j'avais dit que je voulais qu'il mette un préservatif. Et j'étais jeune, j'avais 16 ans. Finalement, il insiste pendant un long moment. Il me met sur le ventre et je ne peux pas bouger. Il me bloque, je me mets à pleurer. Je lui dis "Stop". Et il me dit ces trois mots qui résonnent toujours en moi : "Encore un peu..." Je n'ai pas considéré cela comme un viol au début. Je savais que ce qui était arrivé n'était pas normal et j'en ai parlé à une amie qui m'a dit : "Mais non, tu te fais des histoires pour rien." »

« En fait, plus on avançait dans la relation et plus ça s'intensifiait. Et plus je donnais de ma personne pour le satisfaire et plus je m'en prenais dans la tronche. Il tournait tellement bien la chose qu'au final c'était toujours moi la personne fautive et c'était lui, la victime. En couchant avec lui, ça m'évitait les coups... Bien évidemment que sur le moment je n'avais pas du tout envie. C'est la manière la plus facile pour survivre. Je pensais que c'était normal, je n'avais pas eu de relation avant. »

« C'est vrai que je me forçais pour lui faire plaisir. C'est-à-dire que c'était devenu un automatisme. C'était tous les soirs. »

« C'est arrivé assez progressivement, petit à petit, au fur et à mesure des choses mauvaises et manipulatrices qu'elle me disait et du coup je n'y arrivais plus. Je n'avais simplement plus envie d'elle, plus rien. J'avais des nausées. Elle me dégoûtait. Parfois, j'avais comme des acouphènes dans les oreilles, comme si je ne voulais pas entendre. Et ma vue devenait un peu trouble. »

« J'ai porté plainte, j'avais 15 ans et aujourd'hui j'en ai 22. Donc, ça fait sept ans que je me bats pour que justice soit faite. »

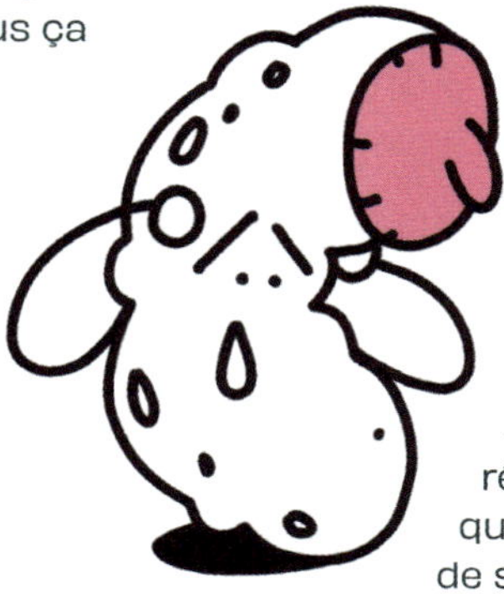

« J'avais peur qu'il dise : "Attends, tu fais ça tous les jours et là d'un seul coup tu viens de me dire que tu n'en as pas envie". J'avais peur de sa réaction. Il aurait fallu que je dise non tout de suite. Et dans ces moments-là, je me disais que c'était mon devoir de le faire parce qu'on était ensemble. »

Beaucoup m'ont par ailleurs confié s'être sentis honteux et seuls lorsqu'ils subissaient ces violences. Pourtant, un viol sur deux est perpétré par un partenaire ou un ex-partenaire. Il est donc grand temps d'écouter, enfin, ces personnes.

« C'est un viol, peut-être. En fait, la plupart des gens ne pensent pas que c'est un viol, ce que je peux comprendre aussi, je peux comprendre leur point de vue... Mais, ayant déjà vécu un viol incestueux, c'est juste que la sensation de mourir... je pense que pas mal de monde l'a ressentie. C'est la sensation de se sentir vidée, de n'avoir plus rien en toi. Et cette sensation-là... j'ai du mal à parler, désolée... »

Voici le témoignage d'un agresseur :

« Il y avait des soirs où je rentrais du travail ou de l'entraînement, j'avais envie de baiser et je ne cherchais même pas à comprendre. Et la meuf, je la mettais dans le lit et je la forçais un peu à se déshabiller. J'étais entré dans cette spirale infernale où les nanas étaient devenues des sacs de viande. Elles étaient devenues des objets. Pour moi, c'était la même chose. Il y a des soirs où je dors mal la nuit parce que je pense à ce que j'ai fait à ces meufs-là. Et c'est horrible, quand tu te retrouves dans cette position-là et que tu t'en rends compte alors que tu pensais être quelqu'un de bien, tu te sens presque comme un violeur... Je me suis senti presque comme un violeur. »

Le devoir conjugal

J'entends parfois dire qu'il n'y a pas de viol au sein d'un couple puisque les partenaires (lorsqu'ils sont mariés) sont soumis au devoir conjugal et donc à avoir des relations sexuelles... Faisons le point.

En 2019, la cour d'appel de Versailles a prononcé aux torts exclusifs d'une femme qui a refusé de faire l'amour à son mari. Selon la cour, le manquement au devoir conjugal commis par l'épouse était un motif de divorce pour faute... Ouh là. Attendez, je vais dégueuler et me noyer dans mon vomi, je reviens.

blurp, blurp

Encore un peu.

blurp, blurp

Voilà, je suis de retour.

Son avocate, Lilia Mihssen, avait alors déclaré : « C'est une décision qui m'apparaît complètement archaïque, moyenâgeuse [...].

Je trouve complètement scandaleux qu'on puisse faire de l'institution du mariage une servitude sexuelle à l'égard des femmes ou même à l'égard des hommes. » Un point pour Maître Mihssen !

L'épouse a eu le soutien de la Fondation des femmes et du Collectif féministe contre le viol, deux associations féministes. Ces dernières ont rappelé à juste titre que : « La Cour de cassation a aboli le devoir conjugal depuis un arrêt du 5 septembre 1990 pour ce qui concerne la justice française et qu'au niveau européen, celui-ci est proscrit depuis le 22 novembre 1995 et la condamnation du Royaume-Uni à ce sujet. »

Mais alors, comment expliquer une telle décision de la Cour ?

Ce que dit le Code civil

D'abord, selon les dispositions du Code civil, les époux doivent notamment vivre ensemble, se soutenir face aux épreuves de la vie et se porter un respect réciproque. Bon, jusque-là, ça me paraît légitime (bien qu'à mon sens, on peut très bien être heureux sans vivre ensemble, mais c'est un autre sujet).

Dans ce sens l'article 212 du Code civil énonce que : « Les époux se doivent mutuellement respect, fidélité, secours, assistance. » Oui, d'accord, très bien..., mais toujours pas question de sexe ici.

De même, l'article 215 du Code civil énonce que : « Les époux s'obligent mutuellement à une communauté de vie. » OK, une communauté de vie, oui. Et alors ?

Ce que dit la jurisprudence

C'est en se référant à ces textes que les juridictions saisies ont statué en défaveur de l'épouse s'étant refusée à son mari... Ah ! J'ai hâte de voir où ils ont décelé la notion de sexe.

Les juges ont donc interprété la « communauté de vie » mentionnée à l'article 215 du Code civil comme une « communauté de toit et de lit » constituant le devoir conjugal... Je reste bouche bée. Le pire étant que plusieurs jurisprudences la confirment.

Alors, je ne suis ni avocat, ni magistrat, ni juge. Encore moins ministre de la Justice, certes. Je ne connais pas non plus le dossier et le procès dans le détail, d'accord. Mais convenez avec moi que cette affaire nous a fait faire un sacré bond dans le passé. Et qu'on ne peut tolérer que cela se reproduise.

Ce que dit la loi

Je tiens à vous rassurer. Si vous souhaitez porter plainte, faites-le. Toutes les affaires de viol conjugal n'ont heureusement pas la même issue. Car en cas de viol au sein d'un couple, la peine maximale en France est de vingt ans de prison. Et en cas d'agression sexuelle autre que le viol, les peines sont de sept ans d'emprisonnement et de 100 000 euros d'amende.

Agression sexuelle *vs* viol

L'article 222-22 du Code pénal énonce que « le viol et les autres agressions sexuelles sont constitués lorsqu'ils ont été imposés à la victime dans les circonstances prévues par la présente section, quelle que soit la nature des relations existant entre l'agresseur et sa victime, y compris s'ils sont unis par les liens du mariage ».

Dans la loi française, le viol est un crime et l'agression sexuelle, un délit. La différence entre les deux réside dans la notion de pénétration. Exemples : un baiser forcé ou une main aux fesses = agression. Une pénétration = viol.

Mais qu'en est-il lorsqu'il s'agit d'une fellation ou d'un cunni ? Car dans ces cas-ci, il y a également pénétration d'un sexe dans la bouche ou de la langue dans le sexe. De quelque nature qu'il soit.

Depuis 1984, en France, la chambre criminelle a affirmé que la fellation est un viol dès lors qu'il y a eu pénétration non consentie de la verge dans la bouche de la victime. Quelques années plus tard, en 1997, elle a même jugé que « tout acte de fellation constitue un viol dès lors qu'il est imposé à celui qui le subit ou à celui qui le pratique ». Donc, oui, la fellation et le cunni non consentis sont des viols.

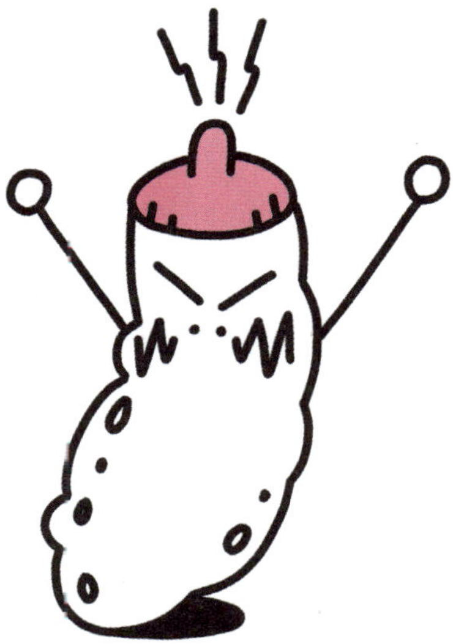

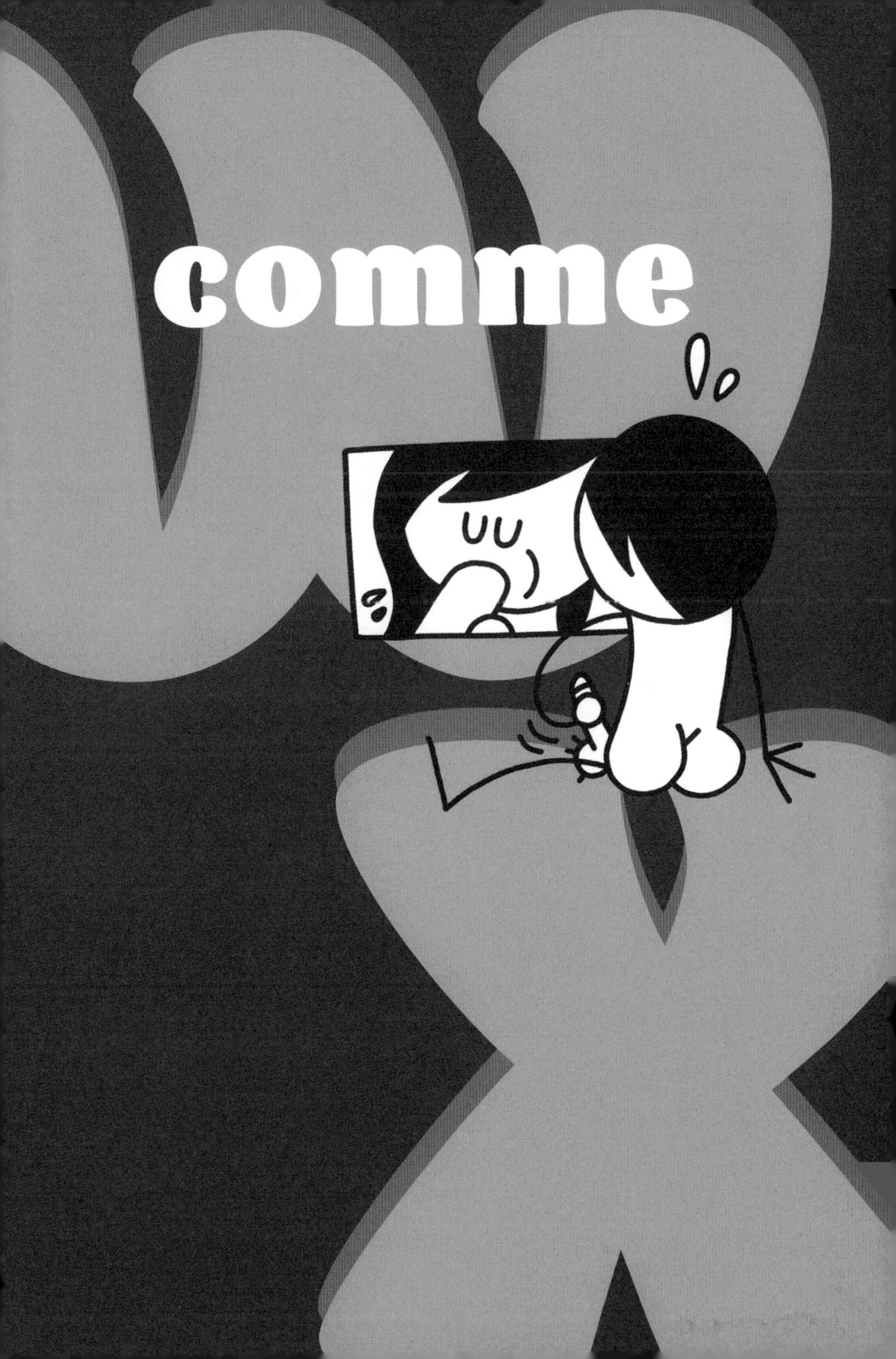
comme

Wax play

Et voici une autre pratique que vous ne connaissez peut-être pas. Le terme *wax play* est composé des mots « cire » et « jeu » en anglais. Vous l'avez compris : on va donc brûler la chandelle par les deux bouts, mais faites gaffe ! Cet acte sexuel ne doit pas être pris à la légère, car il est difficile à maîtriser… Les conséquences pourraient être tragiques.

Le principe est très simple : **appliquer sur la peau de sa ou son partenaire de la cire chaude de bougie.** Celles et ceux qui pratiquent le *wax play* aiment la sensation de brûlure que cela provoque. Certains préféreront la détente – et privilégieront alors une cire tiède – quand d'autres prendront plus de plaisir à avoir mal, voire très mal – et n'attendront pas que la cire refroidisse. Certaines bougies vendues en sex-shops et en ligne se transforment d'ailleurs en huile de massage aux senteurs délicieuses.

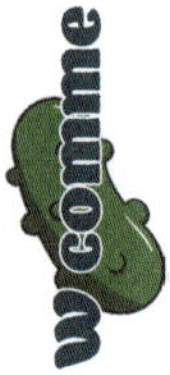

Le *wax play* peut faire partie de jeux de domination et soumission. Dans le cas où l'on aime la douleur, il est tout de même important de mettre en place un *safe word* afin de stopper net le rapport.

L'AVIS DE CŒURNICHONS

Je vous conseille de ne pratiquer le *wax play* qu'avec une personne de confiance et qui s'y connaît déjà. Le but n'étant pas de finir à l'hôpital, mais bien d'avoir le feu au cul si cela vous fait mouiller.

Films X

Les films X, ou porno, font partie de la vie de beaucoup d'entre nous, participant à notre éducation sexo et nous procurant pas mal de plaisir. Mais ces films X ne datent pourtant pas d'hier.

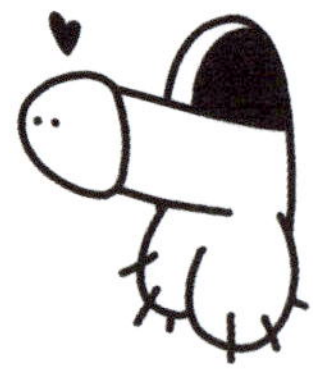

Les origines

Les représentations pornographiques remontent au temps où il n'y avait pas encore Internet et où nos ancêtres admiraient les statuettes paléolithiques aux gros seins et aux pénis énormissimes. Par la suite, les hindous ont décoré leurs temples de sculptures représentant des couples en train de copuler. Les Romains et les Grecs ont, quant à eux, écrit une flopée de textes olé olé et de témoignages relatant des partouzes.

Le septième art

En 1839 est apparue une invention révolutionnaire : le daguerréotype. C'est en quelque sorte grâce à cette machine photographique que l'on peut aujourd'hui se masturber devant des zgegs et des foufs sur PornHub. Oui, j'ai fait un gros raccourci… et alors ?

À l'époque, les plus coquins de nos aïeux se sont amusés à produire des photos de nus et de couples en ébat. Miam. Il faut être conscient qu'ils n'avaient jamais vu de représentations réalistes des corps et des sexes, autrement que dans un miroir. L'excitation devait être folle ! S'en est alors suivie la création du cinématographe, en 1895. Et dans la foulée, on a commencé à tourner des pornos accessibles aux aristocrates et aux politiciens puissants.

Internet

Après les projections dans les salles obscures, les magazines érotiques, les cassettes VHS et les disquettes pour ordinateurs, c'est sur Internet que les images porno ont rencontré un succès universel. En 2005, l'arrivée des plateformes en streaming va permettre la création d'un nombre incalculable de sites porno, ainsi que la fonctionnalité « filtre » qui offre aux internautes une facilité de recherche importante.

Les catégories

Aujourd'hui, on ne compte plus le nombre de catégories de films qui nous sont proposées : des films amateurs tournés à l'iPhone dans la chambre d'un couple, aux films professionnels bénéficiant de moyens de production colossaux. Des éjaculations faciales aux pénétrations anales, des orgies aux masturbations solos, des femmes aux poitrines volumineuses aux micropénis, des costumes de superhéros à ceux d'ambulancier, de policier ou d'infirmière (tout aussi héroïques), des minets et minettes aux femmes mûres (qu'on surnomme *milf*), des rapports protégés aux rapports *bareback*, des dessins animés érotiques (appelés *hentai*) aux scènes tournées dans des immeubles de banlieue, dans des voitures, en forêt, sur la plage, dans les vestiaires, dans les salles de sport et ailleurs.

En 2021, le site PornHub a révélé les mots les plus tapés dans la barre de recherche par ses utilisateurs français.

Top 14 :

14. Domination féminine

13. Noirs

12. Publique

11. Gros seins

10. Anal

09. Massage

08. Amateur français

07. Gros cul

06. Français

05. Lesbienne

04. Milf

03. French

02. Hentai

01. Française

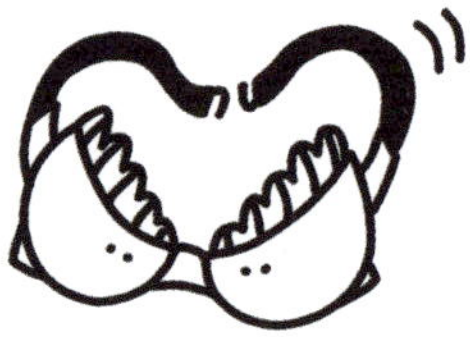

Top 5 mondial :

05. Milf

04. Hentai

03. Noir

02. Lesbienne

01. Japonais

Il semblerait qu'il y ait, à travers le globe, un réel intérêt pour le sexe entre femmes et pour différentes ethnies, telles que les personnes noires ou les Asiatiques (Japonais, en l'occurrence).

Retour en France : le site Hitek révélait d'ailleurs que la catégorie préférée dans l'Hexagone en 2015 était « beurette », soit les femmes racisées arabes. Alors... simple attirance ou fétichisme marqué ? Je ne sais pas et je m'en fiche, chacun fait ce qu'il veut, tant qu'il ne fait de mal à personne.

Les dangers

Vous n'êtes pas sans savoir qu'il existe un tas de vidéos problématiques sur Internet et, en particulier, sur les sites porno.

D'abord, parce que l'image des femmes (mais aussi des hommes) dans les films X est caricaturale et dangereuse : non, tous les hommes n'ont pas des braquemarts de dix-huit centimètres, non, toutes les femmes ne sont pas épilées intégralement, non, très peu d'hommes parviennent à bander pendant des heures, non, toutes les femmes n'ont pas des lèvres externes toutes petites, symétriques et épilées... Non, non et non. Il existe de plus en plus de films porno qui tentent de s'éloigner de ces normes phallocentrées, patriarcales, virilistes et antiféministes.

Ensuite, une relation sexuelle dans la vraie vie se passe rarement aussi simplement que dans une scène porno. Dans la vraie vie, il n'y a pas de montage. Dans la vraie vie, il faut demander le consentement. Dans la vraie vie, il y a des aléas. Dans la vraie vie, le schéma n'est pas en trois actes qui commencent généralement par une fellation, puis une pénétration et qui se termine par une éjaculation. Dans la vraie vie, il y a la différence entre orgasmes et éjac. Bref, le porno, ce n'est pas la vraie vie. Pas plus que *Fight Club*, *Batman*, *Titanic* ou *Avatar*.

Et enfin, trop souvent, les acteurs ne portent pas de préservatifs, ce qui peut influencer les spectateurs à ne pas en utiliser non plus. Il faut pourtant savoir que la plupart des acteurs X font régulièrement une batterie de tests avant le tournage (ouf) et que certains sont même sous PrEP (voir ce mot). Mais ça, ce n'est malheureusement jamais mentionné dans ces films. Un petit bandeau au début de chaque vidéo ne coûterait pourtant pas grand-chose et ne nous ferait pas débander... Alors, si Dorcel, YouPorn, PornHub et les autres lisent ce paragraphe : pensez-y ! #BougezVosCuls #ProtégezNosGosses

Une étude de 2020 menée par l'institut OpinionWay auprès de 250 mineurs d'Île-de-France a démontré que l'âge moyen de la première exposition au porno est désormais de... 10 ans ! Contre 14 ans en 2017. Je ne veux pas passer pour un vieux con (je le suis), mais il me semble que 10 ans, ce n'est clairement pas un âge pour être biberonné au porno. Selon une étude de Statista, en 2018, 11 % des enfants de moins de 12 ans ont été exposés à des images à caractère pornographique. 20 % avaient entre 11 et 12 ans et 31 % entre 13 et 14 ans. #Effrayant

Mais je ne vais pas être hypocrite : j'ai commencé à mater du X très jeune et c'est justement la raison pour laquelle je dis qu'il ne faut pas le faire. Pour me sentir épanoui dans ma vie sexuelle d'adulte, il m'a fallu des années entières de remises en question profondes et de déconstruction de clichés et de complexes créés (en partie) par ces films. Aujourd'hui encore, j'ai un peu de mal à accepter que mon pénis soit dans la norme et ne ressemble pas à celui de la majorité des acteurs porno.

Le porno féministe

Bonne nouvelle ! Il existe désormais des réalisateurs et réalisatrices de films X qui tendent à proposer quelque chose de nouveau. De plus inclusif, de plus féministe. Du porno éthique, de meilleure qualité, réalisé par entre autres :

Erika Lust est une cinéaste suédoise qui accorde énormément d'importance à l'éthique dans ses réalisations et tente de laisser sur le banc de touche le male gaze (qui est la perspective d'homme cisgenre hétérosexuel). L'idée est de faire des films pour toutes et tous et par toutes et tous, qui pourraient plaire au plus grand nombre.

Anoushka : cette réalisatrice souhaite que ses œuvres soient esthétiques tout en restant réalistes et met en lumière une diversité de corps et des personnes de tous horizons. Des films authentiques et libérateurs. En 2019, elle a proposé un long-métrage nommé *Blown Away* qui traitait des travailleurs du sexe et de la transidentité.

Paulita Papel est la créatrice de Lustery, un site porno entièrement amateur. Elle a déclaré : « J'ai compris que j'aimais surtout regarder des vidéos de sexe qui ne sont pas seulement faites pour le spectateur, mais où de vraies personnes apprécient réellement ce qu'elles font. Où il y a une vraie connexion et où il peut y avoir des rires et où les choses ne se passent pas toujours parfaitement, et c'est bien ainsi. »

Qui regarde du porno ?

Avant de répondre à cette question, sachez qu'une étude de 2017 indiquait que chaque seconde, 28 258 internautes étaient en train de visionner des films X. Là, pendant que vous lisez ces lignes, presque 30 000 personnes par seconde sont en train de se faire du bien... Vous ne trouvez pas ça excitant ? #MoiSiBeaucoup

Selon un article publié dans le magazine *GQ*, écrit par la géniale journaliste Maïa Mazaurette (je l'aime, ça vous pose un problème ?) : 75 % des consommateurs de porno sont des hommes. Pas spécialement étonnant.

Un quart des Français et des Belges seraient des consommateurs réguliers qui en regarderaient plusieurs fois par semaine au minimum. Ces personnes (dont moi, je confesse) resteraient en moyenne entre 10 et 20 minutes sur le site.

La sublime Maïa Mazaurette (dont je veux piquer la place dans les médias, ne lui dites pas) ajoute que la France serait au sixième rang de la consommation mondiale de films X... Bande de petits coquins que nous sommes !

Chez les 18 à 24 ans, 93 % des hommes auraient déjà vu un film porno, contre 56 % des femmes.

Près d'un internaute sur deux aurait essayé de reproduire des positions vues dans un porno.

Et un homme sur trois aurait déjà complexé sur la taille de son pénis devant un film X.

Alors, voilà, le porno me permet personnellement de me détendre avant de dormir et de combler une frustration quand j'ai du désir. Mais le porno, c'est comme la téléréalité : ce n'est pas la réalité. Il faut regarder ça en sachant que c'est du cinéma, en connaissant les codes et ainsi réussir à s'en détacher lorsqu'on a un rapport sexo dans la réalité... La vraie, vous savez, la réalité où les corps se frôlent vraiment, où l'on n'est pas des « sexperts », où on ne bande pas toujours dur comme la pierre.

Bon allez, sur ce, je vais me branler.

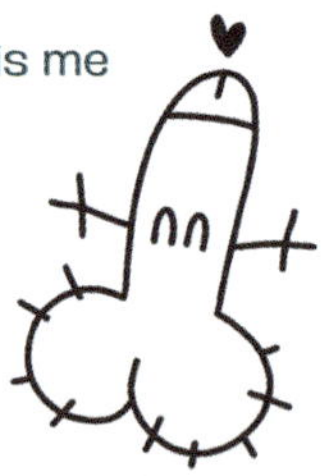

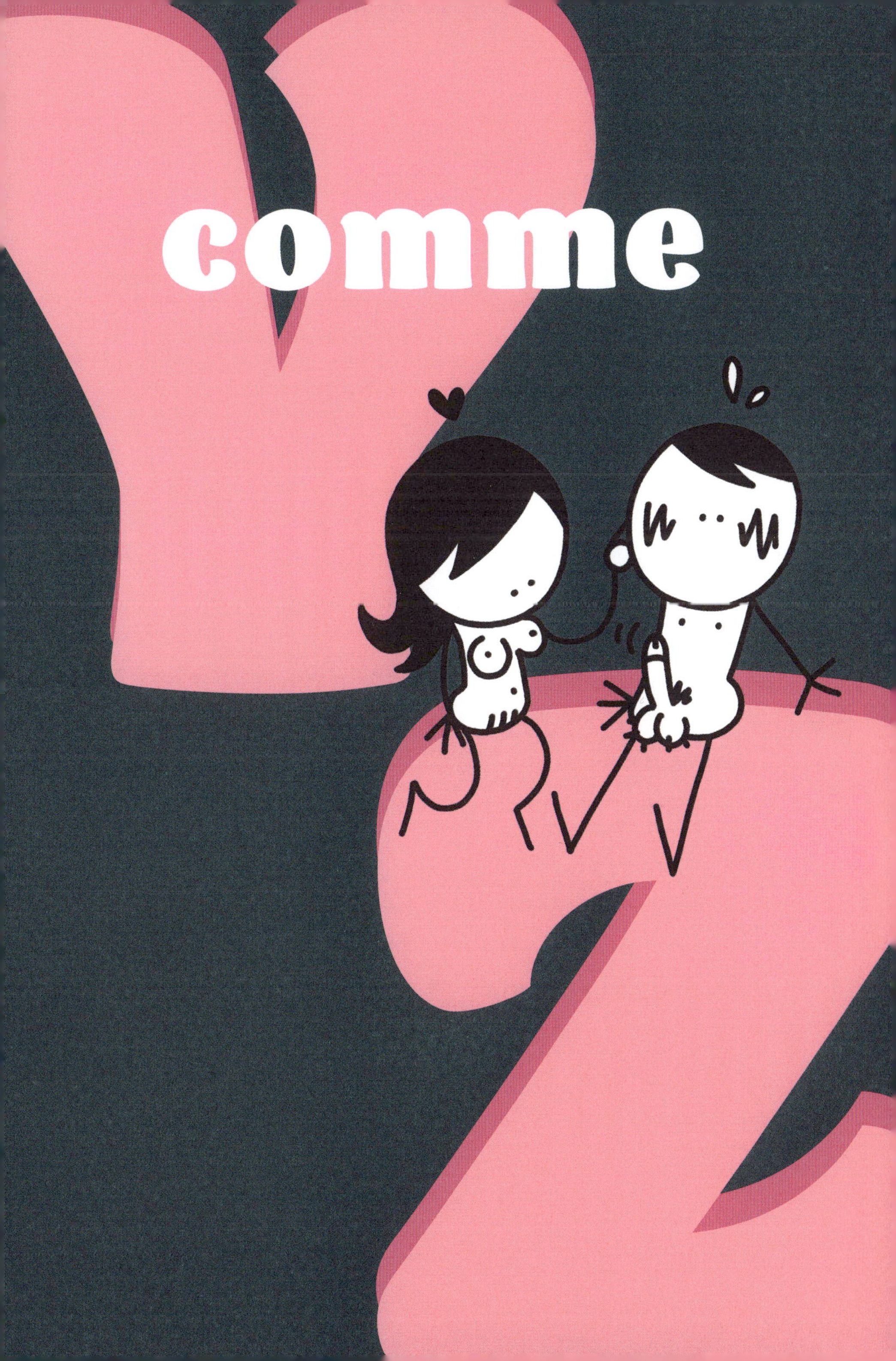
Y
comme
Z

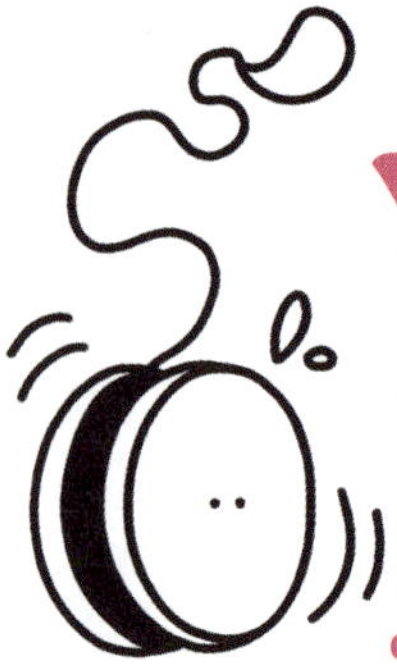

Yoyo

La libido est l'énergie qui sous-tend les instincts de vie et, en particulier, les instincts sexuels. Elle est comparable à un yoyo, parfois en haut, parfois en bas et parfois simplement rangée dans un tiroir, car on n'a pas le temps de jouer avec.

D'abord, il faut savoir que la libido peut être stimulée de deux façons :

- *soit spontanément, sans réelle raison apparente ;*
- *soit en réponse à des stimuli (comme des images, des sons, des caresses, des odeurs et les citations de Cœurnichons).*

La libido est donc capricieuse, elle n'est pas constante et n'en fait qu'à sa tête... Un peu comme votre belle-mère (oui, j'ai un problème avec les belles-mamans).

La baisse de la libido

Il existe de nombreuses raisons qui peuvent expliquer une diminution de la libido :

- **les douleurs sexo :** *la douleur pendant un rapport sexuel peut en effet influer sur le désir, ainsi que le fait de ne pas parvenir à atteindre un orgasme, ce qui peut créer une frustration, une lassitude et une baisse de cette énergie sexuelle ;*
- **l'abstinence prolongée :** *la régularité des rapports joue aussi un rôle capital dans la libido. Si on n'a plus de relations depuis un moment, notre corps perd quelque peu l'habitude de réagir. C'est comme si on avait laissé le corps s'endormir. Mais ce n'est bien entendu pas définitif ;*
- **la santé physique :** *l'hypertension et le cancer (entre autres) peuvent engendrer une baisse de la libido. Je suis moi-même atteint d'une maladie intestinale chronique et, lorsque j'étais en crise, je n'avais aucun appétit sexuel. C'est tout à fait légitime. Le corps, focalisé sur la souffrance, ne parvient pas à se focaliser sur le plaisir ;*
- **les maladies mentales :** *chaque année, 25 % de la population européenne souffrent de dépression ou d'anxiété, ce qui peut avoir des répercussions sur la libido.*

Une étude a même révélé que plus de 33 % des hommes et près de 42 % des femmes souffrant de dépression ont signalé un manque de désir, même lorsqu'ils ne prenaient pas d'antidépresseurs.

- **le stress,** *qui est sans doute la plus grande maladie silencieuse de notre société, est également une source de baisse de libido ;*
- **la relation de couple :** *quand on reste longtemps avec le même partenaire, il arrive qu'on se lasse de lui faire l'amour... C'est naturel. D'autres problèmes peuvent expliquer un problème de libido : si votre partenaire vous a beaucoup déçu, s'il a été violent avec vous, s'il vous humilie ou s'il ne vous écoute pas. Il ne faut parfois pas aller chercher très loin pour comprendre une baisse de libido : il arrive qu'on ne désire simplement pas ou plus assez notre partenaire. La qualité de la relation influe beaucoup sur la libido ;*
- **la contraception :** *la contraception hormonale peut augmenter la libido chez certaines femmes, mais aussi la diminuer chez d'autres, du fait de sa répercussion sur l'équilibre des hormones naturelles ;*
- **la ménopause** *(voir ce mot) : pendant et après la ménopause, des changements hormonaux affectant les niveaux des hormones œstrogènes et testostérones peuvent affecter votre libido ;*
- **alcool et drogues :** *une consommation excessive d'alcool ou de drogues récréatives peut entraîner une réduction de la libido.*

Y remédier

Voici quelques recommandations lorsque vous vivez mal un changement de libido, qu'il s'agisse d'une baisse ou d'une hausse de cette énergie sexuelle :

En parler, ça aide. Le partenaire reste la personne la plus concernée : il ou elle peut également ressentir les mêmes angoisses ou doutes. Le docteur Sylvain Mimoun explique que : « *La connivence émotionnelle est capitale dans un couple. Si les partenaires discutent de ce qui leur plaît, ils se sentent proches, en phase, et le désir vient naturellement.* » On pourrait aussi aborder ce problème avec des amis de confiance qui ne nous jugeront pas. Une oreille attentive ne résout pas forcément les soucis, mais fait beaucoup de bien quand même.

Se surprendre. Il est possible pour un couple de s'épanouir tout au long de sa vie sexuelle, mais pour cela il faut savoir se renouveler, se pardonner, voyager, improviser, jouer, partager, échanger et bousculer les habitudes ancrées dans un quotidien parfois monotone.

Un médecin. Si la perte du désir ou une hyperlibido entraîne une souffrance, on peut d'abord consulter un médecin

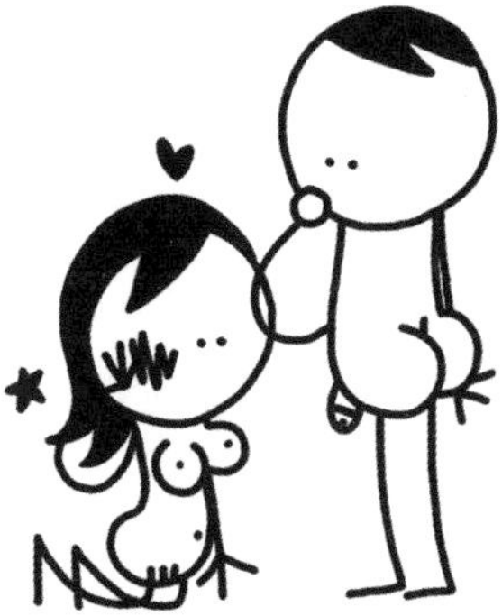

généraliste, puis un psychologue et un sexologue. Apprendre l'autohypnose peut aussi aider à mieux gérer son corps.

Le sport. Encore une bonne raison de se mettre au sport. Le point commun entre l'activité sportive et l'activité sexuelle est que ces deux pratiques sont de très bons antidépresseurs naturels, avec la production d'endorphines, de dopamine et de sérotonine. Elles aident donc toutes deux à se sentir moins anxieux et plus heureux. Quand la libido est basse (et qu'on le vit mal), certains sports peuvent aider à la booster : la natation, la course à pied et les sports collectifs favorisent la production hormonale. L'activité sportive permet donc d'être davantage détendu et plus réceptif à toute autre activité... tout aussi sportive.

Attention, une pratique intensive pourrait avoir des effets néfastes sur la libido chez les hommes. Plusieurs études ont démontré que ceux qui font du sport de façon exacerbée puisent dans leurs réserves de testostérone, l'hormone responsable de la libido.

Les plantes. Il existe de nombreuses plantes aux vertus aphrodisiaques afin de dynamiser la libido, mais, si vous voulez plus d'infos, retournez lire le chapitre A comme Aphrodisiaque et consultez votre médecin ou pharmacien.

Ce qui est surtout important à retenir est qu'il n'y a pas de libido dite «normale» : chaque personne est différente et chaque désir aussi. La libido est par ailleurs fluctuante et c'est tout à fait légitime de se sentir parfois chaud comme un lapin et parfois froid comme un pingouin. Pas de mal ! Le problème n'est donc pas tant d'avoir beaucoup ou peu de libido que de souffrir de cette situation. Tentons d'être indulgents avec nous-même, quel que soit le niveau de notre désir sexuel et de l'être également avec notre partenaire.

Zones érogènes

On arrive déjà à la dernière lettre de cet abécédaire. Vous m'en voyez ravi, je vais enfin pouvoir utiliser mes doigts pour autre chose que l'écriture. #FaireUnTiramisu #CaresserMonChat #SaluerCommeUneMiss #MeBranler

On dit d'une zone qu'elle est érogène lorsqu'elle est riche en capteurs sensoriels. Certaines parties du corps sont donc considérablement réceptives aux baisers, aux caresses, au souffle brûlant de désir qui frôle la peau moite… C'est moi ou il fait très chaud d'un coup ?

Deux types de zones érogènes

- **les primaires :** *le clitoris, le vagin, le gland et la verge ;*

- **les secondaires :** *les seins, la nuque, les lobes d'oreille et bien plus.*

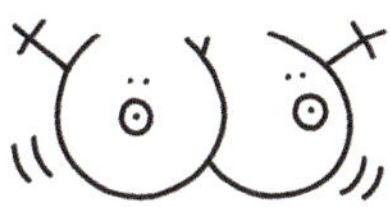

Selon le sexologue Philippe Arlin, nous aurions toutes et tous onze zones sensibles : les tétons, les plis de coude (étonnant, n'est-ce pas ?), les paumes des mains (ah bon ?), le pubis, la région génitale, les lobes d'oreille (ma passion), la nuque (mon autre passion), les reins, l'anus, les pieds et également… attention vous n'êtes pas prêts… l'arrière des genoux !

Bon, pourquoi pas ? Moi, j'ajouterais toutefois la bouche, bien sûr, ainsi que le dos duquel je suis considérablement sensible.

On a tendance à ne nous intéresser qu'à quelques zones érogènes chez notre partenaire et à ne pas prendre le temps d'explorer l'entièreté de son corps. Le corps est pourtant une grande île sur laquelle se cachent de nombreux trésors. Et c'est à nous de les trouver, armés de patience et d'écoute, naviguant sur le bateau du désir.

Tout le monde ne ressent bien entendu pas la même sensibilité sur chaque zone érogène. Comme écrit plus tôt dans ce livre : mes tétons sont très peu sensibles. Ils le sont pourtant chez beaucoup d'autres personnes.

LA VIE DE CŒURNICHONS

Je suis resté plusieurs années avec un mec très porté sur la chose. Comment ça, « quelle chose ? » Vous le faites exprès ? Un jour, je l'ai longuement embrassé dans la nuque et j'ai mordillé à plusieurs reprises son lobe d'oreille, en lui murmurant des mots graveleux et doux avec ma voix grave et mon souffle bouillant. Ça l'a rendu complètement fou. J'ai continué pendant plus de vingt minutes sans m'arrêter, avec beaucoup de tendresse… et là… surprise ! Il a éjaculé sans même avoir touché son pénis ou sans que je le lui touche… Juste par la force de ma langue et de l'excitation. Et à la fin on s'est dit qu'on s'aimait. C'était beau !

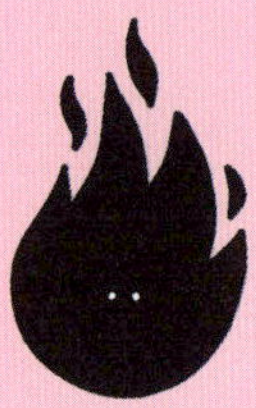

Comment stimuler ses zones érogènes

Avant de commencer à fourrer vos doigts et votre salive sur toutes les zones de votre partenaire, pensez peut-être déjà à essayer les choses sur vous-même. Cela permettra déjà de savoir comment aiguiller à l'avenir votre amoureux ou plan cul et vous évitera des moments gênants.

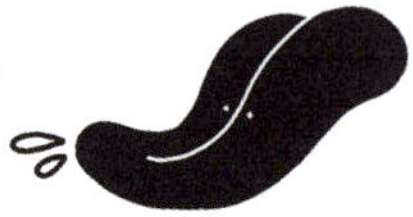

Une fois que vous avez découvert votre corps dans les moindres recoins, allez voir quelqu'un et commencez (avec son consentement) à explorer son *fucking body*. N'hésitez pas à poser des questions pendant l'acte et à être très attentifs aux sensations agréables et désagréables qu'il semble ressentir. Commencez par caresser une zone qui vous attire, délicatement.

Imaginons que vous choisissiez les pieds. Si vous voyez que cela lui plaît autant qu'à vous, posez alors de petits baisers sur la zone érogène puis embrassez langoureusement avec votre salive et langue. L'idée est simple : prendre le temps de découvrir les endroits les plus sensibles de votre partenaire sans avoir peur du jugement.

Conclusion

Et voilà ! Nous arrivons à la fin de cette pépite littéraire qui vous a mis des étoiles plein les yeux à défaut d'y mettre autre chose... Ouf ! Bientôt fini, je vais pouvoir m'adonner à des occupations bien plus intéressantes, telles que : me faire sauter comme une crêpe, me faire éclater contre un mur comme un moustique, me faire remplir ou vider tous les jours comme une poubelle, me faire monter comme des escaliers, me faire enfiler comme une paire de gants, me faire salir comme une éponge, me faire retourner comme une tarte Tatin et me faire allumer comme une télévision. De très beaux objectifs de vie, n'est-ce pas ?

J'espère sincèrement que ce livre vous a plu, vous a fait sourire et surtout qu'il vous a appris de nombreuses choses. C'était la promesse. J'ai l'espoir également que vous parlerez du *F*cking Guide du love* à vos proches afin de me soutenir, que vous me conseillerez à vos amis, à vos collègues et – pourquoi pas ? – à vos grands-parents. J'imagine bien votre arrière-mamie centenaire lisant ces pages, affalée dans son rocking-chair, la bave aux lèvres, le dentier qui frétille, les mains tremblantes, la mémoire qui flanche et la culotte de cheval humidifiée par les souvenirs olé olé de son passé.

Je tiens à remercier l'illustrateur de talent @Panpan_cucul d'avoir magnifié d'une main de maître ce livre, Émilie Delaunay (Liza Del Sierra) d'avoir accepté d'écrire une si balle préface, ainsi que les éditions First pour leur bienveillance, leurs conseils et la liberté totale qui m'a été accordée. J'ai eu le luxe de pouvoir garder intacts ma folie, mon ton et ma plume. Ils n'ont pas essayé un seul instant de me dénaturer, de me rendre plus lisse ou moins débordant et c'est remarquable et réjouissant. Et peut-être même qu'un jour je publierai un nouveau livre... Qui sait ?! L'avenir appartient à ceux qui se lavent tôt pour faire du sale juste après.

Obrigado à mes parents d'avoir eu la bonne idée de mettre au monde un être aussi délicieux et utile que moi... Que dis-je ?! Aussi iconique. Je remercie également mes potes, ma meilleure amie qui se reconnaîtra (cela fait plus de dix ans qu'elle supporte mes états d'âme), mes frères et ma sœur. Ah et vos mères aussi, qui ont toujours été très accueillantes à chacune de mes dédicaces (si vous voyez ce que je veux dure... euh... dire).

Et ce prix Goncourt (amplement mérité, certes), je le dois d'abord à vous. Vous qui avez toujours été présents. Vous qui m'avez soutenu depuis mes débuts balbutiants jusqu'à ce que j'atteigne ce niveau de célébrité qui, un jour, le plus tard possible, se muera en postérité.

Vous qui m'avez idolâtré, qui avez adoré mes innombrables best-sellers écrits avec détachement et facilité sur un coin de table entre deux pipes et trois mojitos fraise.

Vous qui avez arraché mes fringues Yves Saint Laurent, Dior et Kiabi (j'essaie de rester proche des gueux) à chacune de mes apparitions publiques.

Vous qui m'envoyez régulièrement vos culottes et vos caleçons sales dans l'attente que mes narines de superstar les reniflent tôt ou tard... Qui vit d'espoir meurt de désir. Pensez-y.

Vous qui avez rêvé de moi, rêvé de nous et qui croyez encore aujourd'hui que me faire l'amour est une possibilité. C'est mignon, vraiment, je suis touché, mais mettez-vous bien en tête que je ne coucherai JAMAIS avec des Moldus. Je ne les touche même pas du bout d'un bâton... Beyoncé a essayé et est repartie la queue entre les jambes (et ce n'était pas la mienne).

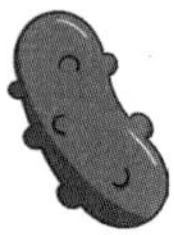

Et, enfin, vous qui m'avez donné tellement de fric que j'aurais pu mettre fin à la faim dans le monde en un seul claquement de doigts, si je n'avais pas préféré dilapider cette fortune dans la coke, les putes et les abonnements Netflix, HBO, Disney+ et Prime Video. J'ai le sens des priorités, moi.

Alors, merci aux éditions First, à @Panpan_cucul, à mes potes, à mes frères et sœur, à mes parents, à leur chien Maxou, à ma chatte Mancha, à mes abonnés, à mon dealer de préservatifs, à tous mes ex et à vous... oui, bon, d'accord... mais surtout : merci à moi.

On se reverra, sur papier ou sur la toile, habillés ou même à poil.

Bisous sur vos bouts que je lèche SANS TABOU...

S'ils sont consentis, bien entendu.

Ivo da Silva, dit @Cœurnichons.

Index

A
Abstinence 12
After care 14
Agoraphilie 16
Allié 18
Allosexualité 20
Amour 20
Anal 22
Ananga Ranga 25
Andropause 26
Aphrodisiaque 28
Applications de rencontres 29
Aquatique 37
Asexuel 39
Autosexuel 39

B
Baisers 42
Balanite 48
Bareback 49
BDSM 50
Bifle 51
Bestial 53
Bisexualité 54
Bondage (et shibari) 56
Bouboupisme 57
Bukakke 59
Burn-out sentimental 60

C
Candaulisme 64
Capote 66
Charge mentale 68
Chemsex 69
Circlusion 72
Clitoris 73
Coming out 75
Complexes 77
Compliments 79
Consentement 80
Cunnilingus 83
Cyprine 86

D
Date 88
Deep spot 94
Dépendance affective 97
Différence d'âge 98
Dirty talk 103
Disputes 106
Dry humping 107

E
Égalité des droits 110
Éjaculation 111
Épectase 114
Endométriose 114
Érection 118
Ex 119

F
Face sitting 122
Faciale (éjaculation) 122
Fantasmes 124
Fessée 125
Fétichisme 126
Fist-fucking 127
Fornicophilie 128
Foudre (coup de) 129
Friendzone 131

G
Gang bang 134
Gaydar 134
Ghosting 136
Glory hole 138
Gorge profonde 138
Grapefruiting 139
Grossesse 140

H
Handicap 142
Hotdogging 143
Hymen 144
Hypersexualité 144
Hystérectomie 145

I
Infidélité 148
Instagram 149
Intersexué 151
Irrumation 152
IST et ITSS 152
Ityphallophobie 155
IVG 156

J
Jalousie 160
«Je t'aime» 161

K
Kāma-sūtra 164
Kinky sex 167
Kunyaza 168

L
Langage 170
LGBTQIA+ 171
Libertinage 175
Libido 177
Libre 177
Lubrifiant 178

M
Mariage (et divorce) 182
Masturbation 183
Ménopause 187
Menstruations 189
Musique 190
Mycoses 191

N
Nudes (et dickpics) 196

O
Oral 200
Orgasme(s) 201

P
Pansexualité 206
Peaking 206
Pegging 207

Pénis 208
Périnée 211
Polyamour 212
Première(s) fois 215
PrEP 218

Q

Queer 222
Quickie 222

R

Rainbow kiss 223
Revenge porn 224
Rupture 225

S

Saint-Valentin 228
Sapiosexuel 230
Sécheresse vaginale 230
Seniors 232
Sexomnie 234
Sex-shops 234
Sex-toys 235
Sitophilie 239
Slut-shaming 240
Sperme 241
Squirting 242
Stealthing 244
Stérilisation 245

T

Tantrisme 248
Toxique 249
Trans 250
Trouple 250

U

Urolagnie 254
Utérus 255

V

Vagin et vulve 256
Vaginisme 257
Vanilla sex 258
Vasectomie 258
Viol conjugal 259

W

Wax play 266

X

Films X 266

Y

Yoyo 272

Z

Zones érogènes 275